BYPASSING BYPASS SURGERY

기적의
킬레이션 치료법

기적의
킬레이션 치료법

엘머 크랜턴 | 박강휘 옮김

BYPASSING BYPASS SURGERY

ELMER CRANTON

김영사

기적의 킬레이션 치료법

1판 1쇄 발행 2006. 5. 31.
개정판 1쇄 발행 2021. 11. 22.

지은이 엘머 크랜턴
옮긴이 박강휘

발행인 고세규
편집 이예림 디자인 이경희 마케팅 박인지 홍보 홍지성
발행처 김영사
등록 1979년 5월 17일(제406-2003-036호)
주소 경기도 파주시 문발로 197(문발동) 우편번호 10881
전화 마케팅부 031)955-3100, 편집부 031)955-3200 | 팩스 031)955-3111

값은 뒤표지에 있습니다.
ISBN 978-89-349-2206-0 03510

홈페이지 www.gimmyoung.com   블로그 blog.naver.com/gybook
인스타그램 instagram.com/gimmyoung   이메일 bestbook@gimmyoung.com

좋은 독자가 좋은 책을 만듭니다.
김영사는 독자 여러분의 의견에 항상 귀 기울이고 있습니다.

노먼 클라크 시니어 M.D.(1892~1984)에게 바침

동맥경화증 치료 요법으로 EDTA 킬레이션 치료법을 창시한 클라크 박사는 저명한 심장전문의이자 디트로이트 프로비던스병원 연구위원장으로서 EDTA 킬레이션이 심장병 환자에게 도움이 될 수도 있다는 가설을 처음으로 제시한 사람이다. 클라크 박사는 최초의 임상 실험을 마치고 그 결과를 책으로도 발행했다. 그 후 20년 동안 왕성하게 EDTA 킬레이션 치료법을 시술하고 연구했다.

CONTENTS

독자의 편지   의사들과 의대 교수들도 격찬한 킬레이션 치료법 8
추천의 글   제임스 프랙켈턴 박사(미국 의학진보학회 前 회장) 13
머리말   킬레이션을 소개합니다 17

1 킬레이션이란 무엇인가? 뭔가 새로운 것 27

2 킬레이션 의사가 되기까지
　　대안적 치료법을 시술하는 의사가 된다는 것 37

3 주디 이야기 그녀는 이렇게 완치되었다 47

4 킬레이션 요법
　　킬레이션 요법은 과연 무엇이고, 어떤 작용을 하며, 어떤 효과가 있는가 59

5 킬레이션, 받을 것이냐 말 것이냐
　　모든 심장병 환자들이 알아야 할 것 77

6 칼슘 칼슘에 대한 오해 95

7 좋은 소식 킬레이션의 여러 가지 효과 109

8 나쁜 소식 치료 비용은 환자가 부담해야 한다 135

9 하버드는 킬레이션을 냉대한다
　　킬레이션에 대한 주류 의학계의 태도 151

10 임상 연구 킬레이션의 탁월한 효과 167

11 아무도 알려주지 않은 진정한 위험 무엇을 조심해야 하는가 189

12 킬레이션 치료 경험 구체적인 사례 205

13 대안 여러 가지 약물과 수술 225

14 이것이 장수 식단이다 항산화 장수 식이요법 247

15 킬레이션 후의 생활
더 건강하게 오래 살기 위한 여덟 가지 방법 279

16 우회로조성술과 혈관성형술
우회로조성술과 혈관성형술의 모든 것 299

부록 1 여러 가지 사례 329
부록 2 영양 결핍 식품, 인간이 초래한 문제 351
옮긴이의 말 건강한 미래를 위한 선택 371
주요용어 해설 373
참고문헌 376
찾아보기 379

의사들과 의대 교수들도 격찬한
킬레이션 치료법

여기 실린 다섯 통의 편지는 이 책의 초판을 읽은 독자들이 보내온 것이다. 우회로조성술bypass surgery을 하는 외과의사 세 명과 의과대학 교수 두 명이 이런 편지를 보내와서 얼마나 기뻤는지 모른다. 이 편지는 EDTA 킬레이션 치료법이 점차 의학계에서도 수용되고 있음을 보여주는 증거이다. 이 다섯 사람은 모두 환자에게 EDTA 킬레이션 치료를 권하고 있다.

• • •

이 책에서 저자는 노화와 동맥경화와 연관된 새로운 개념을 아주 분명하게 잘 기술하고 있다. 심혈관 수술을 하는 외과의사로서 나와 내 동료들은 수술에는 적합하지 않은 환자들을 보게 된다. 이 환자들은 장애를 안고 살아가거나 고통 속에 살아갈 수밖에 없다. 우리 가족 중에도 이런 환자가 있었는데, 병원에서는 "요양 시설에 가서 이제 죽을 날만 기다려라"라고 말할 뿐이었다. 그러나 그는 기다리는 대신 킬레이션 치료를 받았고 이제까지 건강하게 살아 있으며 편안한 생활을 즐기고 있다. 내 환자들 중에서도 킬레이션 치료를 받고 좋아진 사람들이 많다. 의학계에 있는 우리 같은 사람들이 스스로의 눈을 가리고 있는 것을 거두고, 마음을 열어 더 이상 희망이라곤 없는 불운한 사람들을 위해 희망적인 대안은 없는지 더 찾아보아야 할 것이다. 혈관계 질환에 관심이 있는 사람이라면 크랜턴 박사의 책을 꼭 읽어보아야 한다.

랠프 레브
임상외과 조교 | 혈관 외과의사/심혈관 수술 전문의
존 F. 케네디 의료원 | 뉴저지의과대학

· · ·

2차 세계대전 이후 기초 과학자와 임상 전문가들은 우리 몸이 건강할 때나 아플 때 여러 가지 금속이 우리 몸에서 작용하는 기전에 대해 점점 더 많은 지식을 확보하게 되었다. 하지만 교차 결합이나 자유라디칼의 생물학적 중요성에 대해 인식하게 된 것은 비교적 최근이다. 킬레이션은 이 모든 부분에서 긍정적으로 작용한다. 금속, 교차 결합, 자유라디칼에 대해 처음으로 논의의 장을 펼친 이 책은

대중들이 킬레이션 치료법을 수용하는 데 꼭 필요한 자극제 역할을
할 것이다.

존 H. 올윈
혈관 외과의사/임상 수술 명예 교수
러시의과대학 | 일리노이대학

• • •

이 책은 흔히 잘못 이해하고 있는 EDTA 킬레이션 치료법에 대해
눈을 틔워주는 책이다. 내가 처음 심혈관 외과의사가 되기 전에 이 책
을 만났더라면 하는 생각이 든다. 그랬다면 우회로조성술 대상자를 선
정할 때 좀 더 신중할 수 있었을 것이다. 이제는 환자들에게 킬레이션
치료법을 권하면서 수술을 피하고 효과는 최대치로 올리면서 리스크
를 줄여나가고 있다.

피터 J. 반 데 사르
심장 전문의 | 네덜란드 국제바이오메디컬센터 국장

• • •

이 책에서 크랜턴 박사는 킬레이션 치료와 전통적인 의학 사고를
조율하는 데 혁혁한 진전을 이루었다. 저자는 최근에 이루어진 발견이

모든 종류의 퇴행성 질환과 관련하여 어떤 의미를 갖는지에 대해 아주 논리적으로 차근차근 보여준다. 특히 저자는 퇴행성 질환의 자유라디칼 이론에 대해 잘 설명한다. 1960년대에 처음 발견된 치료법에 대해 새롭고 흥미진진하게 설명하는 이 책은 심장 발작에서 암에 이르기까지 모든 퇴행성 질환의 근저에는 바로 과도한 자유라디칼이 존재한다는 것을 시사해주었다. 자유라디칼이 20세기 인류의 보건을 위협하는 주요 인자라면 이 책은 킬레이션 치료법에 대한 매우 유용한 보건 치료법의 장점을 보여줄 뿐 아니라 금세기에 손꼽히는 의학적 발전을 성취하였다.

이미 동맥경화를 앓고 있는 사람들 입장에서 킬레이션 치료를 통해 병의 진행을 뒤로 돌려놓을 수 있다는 가능성은 정말 반가운 소식이 아닐 수 없다. 동물 실험과 혈류 연구를 통해 동맥벽에 쌓인 침전물을 없앨 수 있다는 것이 이미 밝혀진 바 있다. 아직 동맥경화를 앓지 않은 사람들에게도, 이 책은 예방의학 차원에서 꼭 알아야 할 중요한 책이다.

이 책은 환자들이 본인의 건강에 대해 스스로 책임지게 하는 데 좋은 책이며 예방의학을 하는 의사나 환자 모두에게 권장할 만한 도서이다.

H. 리처드 카스도프 박사
임상의학 조교 | 캘리포니아대학

• • •

　　1964학번 하버드 졸업생인 엘머 크랜턴은 의과대학 교수가 되어 기초 연구를 하지 않아도 얼마든지 '학구적'일 수 있음을 보여주는 살아 있는 증거이다. 분명 EDTA의 작용, 즉 어떻게 협심증의 통증을 완화해주고 간헐적 파행을 줄이며 숨 가쁜 증상과 피로를 경감시켜주는지에 관심을 가지고 연구를 시작한 것으로 보이는 이 학자는 '자유라디칼이 야기하는 손상과 세포막의 지질 과산화' 이론을 토대로 설득력 있는 가정을 제시한다.

　　이 책은 노화와 퇴행성 질환과 관련하여 지금까지 나온 것 중 가장 위대한 이야기 또는 노화와 퇴행성 질환이라는 복잡한 현상에 대한 합리적인 설명이다.

　　정해진 틀에 묶여 있지 않고, 스스로 독자적인 진전을 이루는 사람들이 있다는 사실에 대해 하나님께 감사할 일이다. 그리고 현대의학에서 관행적으로 해온 치료법이 아니라 본인 스스로의 임상 경험에 의존해 효과가 좋은 것과 아닌 것을 구분하려고 노력하는 의사들이 아직 있다는 점에 대해서도 감사할 일이다.

제임스 P. 카터 박사
툴레인대학 영양학과 교수

1970년대에 나는 의사로서 희망과 용기를 점차 잃어가고 있었다. 환자들은 점점 더 나이가 들어갔고 노화에 따른 퇴행성 질환을 치료하는 전통적 치료법으로는 기저에 깔린 병의 진행과정을 늦출 수 없었다. 그 당시는 거의 아무도 예방의학을 강조하지 않던 시기였다.

동맥에 생성된 동맥경화성 플라크로 고통받는 심혈관 질환 환자들을 지켜보는 건 특히 힘들었다. 협심증, 심장마비, 뇌졸중, 노화, 괴저에 대한 전통적인 치료법은 다리 절단으로 이어졌고 이러한 치료가 성공을 거둔 경우에도 증상은 부분적으로만 완화될 뿐 근본적인 병의 진행과정을 늦추거나 역전시킬 수는 없었다. 당시 치료는 증상을 완화하는 데 목표를 둔 미봉책에 불과했다.

우회로조성술이나 혈관성형술에 관해서는 초기에 대부분의 사람들이 열광했는데, 이 수술은 그러한 열광적인 대접을 받을 만한 가치가 없다. 침습적이며 수술적인 치료는 임시적인 효과만 있을 뿐이며 합병증의 발생률과 사망률이 높다. 우회로조성술을 받고 나서도 기저에 깔린 병은 다시 나타나기 마련이다.

처음 EDTA 킬레이션 치료법과 연관된 예방의학 프로그램에 대해 알게 되었을 때 나는 흥분하지 않을 수 없었다. 킬레이션을 하고 나서 내가 목격한 것은 이 책의 저자 엘머 크랜턴이 이 책에서 기술한 내용과 매우 유사하다.

크랜턴 박사와 마찬가지로 나는 과학 문헌을 폭넓게 조사했고 그 이후 이 혁신적인 치료법을 내 환자들에게 적용했다. 나는 환자들이 놀라울 정도로 증세가 호전된 것을 보고 매우 놀랐지만 한편으론 정말 기뻤다. 크랜턴 박사가 책에서 묘사한 것처럼 말이다. 크랜턴 박사는 EDTA 킬레이션 치료법의 효과에 대해 누구보다도 잘 알고 있다.

이제 나는 환자를 진료하면서 조기에 질병을 찾아내고 예방하는 일에 주력하고 있다. 즉, 위험 요인을 줄이기 위한 생활 방식 개선, 적절한 영양 섭취, 건강 증진과 예방의학으로 구성된 포괄적 프로그램을 구성하기 위해 노력하고 있다. EDTA 킬레이션 치료법은 나에게 아주 중요한 치료법이 되었다.

EDTA 킬레이션 치료법으로 치료를 받는 환자의 경우 기저의 심혈관 질환 증상이 역전되는 것을 종종 볼 수 있다. 수술에 드는 막대한 비용과 위험을 감수하지 않고, 다른 침습적인 치료법을 적용하지 않고도 가능하다. 환자 안에 있는 내재적인 치료 기제가 힘을 발휘하는 것이다. 킬레이션 치료를 하면 혈관 수술이나 혈관 성형술 같은 치료를 받지 않아도 된다. 처방 약제에 대한 의존도도 줄어들기 때문에 처방 약제를 쓸 때 따르는 잠재적인 부작용이나 비용 지출을 막는 효과까지 누릴 수 있다.

크랜턴 박사나 내가 적용하고 있는 이 치료법은 특이하고 생소한 치료법이 아니다. 또 우리 두 사람의 환자들만 이런 혜택을 보고 있는 것도 아니다. 점점 더 많은 외과의사들이 이 시술을 하고 있으며 현재 100만 명 이상의 환자가 이 EDTA 킬레이션 치료를 받았다. 이 수치는 우회로조성술이나 혈관성형술을 받은 환자 수와 맞먹는다. 대다수 환자가 이 책에서 기술하고 있는 진기한 효과를 경험하고 있다.

그런데도 왜 아직 EDTA 킬레이션 치료법은 표준적인 의학 치료법으로 간주되지 않고 있는 것일까? 이에 대해 좋은 답변을 해줄 수 없어서 유감이다. 크랜턴 박사는 정치적으로 강력한 의학·경제 시스템 때문이라고 본다. 이 시스템 때문에 EDTA 킬레이션 치료법이 폭넓게 사용되는 것이 지연되고 있으며 압박을 받고 있다고 설명하고 있다.

이 훌륭한 책에서는 복잡한 치료과정을 이해하기 쉽게 풀어서 잘 설명해놓았으며 그 기제에 대해 광범위한 과학적 기반을 제공하고 있다. 건강에 대해 충분히 알고 의사결정을 내리고 싶다면 이 책을 읽어야 한다.

제임스 P. 프랙켈턴 박사
미국 의학진보학회 前 회장

‖ 이 책을 읽기 전에 ‖

이 책은 교육을 위해 집필한 것으로, 의학적인 진단이나 치료를 하는 기반으로 사용해서는 안 된다. 이 책에 포함된 여러 가지 정보는 엘머 크랜턴 박사가 수년 동안 경험한 내용과 과학 문헌을 참고로 하고 있다. 하지만 이 책은 보건 전문가가 의학적 치료를 할 때 대체의학 요법으로 활용하기 위해 발행된 것은 아니다. 건강 문제로 치료할 때는 항상 의사의 지시를 받아야 한다. 이 책의 저자는 전문의와 상의 없이 현재 치료받고 있는 치료법을 바꾸거나 새로운 치료법을 추가하는 것을 권하지 않는다. 킬레이션 치료는 논란이 많은 치료법으로, 의학계에서는 본 책에 실린 내용에 대해 상충된 견해를 가지고 있는 사람들도 많다는 것을 명시해둔다.

일러두기

1. 이 책은 엘머 크랜턴(Elmer M. Cranton)이 쓴 《*Bypassing Bypass Surgery*》(2005)를 우리말로 옮긴 것이며, 2006년 번역 출간된 《기적의 킬레이션 치료법》의 개정판이다.
2. 이 책을 보다 효과적으로 읽기 위하여 뒤에 첨부한 '주요용어 해설'을 먼저 읽기를 권한다.

킬레이션을 소개합니다

이 책은 간단하면서도 수술이 필요 없고 진료실에서 할 수 있으며, 우회로조성술이나 혈관성형술을 받을 필요가 없는 치료법에 대해 기술하고 있다.

이번에 나온 개정판은 대대적인 개편 작업을 거쳤고 초판보다 더 많은 자료를 추가하였다. 초판은 16년 동안 20만 부가 팔렸다. 개정판에서는 초판에서 단어 하나하나를 다시 살펴보고 고쳤으며, 몇 개의 장을 새로 추가했다. 전체 분량 중 절반 이상을 초판에는 없던 새로운 내용으로 꾸몄다. 킬레이션 연구 조사, 우회로조성술, 혈관성형술, 식단, 과학적 근거에 대한 내용은 대부분 새롭게 수정한 것이다. 킬레이션에 관한 최신의 연구와 우회로조성술, 혈관성형술에 대한 장기적인 연구 내용은 모두 요약하였다. 책 이곳저곳에 새로운 사례 연구 내용을 추가하였으며 마지막 부록 부분에는 사례를 많이 추가하였다. 변경 사항이나 추가 내용이 아주 광범위하여 이 개정판은 초판과 기본 골격은 비슷하지만 거의 새롭게 쓴 것이나 마찬가지다.

미국에서 발생하는 사망과 장애의 절반이 심혈관 질환으로 인한 것이라고 한다. 어느 시점에서 측정하건 심장병 증상으로 고통받는 여성과 남성의 수는 4,000만 명 이상에 달하며 심장병은 미국인의 사망 원인에서 1위를 차지하는 질병이다. 관상동맥 질환도 전염병과 같은 수준으로 퍼져 매년 100만 명 이상이 심장병으로 사망하고 있다. 아무런 징후도 없이 그냥 쓰러지는 사람도 많고 수년간 고통스러운 협심증(관상동맥이 심장 일부분에 충분히 혈액을 공급해주지 못해 발생하는 가슴 통증)으로 괴로워하다 쓰러지는 사람도 있다.

가슴 통증을 의학용어로 협심증이라고 부르며, 이 가슴 통증은 관상동맥의 혈류가 동맥경화성 플라크로 막힐 때 고통이 방사형으로 쫙 퍼지는 느낌을 말한다.

관상동맥우회술 또는 이식술Coronary Artery Bypass Grafting Surgery, CABG은 환자의 다리 정맥을 사용해 주요 관상동맥에서 막힌 부분을 우회해 이어주는 수술을 지칭한다. 경피적 경혈관 관상동맥성형술Percutaneous coronary balloon angioplasty, PTCA은 스텐트stent를 사용하기도 하고 사용하지 않기도 하는데, 이 역시 인기 있는 수술법이다. 바로 이 두 가지가 현재 미국에서 심장병을 치료할 때 가장 흔히 쓰는 수술법이다. 관상동맥우회술은 처음 도입된 후 지난 30년 동안 그 빈도수나 비용 면에서 엄청나게 성장했다. 1968년 이후로 이 수술을 받은 환자 수는 500만 명 이상에 달한다. 그리고 우회술은 이제 연간 250억 달러에 달하는 산업으로 성장했다. 경피적 경혈관 관상동맥성형술과 스텐트 비용은 이보다 두 배가 많은 500억 달러에 달한다(이에 대한 세부적인 내용은 16장에 자세히 기술되어 있다).

이성적인 사람이라면 이렇게 많은 사람이 이 같은 수술 처방을 받고, 하늘 높은 줄 모르고 인기가 치솟는 것은 분명 생명이 연장된다는 확실한 증거나 적어도 건강이 더 이상 나빠지지는 않는다는 증거가 있기 때문이라고 생각할 것이다. 만약 그렇다면 이 책이 나올 이유도, 여러분이 이 책을 읽어야 할 이유도 없었을 것이다. 16장에는 우회로조성술과 기타 침습적인 치료법에 대한 사실과 수치가 실려 있다. 간단히 말해 이 수술은 여러분이 생각하는 것만큼 그렇게 안전하지도 효율적이지도 않다.

그렇다고 오해는 하지 말기 바란다. 내가 우회로조성술이나 혈관성형술은 결코 안 된다고 반대하는 것은 아니다. 나는 더 안전하고 간단하며 비용도 적게 들고 침습적이지 않은 방법, 즉 킬레이션 치료를 먼저 시도해보지도 않고 쉽게 수술에 의지하는 것에 반대하는 것이다. 대부분 환자들이 킬레이션 치료를 받아본 후에는 수술을 생각하지 않는다.

환자가 불안정한 상태로 아주 급격하게 상태가 나빠지고 곧 심장마비나 뇌졸중을 겪을 위험한 상황일 때 혹은 킬레이션으로는 치료가 되지 않을 때(가끔 이런 경우가 발생한다)는 나도 수술을 의뢰한다. 하지만 이렇게 수술을 의뢰한 경우에도 수술이나 혈관성형을 견디고 잘 살아남은 경우 병의 재발을 막기 위해 그리고 앞으로 더 이상 수술을 받을 필요가 없도록 킬레이션을 권한다.

전신에 걸쳐서 수많은 혈관이 병들어 있는데 지금 당장 막힌 동맥 몇 개만 우회해가는 것이 얼마나 소용이 있겠는가? 우회로조성술은 빙산의 일각, 즉 플라크가 가장 빨리 성장한 곳만 처리하고 나머지 혈액순환계는 그냥 무시하는 것이다. 따라서 이러한 수술은 잠깐 동안의 진통효과만 제공할 뿐 그 이상도 그 이하도 아니다.

우회로조성술 환자들이 수술 후 2년에서 5년 동안 고통이 줄어들고 협심증을 앓지 않는다는 사실은 환자에게 득이 되기도 하고 실이 되기도 한다. 가슴 통증이 없기 때문에 환자들은 병이 나았다고 생각한다. 건강을 회복했다고 생각하기 때문에(사실은 그렇지 않은데), 원래의 건강하지 못한 생활 방식으로 되돌아가고 그러면서도 자기가 얼마나 위험한지를 잘 모른다.

그러면 수술에 따른 위험과 단점이 많이 알려져 있는데도 많은 사람이 왜 계속해서 우회로조성술이나 혈관성형술을 선택하는 것일까? 답은 간단하다. 동맥경화 환자들은 객관적인 통계보다도 자기는 더 나은 결과를 갖게 될 거라는 잘못된 희망을 갖도록 오도되며, 킬레이션 치료법과 같은 대안을 들어본 일도 거의 없을 것이기 때문이다.

"그럼 다른 방법이 있었나요?" 흔히 환자들은 이렇게 말한다. "의사 선생님도 수술 이외에는 아무것도 제시해주질 못했어요."

니트로글리세린 같은 동맥 확장 약제는 협심증을 완화하는 데 도움이 된다. 하지만 혈액 희석제는 도움을 주는 만큼 문제도 많이 일으킨다. 더 최근에 나온 약제인 베타 차단제와 칼슘 길항제는 증상을 완화해주기는 하지만 전반적으로 유용하다는 것이 증명되지 않았다. 그리고 가장 가치 있는 대안인 킬레이션 치료법은 거의 언급조차 안 한다. 환자에게는 선택의 여지가 없는 것이다. 이건 정말 잘못된 것이다.

킬레이션 치료법은 비수술적인 의학 치료법으로, 몸 안에서 금속 이온의 균형을 다시 잡아주고 제거함으로써 여러 가지 방법으로 대사 기능과 순환 기능을 개선해주는 치료법이다. 이 시술은 합성 아미노산인 에틸렌디아민사아세트산ethylenediaminetetraacetate, EDTA을 25게이지의 주삿바늘 또는 테프론Teflon 카테터를 통해 정맥으로 주사하는 방식으로 치료가 이루어진다. 이 시술은 진료실에서 간단히 할 수 있기 때문에 비싼 돈 들여 입원할 필요도 없고 첨단 의료 전문가도 필요 없다.

건강에 대한 최신 뉴스를 잘 알고 있는 사람들을 대상으로 비공식적인 설문 조사를 한 결과, 킬레이션 치료법에 대해 알고 있는 사람이 거의 없었다고 한다. 킬레이션 치료법에 대해 좀 더 구체적으로 알고 있는 사람은 더더욱 없었다. 이렇게 킬레이션 치료법이 우회로조성술이나 혈관성형술과 비교해 안전하며 효율적인 대안이란 사실을 알고 있는 몇 안 되는 사람들은 대부분 아주 우연히 친구나 친척이 킬레이션 치료를 성공적으로 받았고 그 이야기를 듣게 되어 이 치료법에 대해 알게 된 사람들이었다. 킬레이션 치료법은 아마 역사상 비밀로 가장 잘 지켜진 의학 사례일 것이다. 최근 킬레이션 치료를 받는 환자 수는 우회로조성술을 받는 사람만큼이나 많아졌고 대부분 결과도 좋다. 또 킬레이션 치료법은 지난 40년간 안전하게 사용되어왔다.

이 책이 나온 데는 우회로조성술, 혈관성형술, 스텐트가 남용되고 사람들이 이 수술에 지나치게 의존하는 것 이상의 이유가 있다. 여러 가지 노화와 관련된 질병으로 고생하고 있는 수백만에 달하는 사람들의 삶의 질을 개선할 수 있는 중요한 치료법인 킬레이션이 간과되고 있다는 것이 바로 이 책을 쓴 가장 큰 이유이다.

킬레이션 치료가 제대로 조명을 받지 못해 일반 대중이 입는 손해는 엄청날 것이다. 킬레이션 치료법은 불치로 생각되었던 질병을 치유하는 데 아주 큰 가치가 있음이 이미 증명되었다. 킬레이션 치료를 하는 의사들에게는 미국 식약청FDA의 인정이라는 꼬리표 획득에 필요한 연구를 수행할 수천만 달러의 자금은 없지만, 킬레이션 치료법의 신뢰성에 금이 가지는 않는다. 킬레이션 시술 의사들은 대부분 개업의로, 재원이 제한되어 있기 때문에 잘 설계되고 대규모에다 과학적으로 논란의 여지가 없는 이중맹검법 연구로 의학계를 감동시킬 만한 자금이 없다. 아마 그런 연구가 이루어진다면 그 연구 결과는 킬레이션 치료법의 놀라운 가치를 보여주었던 수많은 소규모 연구 결과와 일치할 것이다. 오늘날까지 시행된 모든 임상 실험에서 킬레이션 치료는 그 효과를 과시해왔다(이에 대한 세부적인 내용은 10장에 자세히 기술되어 있다).

그러면 킬레이션 치료법 연구에 관한 자금을 모으는 일이 왜 이리도 어려운 것일까? 킬레이션 치료법을 반대하는 사람이 많은 이유는 아마 킬레이션 치료를 하는 데는 현대적인 의료시설의 엄청난 재원이 필요하지 않다는 점에서 찾을 수 있을 것이다. 킬레이션 치료법에는 최첨단 기술과 장비들이 전혀 필요 없다. 킬레이션 치료법에 무슨 마법사나 돌팔이 냄새가 전혀 나지 않는데도(킬레이션은 의사 면허를 소지한 의사 이외에는 아무도 시술할 수 없다), 킬레이션은 그냥 의사의 진료실에서 외래 환자 기준으로 간단히 할 수 있다. 의사 면허증을 가진 사람이면 합법적으로 이 치료법을 시술할 수 있다. 이러한 점은 환자들에게는 장점이지만 기금 조성 면에서는 커다란 단점이다. 기금 조성 결정에 가장 큰 영향력을 가진 사람들을 대상으로 킬레이션 치료법의 유용성에 대해서 증명해봤자 그들에겐 득이 될 것이 하나도 없다.

킬레이션 치료법은 수술이 필요 없고 30여 번 병원을 방문하여(한 번 방문시 몇 시간 정도 소요된다) 정맥으로 아미노산인 EDTA(식약청 승인을 얻은 약제)를 맞으면 된다. EDTA는 질병의 진행과정을 교란하고 역전시킨다(이 기제에 대해서는 뒤에서 자세히 설명할 것이다). 치료 효과는 가히 극적이라고 할 수 있다. 흉통 때문에 니트로글리세린을 복용하지 않고는 복도를 가로질러 걸어갈 수조차 없었던 사람이 몇 개월이면 회복되어 골프를 친다.

하지만 이렇게 기적과도 같은 '너무 좋아서 믿을 수 없는' 효과에 대한 소문이 나돌아 킬레이션이 사람들에게 폭넓게 받아들여졌느냐 하면, 그렇지 않다. 오히려 걸림돌이 되고 있다. 당연하다. 그러나 최근에 의과학자들이 겉으로 보기에는 전혀 관계가 없는 것처럼 보였던 질병의 상관관계를 파악하기 시작했다.

킬레이션 의사들은 환자들이 뇌졸중, 협심증, 심부전, 관절염, 피부경화증, 황반변성, 당뇨병 합병증 등 여러 가지 증상이 회복되었다고 하면 기뻐하기보다는 어떻게 회복이 가능한 것인지 설명할 길이 없어 당황하곤 했다. 주류 의학계의 시각에서는 이러한 이야기는 말도 안 되는 것이므로 그런 소문은 킬레이션 옹호자들의 신빙성에 오히려 의심을 키우는 역할을 하였다.

하지만 수수께끼로 남아 있던 치료 기전에 한 줄기 빛이 찾아왔다. 최근 과학계에서 유행어가 된 '자유라디칼 병리학'이다. 전 세계 과학자들은 동맥경화증을 비롯하여 수많은 퇴행성 질병에 공통분모가 있다는 것을 발견하고 흥분했는데, 바로 그 공통분모는 자유라디칼 병리학이라고 불리는 질병 기제이다. 이 기제는 우리의 몸에서 산소의 형태로 생산되는 것에 의해 유발되는 것으로, 불안정한 상태에서는 슈퍼옥사이드, 하이드록실 라디칼, 과산화물, 일

중항 산소라고 불린다. 자세한 내용은 이 책 본문에 나와 있다.

산소는 특정 지점이나 조건에서는 '잘못'될 수 있다. 이렇게 흥분되고 손상을 끼치는 형태의 산소는 주변에 있는 물질과 반응하며 이 방사 범위 내에 들어오는 조직이나 세포에 손상을 끼친다.

수술이나 기타 의학적 방법과는 달리 킬레이션은 이러한 근저에 깔린 질병 과정을 정상으로 돌려놓는 작업을 한다. 일단 EDTA는 정맥을 통해 몸 안으로 들어가면 과도하게 자유라디칼이 생산되는 원인을 제거하고 조직이나 장기가 더 이상 손상되지 않도록 보호해준다. 시간이 흐르면서 주사를 통해 자유라디칼에 의한 손상은 둔화되거나 멈추는데, 바로 이 자유라디칼이 미치는 손상으로 동맥경화와 기타 노화와 연관된 수많은 질병이 발생하는 것이다. 이렇게 되면 우리 몸은 치유될 시간을 얻고 막혔던 동맥을 통해 혈류가 다시 흐르며 신체 다른 부위에 혈액이 흐르지 않아 나타났던 증상들이 완화된다. 킬레이션으로 신체 내 다양한 금속 이온(영양학적으로 필요한 미량 원소 포함)이 다시 균형을 되찾으며 건강과 신진대사가 개선되는데, 이 기제는 조금 전 설명한 원리를 통해 조금씩 파악되기 시작했다.

비타민 C, 비타민 E, 셀레늄, 망간, 아연, 베타 카로틴 등 영양제가 치료에 효과가 있다는 것을 비웃었던 과학자들이 이제 이러한 물질에 항산화 효과가 있다는 것이 밝혀지자 다시 연구하고 있는 상황이다. 항산화 치료법의 효과에 대해 조사한 연구 결과가 점점 더 많이 쏟아져 나오고 있는데, EDTA도 그중 하나이다.

혈관 질병이 국소적인 질병이라고 생각하는 수술적 또는 침습적 접근 방식과 달리 킬레이션 치료에서는 심장 주변 관상동맥 같은 동맥뿐 아니라 우리 신체 내부의 여러 가지 다른 기관에 있는 동맥에도 영향을 미친다는 사실에 주목한다. 여기에는 가장 작은 세동맥과 발가락, 손가락, 뇌에 있는 모세혈관도 포함된다.

매년 동맥 폐쇄로 유발된 괴저 때문에 다리를 자르는 사람이 6만 명 이상에 달한다. 그리고 뇌졸중을 앓는 사람은 이보다 더 많다. 다리, 목, 심지어 두개골 안에까지 시술하는 우회로조성술이 점점 더 늘어나고 있는 실정이다. 이런 환자들에게 킬레이션을 한다면 수술만큼 또는 수술보다 훨씬 더 좋은 효과를 볼 수 있다. 게다가 위험 요소도 거의 없고, 비용은 훨씬 더 저렴하다.

비록 현재는 동맥경화성 플라크가 동맥 안에 쌓여서 점차 생명에 필요한 혈액순환을 막는 증상이 없을지라도 누구든 노화에 따라오는 어쩔 수 없는 자유라디칼 병리현상을 겪고 있다. 생화학적인 효율성이 천천히 와해되면 신체 구조와 기능이 교란된다. 이 과정은 성인 초기에 시작해서 시간이 지날수록 우리 몸을 쇠약하게 만드는데, 그 정도는 타고난 유전적 성향, 환경적 인자, 흡연 여부, 식사 습관, 영양 보충 여부, 생활 습관에 따라 다르다.

생물학적인 퇴화를 막기 위한 건강 증진 전략 프로그램을 따르지 않는 경우, 언젠가는 자유라디칼 질병을 겪게 된다. 이 자유라디칼 질병에는 우리가 지금까지 정상적인 노화 과정에 따라 어쩔 수 없이 일어나는 결과라고 잘못 생각해왔던 여러 가지 질병, 즉 당뇨병, 관절염, 파킨슨병, 노망, 알츠하이머, 동맥경화증, 암이 포함되어 있다. 미국인의 경우 85세만 되면 절반 정도가 알츠하이머 증후군 증상을 보인다.

위기 상황에서 개입하는 것보다 미리 예방하는 것이 훨씬 좋은 방법이다. 위기 상황은 너무 늦게 나타나 손상을 막을 수가 없기 때문이다. 이렇게 몸이 무너지고 나면 곤경에 빠진 상황에서 치료 방법을 선택해야 하는 딜레마에 처한다. 촌각을 다투는 상황에서 누군가 킬레이션 치료를 권할 가능성은 거의 없다.

예전에는 킬레이션이라고 하는 대안이 존재한다는 것을 알게 되는 것 자체가 엄청나게 운이 좋아야만 가능했다. 하지만 그것은 옛날이야기다. 이제는 킬레이션의 혜택을 본 사람들이 많이 늘었다. 이 사람들이 킬레이션에 대한 이야기를 전파하고 있다. 이렇게 킬레이션 요법에 대한 지원 사격은 대학교 의학 센터가 아닌 일반 시민들로부터 나오고 있다.

킬레이션은 동맥경화뿐 아니라 기타 노화와 연관된 수많은 퇴행성 질환을 역전하고 예방하는 놀라운 치료법이며, 생명을 연장시킨다.

1

킬레이션이란 무엇인가?

뭔가 새로운 것

"킬레이션? 뭔가 새로 나온 걸 말하는 게 틀림없습니다."

"왜 그렇게 생각하시는 거죠?"

"들어본 적이 없거든요."

"그리고요?"

"뭐 그리 좋은 건 아닌 것 같습니다."

"왜 그렇게 생각하시죠?"

"좋은 뉴스는 빠르게 퍼지거든요. 좋은 거였으면 제가 지금까지 안 들어봤을 리가 없지요!"

"킬레이션? 효과 없습니다."

"왜 그렇게 말하는 거죠?"

"나온 지 오래되었거든요."

"그래서요?"

"효과가 있을 리 없습니다."

"왜죠?"

"만약 효과가 있었다면 지금쯤 아주 널리 퍼졌을 테니까요!"

킬레이션을 반대하는 이런 주장들은 근거가 없다. 사실 킬레이션 요법은 오래되었지만 새로운 것이기도 하다.

킬레이션 요법의 역사는 1893년까지 거슬러 올라가는데, 스위스의 화학자이자 노벨상 수상자인 알프레트 베르너Alfred Werner의 선구적인 연구에서 그 유래를 찾아볼 수 있다. 베르너는 현재의 킬레이션 화학의 기초가 되는 이론들을 개발했으며, 금속 원소들이 유기 분자들과 어떻게 결합하는지에 대한 개념으로 킬레이션 화학이라는 새로운 장을 열었다.

1920년대 초반이 되어서야 '킬레이션'은 페인트, 고무 및 석유 제품 제조 산업에서 사용되는 응용 범위가 넓은 도구로 도입되었다. 킬레이션이 특정 금속들을 분리하는 데 유용하게 사용될 수 있다는 사실도 발견되었고 전기 도금이나 염료 제조 과정에서도 중요한 역할을 하게 되었다.

언제든 적대국이 될 수 있는 국가들로부터 킬레이팅제를 수입해왔던 독일 업체들은 1930년대 중반부터 독자적으로 킬레이팅제를 개발하려고 많은 노력을 했다. 섬유 제품을 염색하면서 발생하는 얼룩을 방지하는 데 사용되는 킬레이팅제인 시트르산은 독일 업체의 개발 순위 품목에서 우선 순위가 높았다.

그 당시 개발 목표는 경수에 있는 칼슘이 특정 염료와 반응해 얼룩이 생기는 것을 막아주는 칼슘 결합 첨가제이자 독자적이면서 특허 획득이 가능한 첨가제를 개발하는 것이었다. 이렇게 개발된 에틸렌디아민사아세트산은 EDTA로 흔히 알려져 있으며, 1935년에 특허를 받았다. 시트르산(구연산)을 대체하게 된 이 물질은 효능이 좋을 뿐 아니라 비용도 저렴하고 또 여러 가지 면에서 시트르산보다 뛰어난 물질이란 사실이 증명되었다.

몇 년 후 EDTA의 합성 방법은 독일과 미국에서 좀 더 큰 발전을 이룩했다. 연구를 거듭하여 생체나 화학적인 시스템에서 납처럼 독성을 가지는 중금속들을 제거하는 능력을 완벽하게 구현함으로써 EDTA의 상업적인 용도는 더 확대되었고 여러 가지 상품명으로 판매되기에 이르렀다.

오늘날 EDTA와 여러 킬레이팅제들은 가정이나 공장에서 사용하는 많은 제품에 들어간다. 만약 가정에서 사용하는 세제에 킬레이팅 효과가 없다면 세탁을 하고 난 후에도 물이 찌꺼기를 깨끗하게 배출시키지 못한다는 사실을 아는 소비자는 거의 없다. 킬레이팅 효과가 없다면 세숫대야나 욕조에 보기 흉한 찌꺼기가 남아 있을 것이다.

이렇게 산업적으로는 일찍 성공을 거둔 데 반해, 킬레이션에 의한 치료 효과 가능성을 인식하게 된 것은 2차 세계대전 때였다. 2차 세계대전 당시 적국이 독가스를 사용할 수도 있다는 것을 염려한 정부의 관심으로 적절한 해독제를 찾는 연구가 시작되었다.

옥스퍼드대학의 R. A. 피터스 교수가 이끄는 영국의 연구팀이 킬레이팅 원리에 토대를 둔 BAL(British Anti-Lewisite라는 킬레이팅제)을 사용하여 독가스에서 나오는 비소의 독성을 줄이는 데 성공함으로써 이 연구는 일단락되었다.

전쟁이 끝날 무렵, 킬레이션 요법은 의학 분야에 도입되었다. 1940년대에 이 요법은 비소 또는 다른 금속에 의한 중독을 치료하는 일상적인 치료법으로 자리를 잡았다. 독가스 전쟁은 실제로는 발생하지 않아 근거 없는 두려움으로 끝났지만 훨씬 더 심각한 위협이 등장하고 있었다. 비밀리에 개발이 진행된 원자폭탄이 만들어내는 방사능 낙진으로 수많은 사람이 피해를 입는 상황이 되어버린 것이다. 대부분의 방사능에 의한 오염은 금속 이온의 동위 원소에 의한 것이며, 이는 킬레이션 방법으로 처리할 수 있다.

다행스럽게도 미국 사람들은 독가스 전쟁이나 원자폭탄을 모두 피할 수 있었다. 1950년대 초반까지는 미국에서 킬레이션을 의학적으로 사용하는 것이 광범위하게 연구되지는 않았다. 하지만 이 무렵 킬레이션 방법으로 미시간 주의 건전지 공장에서 발생한 납중독으로 고통을 받았던 작업자들을 성공적으로 해독할 수 있게 되었다. 그때 사용했던 킬레이팅제는 미국의 과학자들이 영국 제품보다 더 효과적이고 부작용이 훨씬 적다는 것을 발견한 EDTA였다.

미 해군에서 선박과 기타 설비에 페인트칠을 하는 동안 납중독에 걸린 선원들을 치료하는 데도 EDTA 킬레이션 요법을 사용했다. 1950년대 중반까지 EDTA는 소아와 성인이 납에 중독되었을 때 '최선의 치료법'으로 인정받게 되었고 지금도 이런 방법은 널리 사용되고 있다.

납중독 환자를 킬레이션 요법으로 치료하던 중에 이 치료법이 심장병에 효과가 있다는 것을 발견했다는 소문이 퍼지게 되었는데, 이는 사실이 아니다. EDTA 킬레이션 요법은 미시간 주 디트로이트 소재 프로비던스병원의 유명한 심장학자이자 연구 주임이었던 의사가 심장 질환 치료에 최초로 사용했다.

바로 노먼 클라크Norman E. Clark 박사가 동맥경화증의 치료에 EDTA 킬레이션 요법을 처음으로 사용한 사람이다. 그는 이 요법을 개척하고 주창한 사람으로서 20년 동안 이 치료를 활성화하고 연구해왔다. 1950년대 초, 클라크 박사는 EDTA는 칼슘과 결합하기 때문에 (그리고 칼슘은 동맥경화판에 쌓이는 물질이기 때문에) 동맥경화증으로 인해 동맥이 막히는 현상을 해결하기 위해 진행 방향을 반대로 만들 수 있을 것이라는 가설을 세웠다. 클라크 박사와 그의 동료들은 처음으로 심장 질환을 앓고 있는 환자들을 대상으로 이 가설을 검증하기 위한 임상 연구를 진행했다. 그리고 이 가설은 들어맞았다! 오늘날 우리는 킬레이션에 의한 칼슘 제거 효과보다는 조직에 손상을 주고 산소의 자유라디칼을 증폭시키는 다른 금속과의 결합 효과를 더 중요한 것으로 여긴다. 거의 반세기 전에 이미 클라크 박사는 이와 비슷한 결론에 도달했던 것이다.

클라크 박사는 화학자인 로버트 모셔Robert Mosher 박사와 함께 처음으로 EDTA를 혈관 내로 투여하여 안전한 용량과 치료 방법을 찾아내기 위한 광범위한 연구를 진행했다. 그리고 마침내 클라크 박사는 EDTA가 여러 종류의 금속에 작용하여 세포가 정상적인 기능을 회복할 수 있도록 만들어주는 효과가 있다고 믿게 되었다.

클라크 박사는 뛰어난 과학자이자 혁신을 선도한 연구자였다. 많은 업적을 세웠지만 그중에서도 최초로 디트로이트에 심전도기 ECG를 도입한 것을 빼놓을 수 없다. 그는 수많은 과학 논문을 썼으며, 이 중에는 킬레이션 요법에 대한 논문도 있다. 그는 87세가 될 때까지 활동적으로 일했고 92세까지 살았는데, 세상을 떠날 때까지 정신이 맑았고 킬레이션 요법에 대한 관심을 놓지 않았다.

동맥경화증 치료를 위해 EDTA 킬레이션 요법을 사용했던 모든 연구가 긍정적인 결과를 낳았다. 지금까지 이 요법에 대해서 평가하는 사람들의 잘못된 비평은 있었지만, 부정적인 결과를 보인 연구는 한 건도 없었다(잘못된 비평에 대해서는 10장에 기술되어 있다).

EDTA 킬레이션 요법으로 치료를 받은 환자들은 전보다 가슴이나 다리의 통증이 줄어들었으며 더 많이 걸을 수 있게 되었다. 협심증을 앓던 사람들도 불편함 없이 활동할 수 있게 되었고, 피로감도 줄었고 신체적인 활동 능력도 더 개선되었다.

동맥경화증을 앓던 환자들에게서 이런 극적인 효과를 볼 수 있었던 것은 분명 막혔던 동맥 또는 다른 동맥을 통해서 흘러가는 혈류량이 많아진 것과 관계가 있다.

이런 효과를 보고 자극을 받은 심장학자들은 동맥경화증이나 이와 비슷한 질병들에서 비롯되는 혈액순환 문제의 치료법으로 킬레이션이 사용될 수 있는 가능성을 조사하고 연구하기 시작했다. 이러한 연구 결과, 발견된 사실들은 고무적이었고 이 연구 결과들은 1950년대 중반부터 미국 의학 문헌에 보고되기 시작했다.

일찍이 연구를 시작한 사람들 중에는 디트로이트 웨인주립대학의 화학과 교수인 알버트 보일 박사와 같은 대학의 의과대학 교수인 고든 마이어스 박사가 있었다. 그들은 그 당시에 저명한 심장학자였던 노먼 클라크 박사와 함께 연구를 진행했다.

그들은 프로비던스병원에서 일하면서 동맥경화성 심혈관 질환 환자들 중에서 희망이 없는 환자들을 킬레이션 요법으로 치료하기 시작했다. 치료 결과, 환자들의 증상이 호전되었다. 킬레이션 치료를 받은 환자들은 심장 기능이 놀라울 정도로 회복되고 여러 증상이 사라지는 것을 경험할 수 있었다.

임상 연구는 계속되었고 킬레이션 치료를 받은 동맥경화증 환자들 대부분이 관상동맥 내 혈류가 개선되고 심장의 기능이 명백하게 향상된다는 사실을 기술한 보고서들이 꾸준히 발표되었다. 환자들의 피부색이 좋아졌고, 차가웠던 팔과 다리가 정상 체온으로 돌아왔으며, 근육 운동과 뇌 기능이 개선되었고, 협심증이나 호흡곤란이 없이 운동할 수 있는 시간이 늘어나고, 니트로글리세린이나 통증을 감소시키는 약에 대한 요구가 줄었다는 결과들이 과학 저널에 발표되었다. 이렇게 긍정적인 임상 보고들은 지금까지도 계속 나오고 있다.

1964년까지 세계의 의학 문헌에 이러한 사실들을 뒷받침해주는 과학적인 연구 결과들이 여럿 쏟아져 나왔다. 그해에 노스웨스턴대학의 의과대학 조교수이자 뉴욕 주 로체스터에 있는 심폐 실험실을 이끌었던 저명한 알프레드 소퍼 박사는 저서《킬레이션 요법Chelation Therapy》에서 폐쇄성 말초혈관질환으로 인한 다리 통증으로 고생하는 동맥경화증 환자들에게, 특히 당뇨병에 걸린 환자들에게 반복적으로 투여했을 때 EDTA 킬레이션 요법이 효과가 있는 것으로 보인다고 기술하였다.

폐쇄된 동맥을 치료하는 데 EDTA 킬레이션 요법의 효과를 검증하는 임상적인 시도들은 계속되었고 상당히 진전되었다. 최근에는 캘리포니아 의과대학의 임상 조교수인 H. 리처드 카스도프 박사와 E. W. 맥도나, C. J. 루돌프, E. 체라스킨 박사도 두 가지 연구를 수행했다.

이 연구와 기타 다른 연구들에서는 치료 후 혈류 증가량이 통계적으로 의미가 있음을 명백히 볼 수 있다. 이 연구들에서는 개별 환자들을 대조군으로 하여 EDTA 킬레이션 요법으로 치료하기 전과 후에 측정한 객관적인 수치를 볼 수 있다.

카스도프 박사는 방사성 동위원소를 사용하는 새롭고 세련된 비침습적인 방법을 사용해서 동맥경화증 환자들의 심장 기능과 뇌로 흐르는 혈류가 통계학적으로 의미 있는 수준까지 향상되는 것을 보여주었다. 킬레이션 요법 치료 전과 치료 후에 심장의 박출계수(심장이 한 번씩 수축할 때마다 심실로부터 동맥으로 혈액이 나가는 양을 백분율로 표시한 수치)를 정확하게 측정하였다. 동위원소를 사용하는 유사한 방법을 사용해서 킬레이션 치료 후 경동맥에서 그리고 뇌 자체 내에서 혈류가 증가하는 것이 확인되었다. 개선된 측정값이 우연일 통계적인 가능성은 만분의 일 이하였다.

캔자스에서 맥도나와 그의 동료들은 다른 기술을 사용해 카스도프의 뇌혈류 연구를 반복해보았다. 안구에 가하는 압력을 변화시킴으로써 눈 뒤에 흐르는 동맥 혈류의 압력을 측정할 수 있다. 눈으로 가는 동맥은 내경동맥의 분지이므로 안구 내의 혈압은 뇌의 혈액순환과 직접적인 관계가 있다.

환자들을 대조군으로 해서 킬레이션 요법으로 치료 전과 치료 후에 측정한 값들을 비교하였다. 그 결과 맥도나는 개선된 사항들이 매우 유의미했음을 발견하였다.

뇌로 흐르는 혈류에 대한 이 두 연구는 독립적으로 서로 다른 연구자들에 의해 각 지역에서 다른 측정 방법들을 사용하여 이루어졌다. 과학의 영역에서는 서로 관계가 없는 독립적인 연구진이 독자적으로 확인한 새로운 사실들은 인정하는 전통이 있다. 독립적으로 이루어진 이 두 연구에서는 과학적인 절차를 따라 EDTA 킬레이션 요법이 객관적이고 측정할 수 있는 효과가 있음을 증명하였고(뇌로 흐르는 혈류 증가) 킬레이션 요법을 시행하는 의사들이 독립적으로 관찰한 사실들을 뒷받침해주었다.

이렇게 복잡한 시험을 하지 않더라도 시각이나 촉각을 사용해 혈류가 증가했음을 추측할 수 있다. 환자의 혈색이 돌아오고 창백한 안색이 건강한 모습으로 바뀌기 때문이다. 차가웠던 손발이 따뜻해진다. 이런 현상들은 혈류 감소 때문에 나타났던 증상들이 극적으로 해소되면서 나타난다.

킬레이션 치료법에 대한 임상 결과는 언제나 인상적이다. 대부분의 경우, 동맥경화증으로 인해 유발된 끔찍한 결과로 고통받던 환자들이(관상동맥 질환, 뇌로 가는 동맥이 차단되어 나타나는 뇌졸중과 노망, 고혈압, 다리로 가는 동맥에 나타나는 말초혈관 차단 증상, 괴저, 여러 종류의 관절염과 유관한 질환들) 건강이 회복되는 것을 경험하게 된다. 환자들은 잃었던 육체적 기능과 정신적 기능을 되찾고 새 삶을 시작하는 것이다.

이 글을 쓰고 있는 현재, 미국에서만도 100만 명이 넘는 환자들이 2,000만 번이 넘는 킬레이션 치료를 받았다. 치료가 적절히 진행된 경우에 킬레이션으로 인해 발생한 치명적인 사례는 단 한 건도 없었다.

킬레이션 요법은 결함이 있는 심장 판막을 교정해주지는 못한다. 그렇지만 심장 판막에 문제가 있는 환자들도 킬레이션 치료 후 심장 기능이 좋아지고 관상동맥의 혈류가 증가되어 증상이 호전되기도 한다. 판막에는 아무런 변화가 없지만 심장이 더 잘 작동하고 힘은 더 강해지는 것이다. 환자들은 킬레이션 치료 후에 훨씬 나아진 것 같다고 느끼고, 심장 판막 수술을 하는 경우에는 수술 합병증으로 발생하는 심장 발작이나 뇌졸중의 위험이 감소한다.

독자 여러분은 아마 이쯤 되면 어리둥절해할 것이다.

킬레이션 요법이 신뢰할 수 없는 방법이 아니라면, 그리고 아직 시도한 적이 없는 새로운 것이 아니라면, 도대체 어떻게 된 일인가?

동맥경화 증상을 개선하고 혈류를 증가시킬 수 있는 방법으로서, 안전하고 효과적이며, 시험을 마쳤고, 합법적이면서, 수술하지 않고 치료하는 방법이 있다면 왜 당신은 그것을 들어본 적이 없는 것일까?

킬레이션 의사가 되기까지

2

대안적 치료법을 시술하는 의사가 된다는 것

나는 킬레이션 의사는 물론이고 어떤 분야이건 전문의가 될 것이라고 생각해본 적이 없다. 하버드 의과대학에서 수련을 마친 후 내가 원했던 것은 전통적인 일반 가정의가 되는 것이었다. 환상적인 수술을 할 꿈도, 노벨상을 받을 만한 연구를 할 생각도 없었고, 여섯 자리 수의 수입을 올리고 자동차 여러 대를 굴리는 것도 원하지 않았다.

포부는? 물론 있었다. 나는 일반의로서 일상적인 모든 종류의 가벼운 질병과 문제를 치료하며 살 수 있는 괜찮은 지역을 찾고 싶었다.

해군 비행단 군의관으로 몇 년을 보내고 나서 남부 캘리포니아에서 일반의로 진료하며 6년을 보낸 적이 있었다. 그리고 1972년 중반경 로스앤젤레스에서 의사들의 모임에 참석했다가 진료에 대한 내 생각을 완전히 바꾸어놓은 이야기를 듣게 되었다. 그것은 여느 때와 다름 없는 초대에서 시작되었다.

"저녁 식사 후에 바쁘지 않으면 1272호에 잠깐 오십시오."

"무슨 일 있습니까?"

"조지가 우리에게 뭔가 새로운 것에 대한 이야기를 해주고 싶다고 합니다. 아주 혁신적인 것이라고 합니다."

나는 기꺼이 승낙했다. 그 '조지'라고 하는 사람은 실력이 뛰어나고 존경받는 이비인후과 전문의로, 두 병원에서 이비인후과 과장으로 있는 사람이었기 때문이다. 조지가 뭔가 혁신적인 것을 이야기해주는 자리라면 꼭 가보고 싶었다.

그날 저녁 우리의 주인공은 이렇게 말문을 열었다.

"혹시나 모르는 분들이 있으실까 해서 먼저 말씀드립니다. 저는 지난해 심각한 협심증을 앓았고 심장 발작이 발생할 위험이 있다는 경고까지 받았습니다. 사실 롱비치 지역 의사들은 아직 제가 살아 있는 것을 보고 놀라기도 합니다. 하지만 보시는 것처럼 저는 병이 회복되어 다시 일을 시작했으며, 6개월 전에는 저 자신을 포함해 그 어느 누구도 감히 가능하다고 생각하지 못했을 정도로 지금은 잘 지내고 있습니다. 저는 지금부터 제게 무슨 일이 있었는지를 말씀드리고자 합니다."

중증 동맥경화증과 관상동맥 질환을 앓고 있는 모든 환자들과 마찬가지로 조지 역시 갑작스럽고 심한 심장 통증을 처음 경험하고 나서야 본인이 심각한 병을 앓고 있다는 것을 알게 되었다.

그는 이렇게 말했다. "골프를 즐기고 있는데 갑자기 코끼리가 내 가슴 위로 짓밟고 올라선 것 같은 느낌이 들었습니다."

하루아침에 의사에서 환자가 된 셈이다. 최고의 대학 병원에서 적절한 진단 방법 전부를 동원하여 검사를 실시했다. 심전도 검사, 트레드밀 검사, 관상동맥촬영 등. 하지만 검사 결과는 좋지 않았다.

의사들은 그에게 사실을 툭 털어놓았다. 혈관촬영 결과 왼쪽 관상동맥과 기타 동맥들을 플라크가 막고 있다고 하면서 "조지, 상황이 좋지 않습니다"라고 말했다. 그들은 세 개의 관상동맥을 우회하는 수술을 추천했다.

전문의들은 혈관 폐색과 급사 위험이 있다는 것을 지적하면서 "허비할 시간이 없다"라고 입을 모았다. 조지는 "휴" 하고 한숨만 쉬었다.

의사들도 일반 사람들처럼 수술 받는 것을 두려워한다. 어쩌면 더 걱정할 수도 있는데, 그것은 의사들이 수술을 받다가 잘못될 위험에 대해 너무나 잘 알고 있기 때문이다.

특히 관상동맥우회술은 상당한 위험을 동반하는 위험한 수술이다. 1970년대의 경우 10~15퍼센트나 되는 환자들은 수술이 직접적 원인이 되어 사망했다. 생존한 사람들의 경우도 장기간에 걸친 개선을 기대할 수 없었다. 우회술을 받은 동맥이 더 이상 문제가 발생하지 않는다거나 이식된 곳은 막히지 않을 것이라고 장담할 수 있는 사람은 아무도 없었다. 당시 이 수술은 꽤 위험한 수술이었고 효과도 분명하지 않았다. 오늘날 이 수술 방법은 많이 개선되었고 수술대 위에서 죽는 사람들도 줄었지만 여전히 효과는 분명하지 않은 상황이다.

그렇지만 조지의 경우 달리 선택의 여지가 없었다. 그때 운명적인 순간이 찾아왔다. 크리스마스 연휴가 임박한 시기였는데, 적십자사는 새해가 될 때까지 수술에 필요한 혈액량을 공급할 수 없는 상황이었다. 조지는 새해가 될 때까지 2주 동안의 형 집행 대기 상태에서 가만히 기다리고 있을 수만은 없었다.

"나는 모든 사람, 즉 의사들, 변호사들, 골프 친구들, 회계사에게 나의 상태에 대해서 이야기했습니다."

일주일 후 조지와 함께 의과대학에 입학하여 인턴을 했으며, 뉴욕의 유명한 내과의사가 된 동료가 "킬레이션이란 것을 들어본 적이 있느냐"라고 조지에게 물었다고 한다.

조지는 "그 단어 철자가 어떻게 되느냐?"라고 물었고 바로 의학도서관으로 갔다.

그는 우리에게 "여러분들도 분명 나처럼 놀랄 것입니다"라고 말했다. "여러분들도 아마 들어본 적이 없을 이 킬레이션 요법에 대해 임상 보고서들이 나와 있었습니다."

조지는 그 방법에 대해 좀 더 알아본 후 수술을 받는 것을 미루고 이렇게 안전해 보이고 고통이 없으며 비침습적인 요법이 효과가 있는지 시험해보리라 마음먹었다. 킬레이션 치료법을 해본 경험 있는 의사로부터 치료를 받을 생각으로 조지는 3만 킬로미터가 넘는 거리를 날아가 킬레이션을 시술하는 클리닉을 찾아갔다.

"아마 지금부터 제가 하는 말을 믿기 어려우실 겁니다."

조지는 이렇게 경고하며 계속 말을 했다.

"치료를 겨우 열 번 받고 났는데 협심증이 완전히 사라졌습니다! 치료를 받기 전에 나는 심한 협심증으로 몇 걸음도 걸을 수 없었습니다. 그러나 그때 이후 한 번도 가슴 통증을 느껴본 적이 없습니다. 나보다 더 심각한 환자들도 보았는데 그런 사람들도 여러분과 내가 치료가 불가능하다고 생각하는 그런 상황에서 회복되었습니다. 어떤 사람은 한쪽 다리에 괴사가 있었는데 다리가 나았고 정상으로 회복되기 시작했습니다. 나는 내 눈을 믿을 수가 없었습니다. 당뇨병에 의한 만성 궤양과 괴사된 부위가 있던 환자들도 10~12일이 지나면서 낫기 시작하는 걸 내 눈으로 똑똑히 보았습니다."

보통 때는 꽤 내성적인 조지가 아주 열정적으로 경험담을 이야기하며 킬레이션의 놀라운 치료 효과에 대해 이야기했다.

"이제 저는 예전처럼 일을 합니다. 일주일에 10~15건의 수술을 합니다. 귀 미세수술이죠. 골프도 칩니다. 매일 풀장에서 수영을 하는데 20회 정도 왕복합니다. 그리고 킬레이션을 인정받는 치료법으로 자리잡도록 만들기 위해 노력하는 사람들에게 더없는 감사를 보냅니다."

이런 놀라운 이야기를 하는 사람이 조지가 아닌 다른 사람이었다면 내 자신을 포함한 어떤 의사가 그런 황당한 이야기를 신뢰할 수 있었을까. 하지만 그의 진실성, 정직성 그리고 훨씬 더 중요한 것으로 그의 의학적인 신뢰성을 의심할 수 없었다는 사실이다.

우리는 여러 가지 질문을 했다.

"치료는 어떤 방법으로 했습니까?"

"얼마나 많이, 그리고 오랫동안 치료를 했습니까?"

조지는 정맥 주사를 반복해서 투여하는 방법으로 그 클리닉에서 20회의 치료를 받았고 치료 시간은 한 번에 서너 시간 정도였다고 말했다. 그 이후에는 스스로 투여했다. 그는 자기 병원 진찰실에서 간호사의 도움을 받아 계속 정맥 주사를 맞았다.

"그게 합법적입니까?"

"네, 그렇습니다."

"아팠습니까?"

"아닙니다."

"안전했습니까?"

"네, 그렇습니다."

"모든 경우에 효과가 있었습니까?"

"왜 이런 치료가 있다는 걸 몰랐던 거죠?"

중요한 질문이었다. 하지만 조지는 적절한 답변을 찾을 수 없었다고 했다.

킬레이션 요법은 의학적으로 미개척 영역으로 남아 있다가 킬레이팅제인 EDTA가 미국의 식약청으로부터 폐쇄성 혈관 질환(협심증과 같은)을 치료하는 데 쓰도록 허가를 받았지만, 유감스럽게도 아무 논의도 없이 연방 규칙이 바뀌면서 허가가 무효로 돌아갔다.

전에는 EDTA의 안전성만 입증할 수 있으면 그만이었다. 누워서 떡 먹기였다. 하지만 식약청의 요구 조건이 바뀌면서 동맥경화증 치료에 효과가 있음을 증명해야 했고, 새롭게 규칙으로 정해진 식약청의 요구 조건에 맞추려면 연구에만 수천만 달러의 돈이 필요했다. 어느 제약회사도 그런 비용을 내려고 하지 않았는데, 그 이유는 이 물질에 대한 특허가 이미 종료되어 더 이상 비용 회수를 기대할 수 없는 상황이 되어버렸기 때문이었다.

EDTA 킬레이션은 납중독과 혈액 내 칼슘이 위험할 정도로 많은 경우(고칼슘혈증)를 치료하는 방법으로 식약청에서 인정해왔고, 현재도 인정하고 있다. 그러나 이런 경우를 제외하고 다른 병을 치료하기 위한 방법으로 EDTA 킬레이션을 선택할 때는 식약청의 지침이나 미국의사협회의 권고를 위반하는 꼴이 되고 만다. 의사는 식약청 승인을 받은 약이라면 어떤 약이든 합법적으로 사용할 수 있지만, 확립된 권고를 무시하는 경우에는 부적절한 의료 행위에 대한 고소를 당할 위험이 높고 동료들에게도 비난받을 수 있다.

조지는 동맥경화증에 대한 EDTA 킬레이션 요법이 아무도 관심을 갖지 않는 상태로 오랫동안 방치되지는 않을 것이라고 낙관했다. 그는 "그냥 덮어두기에는 너무나 훌륭한 치료법입니다"라고 말했다. "명망 있는 의사들이 이 요법에 대한 연구에 착수해서 환자들을 치료하고 그 효과에 대한 문서만 작성하면 됩니다."

조지는 모임에 초대된 의사들이 킬레이션 요법을 시작해서 그의 증언이 맞는지 확인해주었으면 좋겠다고 말했다. 그것은 거부할 수 없는 제안이었다. 설사 조지가 존경받지 못하는 인물이었다 해도 우리는 킬레이션 요법을 조금 더 면밀히 조사해야 하는 것은 아닌지 생각해야 했을 것이다. 새로운 의학적 치료 방법에 관심을 가지고 있는 의사들에게는 좋은 기회였다. 그날 밤에 모였던 10여 명의 의사들로 구성된 비공식 연구 그룹은(이는 미국의 의학예방학회American Academy of Medical Preventics를 낳았고, 이 학회는 미국 의학진보학회American College for Advancement in Medicine로 변모했다) 정기적인 모임을 가지게 되었다. 세미나가 열렸고 강의, 트레이닝도 실시되었다. 의사들은 서로 견습하면서 킬레이션 요법을 향상하는 방법을 배웠다.

나는 배우면 배울수록 관심이 더 커졌다. 국내외에서 발행된 여러 종류의 의학 저널에서 수십여 편의 논문들과 수백 편의 기사들을 읽었다. 킬레이션 의사들과 장시간 대화도 나누고 그들이 치료하는 환자들과도 인터뷰했다. 나는 곧 이 요법을 시행할 수 있는 방법을 배웠다. 나는 내 스스로 환자가 되어 킬레이션 요법을 시행했다. 아무런 문제가 없었다. 나와 동료들은 킬레이션 요법이 가치가 있으며 곧 널리 인정되고 시행되는 치료가 될 것이라고 생각했다.

그때가 1972년이었다. 그런데 지금까지 아무런 일도 일어나지 않았다. 조지는 빈틈없는 과학자이기는 하지만 훌륭한 예언자는 아니었던 셈이다.

그 후 나는 짧은 시간 동안 그곳을 떠나 있었다. 공공 보건과 예방의학과 관련된 미국의 공공 보건 서비스가 제공하는 자리에서 일하게 된 것이다. 나는 오클라호마 주의 탈리하나 소재 인디언병원의 운영자 자리를 맡았고 그곳에서 12,000명의 미국 인디언 촉토족 원주민에 대한 의료 서비스를 감독했다. 그런 자리에서 열심히 킬레이션 요법을 할 수는 없었지만 킬레이션에 대한 나의 관심은 사라지지 않았다. 그런 제한된 상황에서도 나는 킬레이션 의사들과 계속 만나고 새로운 자료를 보며 해마다 열린 교육 과정에 참여했다.

1976년에 마침내 가족(아내와 네 아이들)과 어딘가 정착하기로 마음먹었다. 의료 구직정보를 통해서 나는 버지니아 주의 블루리지 산 남서부에 있는 트라우트 데일이라는 작은 마을에 일자리가 있다는 것을 알게 되었다. 나의 활동 본부가 될 그 일자리는 바로 마운트 로저스 클리닉(현대식 외래 진료기관)이었고 나는 그 지역에서 반경 33킬로미터 내에 존재하는 유일한 의사로 그곳에 가게 되었다.

트라우트 데일(인구가 250명이지만 내 진료실 16킬로미터 안에는 4,000명의 사람들이 살고 있었다)은 어디든 가깝지 않은 곳이었다. 가까운 대도시까지 1시간 30분 이상 운전해야 갈 수 있었고 극장이나 슈퍼마켓도 차로 운전해서 35분이나 떨어져 있었다. 나는 한 지역의 일부 가족들을 돌보는 의사가 아니고 마을 전체를 돌보는 의사가 되었다.

정신이 없을 정도로 바쁜 날도 있었고 그렇지 않은 날도 있었다. 어떤 때에는 24시간 내내 일을 했고 어떤 날은 낚시를 하러 갔더라도 아무도 모르게 지나쳤을 그런 날도 있었다. 나는 하루 24시간, 일주일에 7일 동안 비상 대기 상태로 살았다. 마운트 로저스 클리닉은 나의 일터이자 집이었으며 그리고 나의 가족에게 삶의 공간을 제공해주었다. 그리고 우리는 동네 약국이기도 하였다. 이 모든 것이 일대일 예방의학을 신봉하는 나에게는 최적이었다. 나는 전체적인 관점에서 접근하는 의사로, 일부 의사들은 나를 독불장군으로 볼 정도였다. 나는 내 환자들에게 좋은 방법이라면, 보수적인 의사들이 인정하지 않는 방법도 다 사용했다. 예를 들어 오래전부터 환자들에게 치료 효과를 개선하기 위해서 다이어트를 하고 비타민을 보충할 것을 권해왔다. 규칙적인 운동과 영양 섭취가 유행처럼 번지기 훨씬 전부터 나는 환자들에게 그것을 권했다.

처음에는 귀의 감염이나 팔 골절, 폐렴, 통풍과 같은 일상적인 질병만 주로 진료했다. 의사가 되고 초기에는 큰 수술도 했었고 600명이 넘는 아기도 받았다. 때로는 교통 사고, 중독, 심한 화상, 상해, 작업장에서의 사고, 또는 외상 환자도 발생했다. 가정 방문 치료도 많았다. 킬레이션 요법을 시작하기 전까지 나는 이렇게 마을을 돌보는 전형적인 시골 의사로 살았다.

버지니아 주의 시골 사람들도 대도시 사람들처럼 혈관 질환을 앓고 있었는데, 그들도 도시에 사는 사람들처럼 수술을 좋아하지 않았다. 내가 킬레이션으로 치료를 했던 환자 중에 그 지역에서 사업을 하는 사람이 있었는데, 담당 심장 전문의가 이렇게 말했다고 한다. "주변을 정리하십시오. 오래 살지 못할 것입니다." 하지만 킬레이션 치료 과정을 완전히 마치고 나서 그는 다시 사업에 복귀해서 하루 8시간 동안 일하며 20년은 더 젊게 활동하며 살게 되었다. 그 후로 나는 더 이상 조용히 시골 의사의 은둔 생활을 즐길 수 없게 되었다. 이렇게 환자 치료에 성공을 거두자 그 효과를 본 환자의 입소문을 듣고, 트라우트 데일에서 멀리 떨어진 곳에 사는 환자들까지 나를 찾아왔다. 다시 살아난 전도사들처럼 킬레이션으로 회복된 환자들은 이 말을 퍼뜨리는 것을 사명으로 생각하는 것 같았다.

거기에는 그럴 만한 이유가 있다. 많은 환자가 자신이 나은 것은 기적과 같다고 여긴 것이다. 희망이 없다고 하던 병으로 고통받던 다양한 환자들이 신기하게도 회복되는 사례가 이어졌다.

1996년 나는 워싱턴 주 올림피아 시와 타코마 시 근처에 있는 옐름Yelm이란 곳에 두 번째 클리닉을 개설하였다. 이곳이 현재 내가 진료하며 살고 있는 곳이다.

킬레이션 요법은 만병통치약이나 불로장생약이 아니다. 하지만 다른 치료 방법이나 수술로 희망이 없는 경우에 사용해볼 수 있는 방법이다. 다음 장에서는 이런 사실을 보여주는 사례를 들어보겠다.

주디 이야기

그녀는 이렇게 완치되었다

주디는 더 이상 아무도 찾아가볼 데가 없는 끔찍한 상태에서 버지니아 주 시골에 있는 내 병원을 찾아왔다.

나를 찾은 다른 환자들과 마찬가지로 주디는 바로 수술을 받아야 한다는 의사의 충고를 받아들이지 않았다. 의사는 오른쪽 발에 괴사가 있어서 절단해야 한다고 말했다. 주디는 아직 채 50세도 되지 않았는데 벌써 손주도 있었다. 그리고 여전히 일도 하고 있었다. 주디는 여러 해 동안 동맥경화증으로 혈액순환이 되지 않아 고통을 받고 있었지만 그래도 발을 절단하고 싶은 마음은 추호도 없었다. 절단을 하느니 차라리 그 상태로 죽을 각오를 하고 있었다. 그런 상황에서 주디는 나를 찾아왔다.

대부분의 심혈관계를 수술하는 의사들과 전문의들은 동맥경화증의 마지막 단계에서 괴사로 사지가 검게 변할 때 유일한 치료법은 그 부분을 잘라내는 것이라고 말한다. 그러나 나는 괴사의 경우 항상 잘라내는 것이 최선이라고 생각하지 않는다. 특히 괴사가 이제 막 처음 발병할 때라면 킬레이션 요법을 사용해서 혈액순환이 회복되고 치유가 촉진되는 경우가 종종 있다. 반면에 절단을 하게 되면, 혈액순환이 차단되고 산소 부족이 생기는 허혈성 괴사의 원인이 치료되지 않아 향후 절단했던 사지 또는 다른 쪽 다리에 괴사가 재발할 가능성이 많다.

나는 괴사된 다리를 잘라내는 것보다 킬레이션을 시도하는 것을 선호한다. 이것은 끔찍한 고통을 치료하기 위해 사지를 절단해 불구가 될 필요도 없을 뿐 아니라 환자에게 좀 더 선택의 범위를 넓혀주기 때문이다. 킬레이션 치료가 성공하면 사지는 정상으로 회복되거나 적어도 어느 정도의 기능할 수 있게 된다. 일부의 경우, 죽어버린 조직만을 잘라내는 간단한 수술이 필요할 수도 있다. 이렇게 킬레이션 치료를 했는데도 성공하지 못한다면 마지막 수단으로 절단을 생각해볼 수 있는 것이다.

주디의 경우에는 허혈성 괴사가 오른발에 나타났는데, 3개월 전부터 괴사가 진행되기 시작하더니 곧 발이 검은색으로 얼룩덜룩해져 버렸다. 발가락 세 개부터 시작해서 다음에는 발꿈치가 곪아서 거무스름하고 냄새나는 분비물이 나왔다. 통증은 끊임없이 그녀를 괴롭혔고 이 때문에 그녀는 일을 할 수도 걸을 수도 심지어 잠을 잘 수도 없는 지경이 되었다.

담당 의사들은 주디에게 발이나 목숨 중에 하나를 선택하라는, 선택의 여지가 없는 결정을 하라고 요구했다. 그렇지만 주디는 어느 것도 선택하고 싶지 않았다. 그녀는 한 번 자르게 되면 그다음에 또 다른 부분을 잘라야 할 가능성이 크다고 생각했다. 동맥경화증으로 인한 상처들은 계속 악화되어갈 뿐이었다. 그녀는 이렇게 계속 나빠지는 부위를 '한 번에 한 조각씩' 자르는 방식에 대해서 들은 적이 있었다. 주디는 내게 이렇게 말했다.

"더 이상 수술은 받지 않겠어요. 통증이 너무 심해지면 그냥 자살해버릴 겁니다."

주디의 이야기는 육체적·정서적으로 큰 상처를 남긴 병을 오랫동안 앓아온 여성이 어떤 결정을 내릴 수밖에 없었는지를 잘 보여주고 있다. 엄청난 의료비를 감당하지 못해 파산 신청을 하고 난 후에도 주디는 신물이 나도록 여러 병원, 온갖 수술 그리고 의사들을 전전했다. 1년 동안 주디는 비용이 많이 드는 비생산적인 의학적 상담들을 받으면서 기진맥진했고, 누워서 꼼짝하지 않고 있어야 했다. 그러나 어떤 치료를 하던 건강은 계속 나빠지기만 했다.

그녀는 이제 통증 없이 보냈던 시간이 거의 기억이 나지 않았다. 몇 년 동안 계단을 오르거나 길을 걷거나 또는 줄을 설 때마다 다리가 저리고 욱신거리는 통증을 느꼈다. "내가 의사들에게 하소연을 하면, 의사들은 '걱정 마세요. 모든 건 마음먹기에 달렸습니다'라고 위로하곤 했어요." 그러는 사이에 주디의 다리의 통증은 계속 심해졌다.

"드디어 제 몸이 더 이상 견디질 못하더군요. 어느 날 그냥 쓰러지고 말았습니다." 의식을 회복했을 때 주디는 버지니아 주 노폭에 있는 드폴병원의 중환자실에 누워 있었다. 그녀는 몸통 왼쪽이 마비되었으며 의사들은 혈액이 응고되어 생긴 작은 덩어리들 또는 동맥의 벽에 붙은 작은 플라크들이 떨어져서 혈류를 따라 흐르다가 좁은 혈관의 말단 부위를 막은 색전증이라고 진단했다. 그녀는 혈관 촬영을 세 번 받았다. "아주 끔찍한 경험이었어요." 주디는 그 당시를 떠올리며 이렇게 말했다.

진단 결과는 심각했다. 왼쪽 쇄골하동맥이 완전히 폐쇄되었고 왼쪽 팔과 오른쪽 다리로 가는 동맥들이 심각하게 막혀 있었던 것이다. 쉽게 이야기해서, 주디는 혈관이 딱딱해지고 중요한 혈관들이 막혀서 몸을 통해 흐르는 특히 사지로 가는 혈액순환이 상당히 제한되어 있는 상태였다. 그때나 지금이나 주디 같은 환자의 질병을 치료하는 데 흔히 사용되는 외과적 방법은 동맥을 수술하는 것이다. 주디는 세 번의 수술을 받았다. 처음엔 하행 대동맥과 장골동맥을 데이크론이란 재료로 만든 Y 이식편으로 대체했고, 두 번째는 오른쪽 다리의 혈관이 막힌 곳에 우회로를 만들어주었으며, 마지막으로 왼쪽 팔에 우회로를 만들어주었다. 주디는 다른 방법은 없다고 생각해 어쩔 수 없이 첫 수술에 동의하였다.

"거의 죽을 뻔했어요." 주디가 말했다. "두 번이나 심장이 마비되었습니다."

그 후 주디는 너무 약해져서 더 이상 수술을 받을 수 없을 정도까지 되어버렸다. 당시 예후는 '개선됨'이란 상태로 노픽병원에서 퇴원했지만, 주디는 여전히 폐쇄성 말초 혈관 질환으로 고통을 받았고 그 상태는 더 악화될 수 있는 위협적인 상황이었다. 얼마 가지 않아 주디는 더 많은 고통을 겪게 될 운명이라는 것을 알게 되었다. 그녀의 통증은 예전과 마찬가지로 굉장히 심했다. 결국 수술로 좋아진 것은 하나도 없었고, 대동맥의 Y 이식편에서 오른쪽 다리로 가는 분지가 다시 막혔다.

"조금만 움직여도 통증이 심했고 숨을 헐떡거렸습니다." 주디는 이렇게 회상했다. "그때부터 이미 죽은 목숨이라고 생각했죠. 더 이상 일주일 이상 걸리는 계획은 세우지도 않았습니다." 그녀는 정기적인 점검을 받았다. "의사들에게 이 다음에는 어떻게 해야 하느냐고 물어보면, 돌아오는 답변은 똑같았습니다. '다시 수술 해봅시다.'"

이런 상황에서 주디는 끔찍한 동맥 수술 대신 뭔가 통증을 줄여줄 수 있는 방법을 찾고 싶었다. 이렇게 우리는 만나게 되었다. 내가 로어노크에서 열렸던 건강 세미나에서 특별 강연자로 나섰을 때 바로 그 세미나에 주디가 청중으로 참석을 하게 된 것이 계기였다. 우리는 행사장 주차장에서 만나 긴 이야기를 나누었다.

나는 그녀가 얼마나 절망적인 상황인지, 얼마나 절실하게 자기 이야기에 공감해주는 사람을 찾고 있는지 한눈에 알 수 있었다. 주디는 황급히 병력을 늘어놓으며 식단 조절, 운동 그리고 비타민 보충제가 도움이 되는지에 대한 나의 의견을 듣고 싶어 했다. 그러나 무엇보다 그녀가 관심을 보인 것은 킬레이션 요법이 동맥경화증을 어떻게 완화시켜주는 효과가 있는지에 대한 내용이었다.

당연히 주디는 "킬레이션이란 말을 한 번도 들어본 적이 없습니다"라고 말하며 킬레이션에 대해 더 알고 싶어 했다. 그래서 나는 그녀에게 킬레이션에 대한 정보를 우편으로 보내주었다. 그런데 주디는 더 이상 어떤 치료도 받을 수 없을 것 같다고 답장을 보내왔다.

"트라우트 데일이란 곳은 여기에서 두 시간 거리인데요. 두 시간 거리는 제게는 다른 나라나 마찬가지입니다. 저는 이미 파산했고 우울증을 앓고 있는 데다 이제 더 이상 건강보험도 적용이 안 돼요. 계속되는 병 때문에 여러 직장을 전전했고 수당도 다 써버렸습니다. 그리고 체납된 진료비도 있습니다. 지금 이 직장에서 휴가를 내기도 어려울 것 같구요."

그렇지만 그 후에 곧 주디는 다시 한번 인생의 우선순위를 바꾸었다. 우선 살아야겠다는 목표를 인생의 우선순위로 삼은 것이다.

"나는 그게 종말의 시작이 아닌가라는 생각이 들기 시작했습니다."그녀는 그때를 이렇게 회고했다. 이런 예감을 자극한 것은 좀처럼 낫지 않는 지독한 엄지발가락의 통증이었다. "웬만한 치료는 모두 다 받아보았지만, 발가락은 점점 더 검게 변하고 좀처럼 낫지 않는 것 같았습니다. 그리고 곧 발가락에서 분비물이 나오기 시작했습니다. 한 번 나오더니 계속 나오더군요. 수영을 자주 했었는데 발가락 때문에 전염이 쉽게 될 것 같아서 그만두었습니다. 그리고 발의 나머지 부분도 아프기 시작했고 모양도 우습게 변했습니다." 주디는 다시 의사의 도움을 받아야 했다.

주디가 최악의 악몽으로 생각했던 상황이 현실이 되어버렸다. 오른쪽 다리에 있는 동맥 이식편이 완전히 막혀버린 것이다. 발로 흐르는 거의 모든 혈류가 차단되었고 허혈성 괴사가 진행되었다. 상담을 하던 외과의사가 단도직입적으로 말했다.

"지금 바로 무릎 아래에서 절단해야 합니다. 그래야 살 수 있습니다."

주디는 이렇게 답했다.

"수술을 더 받으라고요? 절대 안 돼요. 싫습니다."

외과의사는 어깨를 으쓱하며 "그럼 장례식을 준비하셔야겠군요"라고 말했다.

그리고 주디는 운명에 몸을 맡겼다. 상태는 날이 갈수록 나빠졌다. 그녀는 더 이상 걸을 수조차 없게 되었다. 누군가가 실어다주지 않으면 위층으로 갈 수도 없었다. 일단 위층으로 가면 아픈 상태에서 절면서 책상으로 가 일을 했다. "아무런 희망도 없었습니다."그녀는 그때를 회상하며 이렇게 말했다.

"나는 죽을 준비가 되어 있었습니다. 사실 그때 상황에서는 죽음이라는 것이 아주 매력적인 해결책처럼 느껴졌어요."

이때 나는 로어노크에 있는 주디의 목사에게 전화했다. 주차장에서 주디의 비참한 이야기를 들은 후로 내 마음 한 구석에는 항상 그녀가 남아 있었다. 목사와의 통화를 통해 주디가 상태가 아주 끔찍하다는 소식을 듣게 된 나는 주디에게 전화를 걸어 마운트 로저스에 있는 내 클리닉으로 오라고 했다.

"주디, 나는 어떤 보장도 할 수는 없지만, 도와드리고 싶어요. 언제 이곳에 올 수 있겠습니까?"

"제가 얼마나 아픈지 아십니까?" 그녀는 내게 물었다. "그리고 저한텐 돈이 한 푼도 없다는 걸 모르세요?"

"그런 걱정은 하지 마십시오." 나는 말했다. "그냥 오세요."

그렇게 주디는 나에게 왔고 4월부터 킬레이션 요법으로 치료를 받기 시작했다. 18개월 후에 그녀는 행복하고 훨씬 건강한 여성으로 그리고 나의 치료를 받았던 환자들 중에서 가장 기적적으로 회복된 환자가 되어 트라우트 데일에 있는 우리 클리닉을 떠났다.

그럼 내가 주디를 위해 한 것은 무엇일까? 무엇보다 거의 죽어가던 주디는 킬레이션 요법을 시도했을 때 따르는 위험을 받아들였다. 킬레이션을 받는 환자들 다수가 거의 다 죽어가는 상태에서 우리에게 온다. 그러고는 "당신이 나의 마지막 희망입니다"라고 말한다. 그런 경우는 대부분 다른 모든 치료들은 다 실패한 상황이기 때문에 환자들과 나는 다 "밑져야 본전이다"라는 태도로 치료를 시작한다.

환자가 아주 심각한 상황에서 죽음의 문턱에 와 있을 때 치료하는 걸 좋아할 의사는 하나도 없을 것이다. 그러나 우리는 시도했다. 주디 역시 거의 마지막 순간에 우리를 찾아왔고, 다른 사람들과 마찬가지로 킬레이션 치료법은 들어본 적도 없었다.

처음 몇 주 동안은 킬레이션을 해도 전혀 효과가 없었다. 그러다가 마침내 효과가 나타나기 시작했다. 비록 호전 속도는 더뎠지만 꾸준히 진행되었고 무척 고무적이었다.

"여기에 나만큼 심하게 아픈 사람은 없을 겁니다." 그녀는 다른 환자들을 맞으며 이렇게 말하곤 했다. "그래도 보세요. 아직도 살아 있잖아요."

이제 주디는 마운트 로저스 클리닉의 전설이 되었다. 그녀는 킬레이션으로 막혔던 동맥에서 다시 혈류가 회복된 아주 놀라운 사례로 남게 되었다.

주디가 우리 클리닉을 막 떠날 때쯤, 인근 의과대학의 어느 유명한 심혈관계 외과의사는 노스캐롤라이나 주의 윈스턴세일럼에서 주디를 진찰했다.

그 의사는 이렇게 썼다. "이 여성의 사례는 정말 놀랍습니다. 동맥경화증 때문에 발에 생겼던 괴사 환부가 완전히 나았습니다."

이 의사는 나중에 나에게 전화를 해서 이렇게 말했다.

"내가 혈관 수술을 했어도 이보다 더 호전되지는 못했을 겁니다. 그 정도의 심각한 환자들은 오래전에 다리를 절단해야 했을 것입니다."

그러나 주디와 같은 극적인 사례는 킬레이션을 하는 의사들이 놀라운 결과를 보여주었던 수만 건에 달하는 사례들 중의 하나일 뿐이다. 이후에 주디는 10년이 지난 지금까지도 잘 살고 있다. 그녀는 다시 결혼도 하고, 활동적이며 즐거운 삶을 살고 있다.

최근 30년 동안 매년 킬레이션을 시작하는 개척적인 의사들의 수가 미국의 경우에만 1,000명 이상 늘고 있다. 결과는? 아무도 통계 조사를 하지는 않았지만 나는 EDTA 킬레이션 요법을 사용하는 의사들 중에 이 요법으로 시술한 기간이 길든 짧든 상관없이, 일단 해보고 나서 이 요법이 동맥경화성 혈관 질환에 효과가 없다고 생각하는 의사는 하나도 없다는 건 알고 있다. 그리고 대부분 의사들은 본인 스스로 예방 차원에서 킬레이션을 하기도 한다.

그러나 매년 킬레이션 요법의 임상적인 효과와 안전성을 실제로 보여주며 살고 있는 나와 같은 의사들에게 실망스러운 사실은 이 치료가 대부분의 의사들에 의해 여전히 무시되고 심지어 비웃음을 당하고 있다는 사실이다. 킬레이션이 돌팔이 치료법과 같은 구석이 없는데도(킬레이션은 처방 약품들을 사용할 수 있는 면허를 받은 의사 외 다른 사람들은 투여할 수 없다) 여전히 의학적으로 확립되는 것이 의도적으로 외면당하고 있다. 왜 그럴까?

의학이라는 전문 영역에는 고유의 보수주의가 있어서 이것이 비효율적이고 사기성이 있거나 사람에게 해로울지도 모르는 치료 방법들로부터 사람들을 보호하는 역할을 한다. 하지만 반대의 경우 이 보수주의 때문에 의학적으로 새로운 발전을 받아들이는 것이 지연되는 경우도 있다. 때로는 이 지연되는 시기가 수십 년이나 된다.

지금과 같은 과학의 시대에는 사람들이 '나아졌다고 느끼도록' 만드는 치료법은 대규모의 전향적인 이중맹검법에 의한 연구를 통해 임상 의사가 직접 관찰한 결과를 입증해주지 않으면 가치를 인정받을 수 있는 가능성이 적다. 의학을 연구하는 사람들은 이런 방법을 제외하고 다른 방식으로 확보한 증거는 믿을 수 없는 것으로 생각하도록 길들여져 있다. 개업의들이 말하는 효과적인 방법에는 콧방귀도 뀌지 않는다. 의학 부분에서 커다란 발전이 처음에는 비화처럼 시작되는 경우가 종종 있다. 예를 들어 시골 의사들은 과학자들이 악성 빈혈의 원인 또는 치료법을 밝혀내기 오래전부터 이미 빈혈을 앓고 있는 환자들에게 간으로 만든 수프를 먹였다.

또한 킬레이션 요법은 근거가 없다는 말을 많이 듣는다. 사람들은 의학 발전은 국가의 선도적인 의료기관이 엄청난 자금을 투자한 임상 실험실 또는 정부 보조금 지원을 받은 상아탑의 실험실에서 이루어지는 것이지, 일반 의사들이 일상에서 겪는 경험들에서 나오는 것은 아니라고 생각한다.

킬레이션 요법이 인정받지 못하고 있는 데는 중요한 이유가 하나 더 있다. 아마 이게 가장 중요한 원인일 텐데, 킬레이션 요법의 효과에 대해 흔들리지 않은 믿음을 가진 주창자마저도 킬레이션 요법에 따라 나타난 효과의 기제를 설명하지 못하고 있다. 심지어 나조차도 이 요법이 체내에서 어떻게 효과를 발휘하는지 확실하게 알지 못하고 있다.

킬레이션 요법과 여러 상황에서의 EDTA의 유용성에 대해 수천 편의 논문이 과학 저널에 발표되었는데, 동맥경화증이나 노화와 연관된 질병 치료를 다루는 대부분의 논문이 이 치료가 얼마나 효과가 있었는지에만 관심을 두고, 이러한 효과가 나타나는 그 기저에 대해서는 다루지 않는다. 대부분의 보고서들은 납중독의 경우에 킬레이션이 유용하다고 집중적으로 다루어왔기 때문에 40년이 넘는 세월 동안 이 킬레이션 치료의 역학은 아직 알 수 없는 신비한 것으로 남아 있었다. 1980년대에 들어와서야 이 복잡한 생화학적 원리가 밝혀지기 시작했다. 이 부분에 대해서는 다음 장에서 좀 더 자세히 다루도록 하겠다.

의학에서 자유라디칼 병리학이라고 하는 분야가 급격히 발전한 덕분에 이제 우리는 킬레이션 요법을 시술하는 의사들이 오랫동안 관찰해온 여러 가지 다양한 효과 중 적어도 일부를 일관되는 과학적이고 논리적인 근거로 설명할 수 있게 되었다.

자유라디칼이라는 개념은 1세기 전에 발전된 '미생물 병원설'처럼 심오한 것으로 들릴 수도 있다. 미생물 병원설이 19세기에 많은 사람의 목숨을 앗아간 감염성 질환들을 효과적으로 치료할 수 있는 과학적인 기초를 제공했던 것처럼 자유라디칼도 많은 사람의 목숨을 앗아가는 동맥경화증, 심장 발작, 뇌졸중, 노망, 관절염 그리고 암이라는 이 시대의 질병들을 치료하고 예방하는 기초 원리를 제공해줄 것이다. 우리는 이제 왜 킬레이션 요법이 환자들의 노화 시계를 거꾸로 되돌리고 젊었을 때의 활력을 되찾은 듯한 느낌을 갖도록 만들어주는지 파악하기 시작했다. 이제 킬레이션 요법에 대해 우리가 말할 수 있는 진실은 다음과 같다. '킬레이션은 부분적으로 노화 과정 자체를 거꾸로 돌리고 늦추는 역할을 한다.'

킬레이션 요법

킬레이션 요법은 과연 무엇이고,
어떤 작용을 하며, 어떤 효과가 있는가

혁신적인 치료 방법은 '검증할 수 있는' 과학적인 설명이 뒷받침되어야만 의학계에서 인정받을 수 있다. 특정한 치료를 해서 환자가 호전되었을 때 이를 과학적으로 뒷받침할 수 있어야 다른 과학자들로부터 신뢰를 받을 수 있는 것이다.

한 가지 사례를 들어보겠다. 1850년 헝가리 출신의 산부인과 의사인 이그나즈 제멜바이스Ignaz Semmelweiss 박사는 빈 병원에서 일할 때 의사들과 의과대학생들이 손을 씻도록 지시해 출산 후 산모의 사망률을 25퍼센트에서 1퍼센트 이하로 줄였다. 제멜바이스 박사는 1865년 죽을 때까지 많은 노력을 기울였지만, 이 방법을 다른 의사들도 널리 쓰도록 하는 데는 결국 실패하고 말았다. 의사들이 손을 씻으면 환자의 생명을 구하는 데 도움이 될 수 있다는 것을 인정하지 않았기 때문이다. 제멜바이스 박사가 세상을 떠난 바로 그해, 영국의 외과 박사인 조지프 리스터Joseph Lister는 제멜바이스가 관찰한 것과 현미경으로 보아야 알 수 있는 세균이 우리 주변에 있고 심지어 공기 중에도 있음을 증명한 루이 파스퇴르의 업적을 인용하면서, 수술할 때에 소독을 해야 한다는 원칙을 소개하였다. 결국 리스터 박사가 사망했던 1912년에 이르러 드디어 손을 씻고 소독을 한 후 수술에 임하는 것이 일반적인 의료 절차로 인정되었다. 그러나 의사들이 손을 씻지 않을 때 환자가 감염될 수 있다는 사실을 인정하려고 하지 않았기 때문에 의사들이 손을 씻는 게 의료 관행이 되기까지 50년이라는 세월이 걸렸다.

파스퇴르의 미생물 병원설이 의학계에 받아들여지지 않았더라면 이 두 의사가 권장한 매우 타당한 방법은 훨씬 오랜 시간 동안 무시되었을 수도 있었을 것이다. 이제는 어린 학생들까지도 미생물이 존재한다는 것을 알고 베이거나 긁히거나 또는 멍이 든 경우 상처를 깨끗하게 유지해야 한다는 걸 잘 알고 있다.

파스퇴르가 의학사에 등장하고 난 후 100년 동안 파스퇴르의 발견만큼 중요한 발견은 없었다. 적어도 최근에 자유라디칼 병리학이라는 심오한 개념이 노화로 인한 질환들에 중요한 역할을 한다는 것을 알게 되기 전까지는 말이다.

노화에 있어서 자유라디칼 개념은, 1962년 데넘 하먼Denham Harman 박사가 처음으로 주장했는데, 이것은 노화에 대한 병리 현상에서 서로 상반되어 보이는 역학적 증거들과 임상적 증거들을 일관되게 설명할 수 있다는 점에서 중요한 의학적 진보라고 볼 수 있다.

수십 년 동안 여러 가지 과학적인 이론이 서로 대립해왔다. 미국인 중에 심장 발작, 뇌졸중 그리고 암이 계속 증가하고 있는 이유를 설명할 때, 일부에서는 콜레스테롤과 식단을, 또 일부에서는 환경을 원인으로 보고, 또 다른 사람은 호모시스테인 때문이라고 주장했다. 다른 한편에서는 스트레스로 가득한 생활을 하기 때문이라고 말하는 사람도 있었고 어떤 이들은 인간이 너무 오래 살게 되었기 때문이라고 했다. 우리 생활이 너무 편해서 충분한 일과 운동을 하지 않기 때문이라고 주장하는 사람들도 있었다. 대부분은 이런 원인들 몇 가지가 얽혀 복합적으로 작용하기 때문이라고 말했는데, 사실 그 외의 원인, 즉 유전적인 영향이나 화학 물질이나 방사능에 대한 노출과 같은 요소에 대해서 알고 있는 사람은 거의 없었다.

비교적 최근에 와서야 연구자들은 세련된 기술을 사용하여 분자 수준의 생화학 반응들을 추적할 수 있게 되었다. 이를 통해 다이어트-스트레스-대사-환경-방사능으로 연결되는 복잡한 수수께끼를 풀 수 있게 된 것이다.

이러한 극적인 발전이 노화와 관계되는 질병의 원인을 이해하는 데 돌파구가 되었고, 영양을 통해서 그리고 스트레스를 해소하고 해로운 생활 습관을 교정하여 퇴행적인 병을 치료하고 예방하는 과학적인 기초가 되었다. 이렇게 하면 노화 과정 자체를 늦추는 것도 가능할지 모른다.

자유라디칼 이론은 노화에 새로운 원리를 제공해주었다. 사람이 동맥경화증과 같은 퇴행성 질환으로 쓰러질지의 여부 또는 그 시기가 언제일지에 대한 문제는 계속되는 자유라디칼의 공격을 방어할 수 있는 사람의 능력에 따라 결정된다. 특정 종이나 개체의 최대 수명은 유전적으로(DNA 코드에 의해서) 이미 결정되어 있는 것처럼 보이는데, 자유라디칼은 그런 한계 도착 여부에 결정적인 영향을 준다.

우리는 이제 EDTA 킬레이션 요법에 적절한 과학적인 근거를 주장할 수 있게 되었다. 그러나 이 과학적인 토대를 자세히 살펴보기 전에 기초적인 것을 먼저 알아보도록 하자. 즉, 킬레이션은 무엇이고 어떤 역할을 하는지, 또 어떻게 효과를 내는 것인지부터 다루어보겠다.

처음으로 킬레이션을 알게 된 사람들이 자주 묻는 질문과 내가 답하는 내용을 먼저 소개하겠다.

킬레이션 요법이란 무엇입니까?

앞에서도 말했지만 킬레이션은 독성이 있는, 납과 카드뮴과 같은 금속과 영양 요소이지만 비정상적인 곳에 있는 철과 같은 금속 이온들을 인체에서 제거함으로써 대사의 기능과 혈류를 향상하는 의학적인 치료 방법입니다. 킬레이션은 필수적인 요소들을 인체 내에서 제거하지 않고 좀 더 기능적인 곳으로 재분배하는 역할도 할 수 있습니다. 킬레이션은 작은 굵기의 바늘이나 휘어질 수 있는 테프론 카테터를 사용해서 합성된 아미노산인 EDTA를 정맥 내에 주입하는 방법을 씁니다.

'킬레이트chelate'라는 동사는 게 또는 가재의 집게발이라는 뜻을 가진 그리스어 명사인 'chele'라는 단어에서 유래했습니다. 따라서 킬레이션은 자연적인 과정으로 집게처럼 금속 원소들을 킬레이팅제로 잡는 것입니다.

왜 킬레이션은 '자연적인' 과정입니까?

킬레이션이라는 것은 성장하고 살아 있는 모든 생물체들이(식물들을 포함하여) 필수적인 무기물인 금속 원소들을 동화하고 사용하는 생명을 위한 기본적인 과정입니다. 킬레이션은 자연의 결혼식과 같습니다. 전혀 다른 화학적 기원들을 가진 두 물질, 즉 유기물과 무기물이 결합해서 적합한 파트너 관계를 형성합니다.

식물의 엽록소인 클로로필chlorophyll은 마그네슘의 킬레이트입니다. 헤모글로빈은 적혈구 안에 있는 산소를 운반하는 색소로서철의 킬레이트입니다. 킬레이션이라는 과정은 많은 효소가 형성되고 기능을 하는 데 필요한데, 이런 단백질로 이루어진 촉매들은생명에 필요한 생화학적 기능들을 조절합니다.

산업 분야에서도 킬레이션 원리가 자주 사용됩니다. 예를 들면가정용 욕실 청소 세제에 킬레이트들이 사용됩니다. 마그네슘과칼슘과 결합하는 킬레이트는 경수를 연수로 만듭니다. 같은 방법으로 EDTA는 자유라디칼이 생산되는 것을 막고(이 장의 후반부에서 설명), 효소의 기능을 향상하여 몸 안에 있는 비정상적인 금속이온들을 제거하고 다시 균형을 이룰 수 있도록 해줍니다. 이 과정은 혈관벽 내에 찌꺼기가 쌓이는 조건을 예방하는 것으로 비유할 수 있습니다. 이 설명은 킬레이션의 원리를 너무 단순하게 설명한 것이지만, 그 과정을 이해하는 데는 도움이 될 것입니다.

EDTA는 어떻게 효과를 내나요?

EDTA는 단백질과 관련 있는 작은 아미노산 분자로, 독특하고 중요한 치료 속성을 가지고 있는데, 여러 가지 치료 속성 중에는 자유라디칼에 의한 손상을 가속화하는 금속을 포함해 느슨하게 결합된 금속을 강하게 잡아당기는 속성이 있습니다.

납이나 카드뮴과 같은 독성 금속은 이중으로 문제를 일으킵니다. 이런 금속은 기본적인 대사 과정을 방해하며, 효소의 기능을 억제하여 자유라디칼에 의한 손상을 증폭시킵니다. EDTA는 비정상적인 위치에 있고 독성이 있을지도 모르는 금속 이온과 강하게 결합합니다. 그것은 정상적인 대사를 방해할 수 있는 곳 또는 바람직하지 않은 화학 반응을 일으킬지도 모르는 곳에서 금속을 제거하는 데 도움을 주는 화학 결합을 형성합니다.

필수적 영양소인 철, 구리 그리고 아연과 같은 금속들이 몸 안에서 제거되면 위험하지 않습니까?

필수적인 금속들은 있어야 할 곳에 있을 때, 즉 정상적인 활동을 하는 곳에서는 강하게 결합되어 있어서 쉽게 제거되지 않습니다. EDTA 킬레이션에 의해서 쉽게 제거되는 금속 이온들은 느슨하게 결합되어 있거나 자유롭게 떠돌아다니는 것들입니다. 하지만 그렇지 않은 금속이 제거될 수도 있기 때문에 우리는 손실된 필수 금속을 보충하기 위한 영양제를 섭취하도록 하는 것입니다.

킬레이션은 '화학적 뚫어뻥'이라고 들었습니다. 맞습니까?

그 말은 굉장히 현실감 있고 생생한 표현이지만 과학적으로 정확하지는 않습니다. 사람들이 이해하기 어려운 주제를 좀 더 쉽게 풀어보려고 킬레이션을 일종의 '뚫어뻥'이라고 표현한 모양입니다. 킬레이션은 동맥에 있는 석회화된 판을 깎아내어 혈류를 증가시키는 걸 말합니다.

이 설명은 자극적이어서 그 이후 킬레이션을 하는 의사들이 계속 사용해왔습니다. '화학적 뚫어뻥' 이론은 적절하지 않습니다. EDTA는 분명히 칼슘 킬레이팅제이지만 칼슘에 대한 친화력은 철, 구리, 납, 카드뮴, 망간 등과 같은 다른 금속에 대한 친화력보다 훨씬 작기 때문입니다. EDTA는 칼슘을 쉽게 내놓고 이런 금속들과 결합하려는 성질이 있습니다. 게다가 칼슘은 플라크 형성에 이차적인 역할을 할 뿐입니다. 킬레이션 요법에 의해 제거되는 칼슘의 양은 몸 안에 있는 전체 칼슘 양과 비교하면 아주 작습니다.

킬레이션은 환자에게 어떤 효과가 있나요?

킬레이션 요법은 체내에서 혈류를 증가시킨다고 알려져 있습니다. 또한 간 기능이 개선되며, 혈액 내 콜레스테롤 비율이 향상되고, 혈압이 내려가고, 다리의 경련이 줄어들며, 시력이 개선되고, 협심증에 의한 통증도 완화되며, 노망에 의한 증상이 경감되고, 혈액순환이 나빠서 생긴 궤양이 치료되고, 심장 발작과 뇌졸중이 지연되며, 관절염 증상이 경감되며, 파킨슨병의 증상이 사라지고, 기억력이 좋아지며, 암 발생이 줄어듭니다.

킬레이션의 효과로 혈류가 얼마나 증가합니까?

대부분의 경우 여러 증상이 완화되고 치유가 촉진되며 삶의 질이 향상될 수 있을 정도로 혈류가 증가합니다.

혈관에는 아주 작은 변화만 있어도 혈류가 상당히 증가합니다. 몸 안에 있는 동맥들의 길이는 수천 킬로미터 정도 되는데, 대부분은 매우 가늘어서 통로가 사람의 털보다 더 좁습니다. 대부분의 모세혈관들은 아주 좁아서 하나의 혈구는 반으로 쥐어짜듯이 접힌 상태로 혈관을 타고 이동합니다. 그렇게 작은 통로들은 쉽게 막힐 수 있고 조금만 변화를 주어도 통로가 열릴 수 있습니다.

오래전 확립된 법칙에 의하면, 층 모양으로 유체가 흐른다고 할 때(유체는 부드러운 벽을 가진 통로를 쉽게 흐른다) 혈관의 직경이 19퍼센트 증가하면 혈류는 두 배가 늘어난다고 합니다.

그러나 우리 환자들은 대부분의 혈관이 매끄럽지 않습니다. 대부분 불규칙한 모양의 플라크로 차 있어서 난류가 흐릅니다. 푸아죄유Poiseuille의 법칙에 의하면 난류가 있는 경우에 혈관의 직경이 10퍼센트 이하로 확장되더라도 혈류는 두 배로 증가한다고 합니다. 이런 백분율에 의한 수치들은 직관적으로 이해하기 어렵지만 수학적이나 실험으로 증명할 수 있습니다.

킬레이션으로 어떻게 혈류가 증가됩니까?

EDTA에 대한 기전을 우리가 다 알지 못한다는 점에서 이는 아스피린과 비슷합니다. 독성을 지닌 중금속이나 비정상적인 위치에 있는 금속 이온에 대해 친화성을 가진다는 점 외에, 킬레이션의 장점을 모두 다 파악하지 못하고 있는 상황입니다.

어떤 논문에는 EDTA가 몸 안에서 스무 가지가 넘는 생리학적·생화학적 기능을 한다고 목록을 통해 나열하고 있는데, 그중에는 생리학적 기능을 극적으로 향상하고 혈류를 증가시키는 기능도 들어 있습니다.

예를 들면 EDTA 킬레이션 요법은 동맥의 벽을 구성하고 있는 결합 조직과 탄력 조직 사이에 횡단으로 연결된 곳의 수를 줄여서 동맥의 탄력성을 개선합니다. 이렇게 하면 동맥벽이 좀 더 쉽게 이완되고 늘어날 수 있습니다. 다시 말해 기존의 플라크에는 영향을 주지 않고도 혈류를 증가시킬 수 있는 것입니다. 이런 횡단으로 연결된 부위 중 일부는 금속이온이 대형 단백질과 결합 조직 분자들을 연결하여 발생합니다. 또한 킬레이션 요법은 금속에 의해 매개되지 않은 큰 분자들 사이에서도 비정상적으로 생기는 연결 부위들을 줄일 수 있습니다. 그 예로는 황Sulfur과 황이 횡으로 연결되는 설프하이드릴기sulfhydryl group가 있습니다.

EDTA는 혈류가 감소하고 조직 내에 산소가 감소한 상황에서도, 산소와 영양분의 활용을 촉진함으로써 세포의 대사에 이로운 영향을 준다는 증거도 있습니다. 이 효과는 실험으로도 이미 증명되었습니다.

EDTA는 병든 동맥에서도 혈관의 경련을 예방하고, 혈액이 응고되는 것을 막고, 혈소판의 '끈끈함'을 줄여주고, 혈류를 향상하는, 프로스타사이클린(동맥의 '테프론'이라는)의 정상적인 생성을 돕습니다. 프로스타사이클린은 자유라디칼이 활동하는 곳에서는 생성이 중단됩니다.

여기에서 가장 중요한 효과가 나옵니다. EDTA는 혈관이나 다른 곳에서 지방의 과산화를 촉매하는 금속 촉매들이 축적되는 것을 막아 자유라디칼에 의한 반응을 국소적으로 감소시킵니다. 그리고 이런 효과는 킬레이션을 투여한 후에도 오랫동안 지속됩니다.

과산화된 지방Peroxidized fat은(또는 과학적 이름으로는 지질lipid이라고 함) 불쾌한 냄새와 맛이 나는데, 자유라디칼에 의해서 촉매된 반응으로 산소와 결합하고, 돌연변이를 유도하는 물질을 만들고, 이것은 다시 더 산화되어 훨씬 많은 자유라디칼을 만들고, 통제할 수 없는 연쇄 반응이 일어납니다.

자유라디칼이라는 개념의 중요성을 알려면, 특히 킬레이션과 EDTA와 관련이 있기 때문에 약간의 생물학적 지식을 갖고 있으면 도움이 될 것입니다. 우리 몸은 약 60조 개의 세포들로 이루어져 있고 각 세포는 세포막에 의해 둘러싸여 있습니다.

세포는 구조뿐 아니라 기능도 매우 다양합니다. 피부에 있는 세포, 장관 내막, 혈액, 인체의 구조를 형성하는 세포는 계속 없어지면서 동시에 스스로 세포를 만드는 능력을 가지고 있습니다. 반면 뇌, 신경, 심장을 포함하는 근육과 같은 조직은 세포 분열을 하지 않는 세포로 구성되어 있어서 없어지면 자신과 같은 세포들을 새로 만들어내지 않습니다. 시간이 흐르면서 재생 불가능한 세포들은 활동 과정에서 계속 손상됩니다. 즉, 늙고, 죽고, 세포 '폐물'이 되어 조직, 기관 또는 생물학적인 통로를 틀어막고 방해합니다. 필요한 만큼 새로 만들어진다고 하더라도 재생 세포들은 매번 세포 분열과 재생이 반복됨에 따라 퇴화하게 됩니다.

세포가 효율적으로 기능을 하지 못하면 우리 몸도 효율적으로 기능을 하지 못합니다. 세포들이 많이 죽으면 우리 몸도 죽습니다. 세포는 어떻게 병들고 죽는 걸까요? 세포는 자유라디칼에 공격을 받아서 쓰러지기도 하고, 세포 안에 금속 이온이 독성을 일으킬 때까지 축적되어 병이 들기도 합니다.

세포가 분열할 때마다 보충은 늦어지고 치유 과정은 지연됩니다. 이를 '세포의 노화'라고 부릅니다. 세포가 대체되면서 점점 약해지고 결함이 생기는 것입니다. 피부 세포와 모낭 세포는 살아 있는 동안 매우 자주 대체됩니다. 이런 결과를 눈으로 쉽게 볼 수 있는데, 예를 들어 한눈에 어떤 사람의 나이를 추측할 수 있는 것은 바로 이 세포의 노화 정도 때문입니다. 주름이 지고, 피부가 처지고, 나이에 따라 피부가 얇아지고, 털이 회색으로 변하는 것은 피할 수도 없고 눈에 잘 띕니다. 그리고 자주 세포 분열을 하는 유형의 세포가 퇴화되는 속도는 예측이 가능합니다. 세포가 바뀌는 과정에서 항상 미량 금속이 필수적으로 필요한데, 이게 나이가 들면 비정상적으로 분포하게 됩니다.

예를 들어 관상동맥이 막히면 심장 근육 내 영양에 필요한 미량 원소들이 갑자기 증가할 수 있습니다. 관상동맥 질환에서 코발트는 500퍼센트, 크롬은 520퍼센트, 철은 400퍼센트, 아연은 280퍼센트 증가하는 것이 관찰되었습니다. 이 원소는 모두 필수적인 영양소로서 필요한 원소지만 유용한 수준에서 독성인 수준까지의 안전 범위가 좁습니다. 세포 안에서의 농도가 3~4배로 증가하면 대사를 방해합니다. 이러한 필수적인 미량 원소들의 재배열과 재분배는 금속 효소 강화와 함께 몸 안에서 금속들을 제거하는 것만큼 중요합니다. 아니 그보다 더 중요할 수도 있습니다.

자유라디칼은 산소 원자들 중에 한 원자의 외부 궤도에 홀수의 전자를 가지고 있는 산소 분자인데, 때로는 '반응성 산소종' 또는 간단하게 '산소라디칼'이라 부릅니다. 분자(그리고 원자)는 보통 짝수의 전자를 가지고 있습니다. 자유라디칼은 구조 내에 짝이 없는 전자를 가지고 있다는 점에서 정상적인 분자, 이온 또는 분자 복합물과 다른데, 이러한 차이는 사소한 것처럼 보이지만 엄청난 의미를 가지고 있습니다.

짝을 이룬 전자들 중에 하나가 분리되면 불균형 상태가 됩니다. 이런 불균형으로 분자(또는 원자)가 불안정해지며, 격렬한 반응성과 매우 파괴적인 성질을 가지게 됩니다. 그래서 폭발적인 세포 파괴 능력으로 주변에 있는 물질을 공격해 자유라디칼 반응을 촉발하게 만드는 것입니다. 자유라디칼이 하는 것은 간섭받아서는 안 될 분자들과 화학적으로 결합하고 반응하는 것입니다. 산소가 우리 몸의 외부에서 작용할 때 금속 표면을 녹슬게 하는 것처럼 불균형 상태에 있는 산소 분자는 우리 몸을 '녹'슬게 합니다. 차의 바닥에 있는 녹이나 금속으로 만든 오래된 담에 있는 녹은 바로 철의 산화에 의한 것입니다. 자유라디칼은 몸 안에서 자연적으로 발생하는 필연적인 화학 반응들의 결과가 계속 생성됩니다. 이 반응은 정상적인 대사 과정의 일부분으로 생명에 필요합니다. 자유라디칼은 정상적으로 연료를(음식을) 태우고 에너지를 만드는 데 필요한 산소를 사용할 때 생기는 부산물인데, 세포의 '산소 반응기' 또는 발전소라고 하는 미토콘드리아에서 많이 생깁니다. 또한 자유라디칼은 간세포의 소포체(해독실), 백혈구 그리고 그 외 다른 곳에서도 생성됩니다. 적혈구 안에 있는 헤모글로빈으로부터 조직으로 산소가 운반되고 섭취되는 과정에도 자유라디칼 반응이 생깁니다.

미토콘드리아에서 세포에 필요한 에너지를 만들기 위해 산소와 음식에서 비롯되는 연료가 처리될 때에 자유라디칼이 동시에 나옵니다. 자유라디칼은 미토콘드리아 막 내부에 있는 지방산을 목표로 공격해서 이 지방산을 지방 과산화물로 전환시키고 이 물질은 다시 훨씬 많은 자유라디칼을 만듭니다.

자유라디칼은 그냥 놔두면 닥치는 대로 파괴합니다. 자유라디칼은 세포막을 파괴하고, 중요한 단백질 효소를 손상시키고, 핵 안에 있는 염색체들과 DNA 유전자들을 변하게 만들고, 미토콘드리아의 내부 구조들을 파괴해서 더 이상의 에너지를 만들지 못하게 해 세포를 파괴합니다. 자유라디칼의 수명은 마이크로 초 단위이며 어떤 시점이든 어느 곳에서든 그 농도는 매우 적습니다. 그러나 이 자유라디칼은 살아 있는 동안 아주 빠른 속도로 주변에 있는 것들을 공격합니다.

자유라디칼이 얼마나 치명적인지 이해하기 위해서 이렇게 생각할 수 있습니다. X선이나 감마선에 과도하게 노출되었다면 어떨까요? 고에너지 방사선에 의해 발생된 자유라디칼에 의해 손상을 받았다고 할 수 있습니다. 또 우리 몸이 원자핵으로부터 나오는 방사선이나 매우 많은 X선에 노출되었다면 두려워해야 하는 것은 자유라디칼입니다.

계속되는 노출을 피할 수 있는 방법은 전혀 없습니다. 핵의 시대 이전에도 사람은 끊임없이 우주선에서 나오는 방사선에 노출되어 살고 있었습니다. 구름이 없는 맑은 날 공기의 1쿼트(0.95리

터)에는 오존이라고 하는 잠재적으로 위험한 산소 형태의 자유라
디칼이 약 10억 개 정도 있습니다. 태양과 별들로부터 오는 방사
선은 대기에서 여과되고 우리 몸은 자유라디칼에 노출됩니다.

대부분의 사람들이 믿는 것과 달리 매우 걱정스러운 것은 외
부에서 오는 이런 방사선이 아닙니다. 원자력 발전소에 가장 가
까운 곳에서 사는 사람들이라도 발전소에서 새어 나오는 방사선
보다 우리 몸 내부에서 만들어진 자유라디칼 때문에 더 많은 손
상을 받는다는 것을 알면 스리마일 섬Three Mile Island 원자로에
서 반핵 시위를 하고 있는 사람들은 놀랄지도 모릅니다. 우리는
모두 일상적인 생활을 하면서 세포 내부에서 꾸준히 만들어지는
반응성이 매우 높은 자유라디칼 때문에 체내에서 방사선에 조사
되는 것과 같은 효과를 받으며 살고 있습니다. 바로 먹고 숨쉬는
결과 생기는 일입니다. 그러면 어떻게 사람은 살 수 있을까요?

아마 책을 읽은 독자 여러분도 짐작했겠지만 자연은 우리에게
아주 훌륭하게 설계된 생존 장치를 제공했습니다. 산소를 처리하
는 모든 세포는 몸 안에서 정상적으로 생기는 대부분의 자유라디
칼을 빠르고 효율적으로 청소하고 중화하는 항산화 방어 시스템
을 가지고 있습니다.

건강한 몸 안에서는 정상적인 에너지 생산과 화학 물질, 미생물
그리고 외부의 물질을 해독하는 데 필요한 만큼만 자유라디칼 반
응이 허용되고 나머지는 조절이 됩니다. 일부 효소(항산화제와 함
께 작용하는 카탈라아제, 활성 산소 제거 효소인 초과산화물디스뮤타아
제SOD, 글루타티온 페록시다아제)는 자유라디칼이 자기 마음대로 반
응하는 것을 막는 역할을 합니다. 정교하게 만들어진 자연적인 자
유라디칼 제거 시스템과 함께(항산화 비타민인 비타민 C와 비타민 E

를 포함하는) 이런 효소들이 적절하게 기능하면, 자유라디칼에 의한 화학 반응들을 누그러뜨려서 세포 또는 분자의 손상 없이 생물학적 효과가 나타나도록 합니다.

사실 온갖 비타민, 무기질, 미량 원소, 항산화제가 함께 정교한 항산화 시스템을 이루고 있습니다. 한 가지 항산화제가 자유라디칼에 의해 비활성화되면 그 바로 다음 단계의 반응에서 다시 빠르게 만들어집니다. 이 시스템은 가장 취약한 단계만큼 효과가 있을 뿐입니다. 이것이 바로 비타민 C 또는 E 단독으로 하나 또는 몇 개의 항산화제를 취하는 것보다 30개 이상의 성분들로 구성된 광범위 복합제로 보충하는 것이 훨씬 효과적인 이유입니다.

효율적인 항산화 조절 장치들이 없었다면 자유라디칼은 아주 많아졌을 것입니다. 마치 원자핵 연쇄 반응에서처럼 자유라디칼은 아무런 통제도 받지 않고 가속적으로 생성될 것입니다. 그렇다면 세포막이 파괴되고 필수적인 효소 단백질이 손상되고 세포막을 통한 수송이 방해받고 유전자와 염색체에 돌연변이를 일으키는 변화가 일어날 것입니다. 이런 활동 때문에 세포는 병이 들고 악성을 띱니다.

손상은 누적되면서 계속 진행됩니다. 만약 자유라디칼의 생산이 제어되지 않으면 인체의 자연적인 방어 체계는 결국 무너지고 말 것입니다. 일단 한계를 넘으면 폭발적인 연쇄 반응이 일어나고 자유라디칼의 농도는 100만 배까지 증가할 것입니다.

이렇게 해서 세포는 파괴되고 악성 변화가 일어나고 효소가 손상되면서 노화와 연관된 대다수의 혈액순환 장애, 악성 질환, 염증성 질환 그리고 면역학적 질환이 나타날 것입니다. 자유라디칼의 활성도와 악성 변화의 관계는 수십 년 전부터 인정되었고 이제 많은 항암 연구의 기초가 되었습니다. 실험병리학자들에 의한 최근 연구에서 암, 관절염, 노망, 동맥경화증, 관상동맥 질환 그리고 혈액순환 장애를 포함하는 서구 문명의 주된 만성 질환들은 계속되는 내부 반응들의 결과로 나타나는 핵 방사능에 의해서 생긴 것과 비슷한 일종의 방사선병과 관계가 있을 가능성이 있습니다.

인체의 병리학에서의 발생하는 이 '차이나 증후군China Syndrome(원자력 발전소 사고를 소재로 한 영화에서 유래―옮긴이)'은 세포 발전소의 '용융meltdown'사태로 이어지고 이에 따라 결국 노화가 가속되며, 조기 사망이 발생합니다. 이런 용융은 자유라디칼로부터 적절한 항산화제로 예방할 수 있는데, 이것은 원자로에서의 용융이 일어나기 전에 에너지가 방출되는 속도를 조절봉으로 조절하는 것과 같습니다.

그러면 이것이 킬레이션 요법과 무슨 관련이 있을까요? EDTA는 킬레이션 치료에서 정맥 내로 주입되는 물질인데, 병을 일으키는 자유라디칼의 생산을 100만 배까지 줄여줍니다. EDTA가 있을 때는 금속 이온에 의한 촉매 작용으로 가속화되는 자유라디칼에 의한 병리 현상이 나타나지 않습니다. 결합되지 않은 금속 촉매가 존재해야 자유라디칼의 통제를 받지 않는 증식이 생체 조직에서 일어날 수 있습니다. EDTA는 이온성 금속 촉매들과 결합해서 화학적으로 비활성 상태로 만들어 체내에서 제거합니다. 그리고 일단 금속 이온들이 없어졌으면 오랜 시간 동안 이런 상태가 유지됩니다.

킬레이션 요법은 과도한 자유라디칼의 생산을 막고, 자유라디칼에 의한 질병이 생기는 것을 멈추게 하고, 인체가 이미 받은 손상을 회복하도록 도와줍니다. 이러한 치유 과정에 걸리는 시간은 꽤 길어서 치료가 완료된 후 킬레이션 요법에 의한 완전한 효과가 나타나는 데 가끔 수개월이 걸리기도 합니다.

이것은 동맥경화증으로 고통을 받는 사람에게 킬레이션이 동맥에 손상을 주는 비정상적인 과정을 막고 치료를 해준다는 것을 뜻합니다. 혈관 내에서 자유라디칼은 정상적인 세포가 돌연변이를 일으켜 죽종 세포(양성 종양 성격을 띠는 세포)로 변하게 만들고 경련과 혈전(혈전증)을 유발합니다. 자유라디칼은 프로스타사이클린prostacyclin이라는 호르몬의 생산을 막고 반대의 기능을 가지는 트롬복산thromboxane이라는 호르몬에 의해서 경련과 동맥 내에 혈전이 유발됩니다. 적혈구는 이 과정에서 포획됩니다. 그러면 적혈구가 터지고 헤모글로빈에서 유리된 철은 방출되어 지질의 과산화 반응에서 강력한 촉매로 작용하는데, 반응 속도를 100만 배로 증가시킬 수 있습니다. EDTA는 이 연쇄 반응을 차단할 수 있으며, 금속 촉매들을 쏟아서 제거하고 죽상판이 치유되게 만듭니다.

킬레이션 치료 기간은 얼마나 걸립니까?

환자에 따라 다릅니다. 킬레이션은 보통 외래에서 하는데 의사의 진료실 또는 클리닉을 여러 번 찾아와서 치료를 받아야 합니다. 1회 치료는 세 시간 이상 걸립니다. EDTA 용액을 팔에 있는 정맥으로 아주 천천히 주사합니다. 환자는 침대 의자에 편하게 등을 대고 앉거나, 자유롭게 이야기하거나, 책을 읽거나, 잠깐 자거나 텔레비전을 보면서 주사를 맞으면 됩니다.

킬레이션 치료는 보통 30회 이상 방문해야 하는데 치료가 진행되는 상태에 따라 그 횟수는 달라집니다. 심한 경우에는 50회에서 100회 정도의 치료도 했습니다. 치료 횟수와 용량은 환자의 신장 기능과 소변으로 EDTA를 안전하게 제거할 수 있는 능력에 따라 조절합니다. 신장 기능은 치료하는 동안 과부하가 되지 않도록 잘 살펴봅니다. 모든 의약품은 너무 많은 용량을 쓰거나 너무 빠르게 쓰면 해를 줄 수도 있습니다. EDTA도 마찬가지입니다. 당연히 적절하게 사용하면 위험은 매우 낮습니다.

킬레이션 요법을 시작하는 것은 다른 형태의 치료와는 많은 차이가 있습니다. 자세한 내용은 12장에 있습니다.

킬레이션, 받을 것이냐 말 것이냐

모든 심장병 환자들이 알아야 할 것

노스캐롤라이나 주의 로버트는 험한 인생을 살았다. 그는 필리핀에서 겨우 살아남아 4년 동안 전쟁 포로 생활을 했다. 1945년, 비로소 자유의 몸이 되었을 때 그의 몸무게는 45킬로그램도 채 되지 않았다. 그의 몸은 말 그대로 만신창이였다. 의사들은 처음 위절제술을 하여 위의 80퍼센트를 잘라내었다.

이후에도 로버트는 건강한 삶을 살지 못하고 계속 잔병을 앓았다. 그러던 어느 날 그는 협심증에 의한 흉통까지 느끼기 시작했다. 의사들은 심장 치료에 전통적으로 처방하는 모든 방법을 처방해주었다.

"처음에는 식단을 바꾸어보라고 권했습니다." 로버트의 회상이다. "다음에는 약을 처방해주더군요. 그다음엔 혈관촬영을 했고, 동맥이 막혀 있는 것을 발견하고는, 우회로조성술을 받는 것이 유일한 치료책이라고 말했습니다."

로버트의 형은 휴스턴에 있는 텍사스심장병원에 수술 날짜를 잡았다. 그의 수술을 집도하기로 예정된 외과의사는 유명한 사람이었다. 하지만 로버트는 "잠깐만, 다른 의견도 좀 들어보고 싶어"라고 말했다.

로버트는 대학의 부교수였는데, 어떤 제안에 대한 결정을 해야할 필요가 있을 때 책과 참고 자료를 뒤적이는 습관이 있는 신중하고 사려 깊은 사람이었다.

"나는 개심술이라는 것 자체가 마음에 들지 않았습니다. 뭐 다른 사람들도 마찬가지겠지만……. 그러나 그것보다 수술 자체가 의미가 없는 것 같았습니다. 순환계 다른 부분에도 역시 똑같은 문제가 있는데 어느 한 곳 동맥 구간을 우회하는 것이 무슨 의미가 있는지, 플라크가 생겼다는 것이 생화학적 과정의 마지막 산물이라면 화학적 해독제는 없는지 궁금했습니다."

이렇게 자료를 찾던 로버트는 킬레이션 요법에 대한 소문을 들었고, 그때 나는 그를 처음 만났다. 그는 의사들의 반대를 무릅쓰고 예정된 우회로조성술을 연기하기로 결심했다.

의사들 중에는 이렇게 말하는 사람도 있었다. "누가 킬레이션 요법을 권하면, 듣지 마세요. 킬레이션은 위험하거든요. 아주 위험합니다. 킬레이션 하다가 죽을 수도 있습니다."

하지만 대학 교수였던 로버트는 그 말을 듣자 더 흥미가 생겼다. "나는 어떻게 킬레이션이 우회로조성술보다 더 위험할 수 있는지 이해할 수 없었습니다. 우회로조성술을 받았던 친구들 중 하나는 수술대 위에서 죽었고, 다른 친구는 재수술을 받았고, 또 다른 친구는 만약 그 수술을 또 받아야 한다면 결코 받지 않겠다고 했습니다."

킬레이션 요법을 시작한 후에 몇 주도 되지 않아 로버트 교수는 스스로 올바른 선택을 했다고 확신하게 되었다.

로버트 교수는 이렇게 말했다.

"고집을 부린 덕분에 숨 쉬기도 편해지고, 잘 걷고, 흉통도 느끼지 않게 되었습니다. 그리고 정신도 더 명료해졌어요."

수년 동안 킬레이션 환자들을 열심히 관찰한 후에 나는 킬레이션 환자들은 다른 환자들과 다르다는 것을 알게 되었다. 킬레이션 환자는 자기 주관이 확고하다. 로버트 교수처럼 대부분 킬레이션 환자는 독립적이고 강한 의지를 가지고 있어서 상당한 압력을 받는 경우에도 자기 신념에 따르는 사람들이었다(그들 중 많은 사람은 로버트처럼 친지와 친구의 선의의 충고는 물론이고 의사의 충고에 반해가며 킬레이션을 선택한다).

지난 20년 동안 대체의학, 보완의학, 또는 전인의학이라는 다양한 이름으로 불리는 새로운 브랜드의 의학이 등장했고 새로운 종류의 환자, 즉 여러 가지 정보에 빠삭한 쇼핑객 같은 환자들이 등장했다. 사람들은 더욱 많은 의학 지식을 갖게 되었고, 다수의 사람들은 경계하는 소비자로서 의료 시장을 찾는다. 그래서 의사가 특정 치료를 추천하면 환자는 자기가 구매하게 될 치료법에 대해 알고 싶어 한다.

부모 세대가 의사에게 도전하지 않았던 것과 달리 이들은 순종적인 환자의 태도를 버리고 좀 더 대등한 위치에서 의사들과 상대하고자 한다. 그들은 더 이상 의사를 신과 같은 권위를 가진 존재로 보지 않고 치료와 회복 과정에서 적극적으로 자기 목소리를 내고 있다. 나는 이런 경향을 환영한다.

이미 말했던 것처럼 나는 박식하고 이것저것 읽은 것도 많은 사람을 많이 보아왔다. 환자 중에는 시골에서 올라온 사람도 많지만 여러 정보를 많이 알고 있는 경우가 많았다. 내가 본 환자들은 대부분 본인의 상태와 여러 가지 대안에 대해 잘 알고 있었다. 그런데도 나는 처음 방문하는 모든 환자에게 한 시간 동안 개요를 설명하고 환자의 문제와 그들이 선택할 수 있는 대안에 대하여 객관적인 논의를 하는 데 충분한 시간을 가진다. 그리고 치료의 시작은 우리 직원이 환자의 충분한 병력을 기록한 후에 이루어진다.

나는 이 책을 읽는 독자들이 탐구적이며 사실을 알고자 하는 열망이 클 것이라고 생각한다. 그러나 심혈관 질환에 대해서 어느 정도 알고 있는 사람들이라고 할지라도, 즉 순환계에 대한 지식이 평균 이상일지라도, 여러 가지 치료 방법 중 한 가지를 선택하는 데 필요한 모든 정보를 다 알고 있는 경우는 거의 없다. 동맥경화증은 단순한 주제가 아니기 때문이다.

동맥경화에 대해서는 알만큼 안다고 생각하는 독자라면 이번 장은 읽지 않아도 좋다. 그러나 건너뛰기 전에 다음 질문에 대한 답을 하면서 그럴 만한 자격이 있는지 먼저 시험을 해보기 바란다.

단, 그냥 단순히 때려 맞추기 식은 곤란하다. 답을 선택했을 때는 왜 그 답을 선택했는지 그 이유를 설명할 수 있어야 한다. 이 여덟 개 문제 중에 여덟 개를 다 맞추었으면 이 장을 건너뛰고 가도 좋다. 그렇지 않다면 계속 차근차근 읽을 것을 권한다.

1. 숨쉬기 어렵거나 가슴에 통증이 있거나 다리에 경련이 있으면 이 것은 동맥경화증에 의한 경우가 많다. 맞습니까 또는 틀립니까?

2. 심장 발작의 원인은 언제나 동맥경화증에 기인한 플라크에 의해서 혈류가 차단되어 나타난다. 맞습니까 또는 틀립니까?

3. 동맥이 '딱딱해지는 것'은 노화에 의해서 생기는 자연적이고 생리학적인 결과이다. 맞습니까 또는 틀립니까?

4. 버터 대신 마가린을 사용하는 것과 달걀을 더 이상 먹지 않는 것이 동맥경화증과 심장 발작을 예방하는 데 효과적인 방법이다. 맞습니까 또는 틀립니까?

5. 콜레스테롤이 낮은 식단을 섭취하면 동맥경화증에 걸릴 위험이 감소된다. 맞습니까 또는 틀립니까?

6. 활동적인 스포츠와 신체적인 운동을 하면 동맥경화증을 예방할 수 있다. 맞습니까 또는 틀립니까?

7. 동맥이 딱딱해지는 것은 칼슘이 쌓여서 플라크가 형성되는 것에서부터 시작된다. 맞습니까 또는 틀립니까?

8. 킬레이션은 동맥에 생긴 플라크에 비정상적으로 쌓인 칼슘을 제거한다. 맞습니까 또는 틀립니까?

위의 명제들의 정답은 모두 '틀립니다'이다.
만약 이 문제들 중에 하나라도 틀렸으면 이제는 킬레이션은 어떻게 효과를 내는지뿐 아니라 우리 인체가 어떻게 기능을 하는지에 대해서 배워야 한다. 통증으로 고통을 받거나 수술을 받을 예정이어서 시간에 쫓기며 자료를 찾는 순간이 올 때까지 기다리지 말고, 미리 공부를 해두면 좋다.

자, 문제를 다시 검토해보자. 위의 명제들이 왜 틀렸는지 그 이유를 설명해보겠다.

1. 숨쉬기 어렵거나 가슴에 통증이 있거나 다리에 경련이 있으면 이것은 동맥경화증에 의한 경우가 많다.

틀린 말이다. 이런 증상들이 없어도 진행된 동맥경화증을 앓고 있을 가능성이 있다. 반대로 가슴에 통증이 있어도 심장 질환은 없을 수도 있다. 운동에 의한 가슴 통증, 다리 경련, 또는 숨이 차는 것은 동맥경화증과 관상동맥 질환에서 나타나는 흔한 증상들이지만 많은 다른 질환의 경우에도 이런 증상들이 나타날 수 있다.

담낭 질환, 식도공 탈장 그리고 대상 포진에서 나타나는 통증은 심장 질환시 나타나는 통증과 아주 매우 흡사하다. 식도 하부가 자극되어 발생하는 심장 경련cardiospasm은 협심증과 구별하기 힘든 경우가 있다.

가슴 통증은 늑골의 연골 염증이나 늑골과 척추 또는 흉골 사이의 관절에 생긴 관절염으로도 나타날 수 있다. 신경근 증후군이라는 것도 있는데(염좌나 목뼈 골절 손상 때문에 신경근이 척추에서 빠져나오면서 압력에 의해 눌리거나 자극되는 경우) 이때 가슴과 팔에 나타나는 통증이 협심증과 비슷하다.

흔치 않지만 한바탕 기침하다가 뜻밖에 늑골에 골절이 와서 이로 인해 가슴에 통증이 올 수도 있다. 식중독에 걸린 경우, 팔이나 어깨를 불편한 자세로 하고 잠을 자는 경우, 공기를 한꺼번에 많이 들이키는 경우에도 가슴에 통증이 생길 수 있다.

과호흡을 하거나 숨을 깊게 또는 빠르게 쉬는 습관을 가진 사람과 마찬가지로 공기를 들이키다 경련을 일으키는 사람은 불안이나 정서적인 긴장으로 고통을 받는 사람이다. 공기를 들이키다 경련을 일으키는 사람 및 과호흡의 경우에도 혈액순환의 장애가 있는 사람들과 비슷한 증상이 나타난다. 우울증, 신경질 및 정신적인 외상의 경우에도 심장 질환과 같은 증상들이 나타날 수 있다.

그리고 생각하지도 못한 '조용한' 심장 발작을 경험하는 사람들도 많다. 심전도 검사가 나오기 전까지는 정기적인 진찰을 받는 동안 가끔 이런 조용한 심장 발작을 경험하는 사람들은 단순히 소화불량이거나 팔이나 목 근육에 경련이 있었다고 생각하기도 했다. 그러나 심전도 검사가 나오고 난 이후 이런 조용한 심장 발작 환자들의 경우, 심장 발작이 발생했던 증거를 심전도 검사에서 볼 수 있게 되었다. 본인은 아무런 증상이 없었는데 검사 결과를 보면 심장 발작이 있었던 것이 보이는 것이다.

사람들이 동맥경화증과 관계가 없다고 생각하는 대표적인 순환계 관련 증상, 즉 손가락과 발가락이 자주 찬 증상도 있고, 계속 진행되는 또는 일시적으로 왔다가는 기억력 상실 그리고 무력증이 있다.

하지만 이런 증상만 가지고는 본인이나 가족 중 누가 동맥경화증 또는 심장 질환을 앓고 있는지 여부를 알 수 없다. 신중한 의사에게 진찰과 특별한 검진을 받아야만 관상동맥 질환이 있는지 또는 다른 원인의 문제가 있는지를 확인할 수 있다.

지금 현재 내 심장이 정상인지 잘 모를 때는 성급하게 심장 질환 여부를 혼자 판단해서는 안 된다.

2. 심장 발작의 원인은 언제나 동맥경화증에 기인한 플라크에 의해서 혈류가 차단되어 나타난다.

틀린 말이다. 비록 물리적인 폐쇄가 중요한 요소이기는 하지만, 동맥이 막힌 정도와 심장 발작 또는 관상동맥 질환의 증상들이 언제나 완벽하게 일치하지는 않는다.

심장 발작은 의학적인 용어로는 심근경색증myocardial infarction 이라 하는데, 이 증상은 심장 근육의 한 부분으로 가는 혈액 공급이 완전히 차단되는 물리적인 폐쇄(색전증, 혈전 또는 플라크), 또는 혈액 공급을 갑자기 차단하는 관상동맥의 경련이나 이런 현상들이 동시에 나타날 때(이미 플라크가 있는 곳에 경련이 생길 때) 발생한다. 이 모든 증상은 혈류가 감소하고 산소 공급이 줄어들어 나타난다. 심근 세포는 손상되고, 때로는 비가역적인 경색이(흉터가 생기고, 기능을 못하는 심근 부분) 발생한다.

협심증은 때로 심근경색증으로 발전하기도 하는데, 이미 존재하는 플라크에 의한 부분적 폐쇄 상태에서 경련이 동반되어 나타나는 결과라고 흔히 생각한다. 그렇지만 심장 발작은 플라크가 없는 상황에서도 생기며, 매우 정상적인 동맥의 근육층의 경련만으로도 생긴다는 충분한 증거가 있다.

플라크가 없는데 관상동맥의 경련이 혈전증과 심근경색증을 일으킨다는 결정적인 증거는, 바로 1983년 7월 28일에 발행된 〈뉴잉글랜드의학저널New England Journal of Medicine〉의 협심증과 같은 유형의 흉통 병력을 가진 29세 여성에 대한 보고서이다. 그 여성은 관상동맥조영술을 받았는데, 처음에 조영제를 주입했을 때는 플라크가 없었고 왼쪽 관상동맥도 아주 정상이었을 뿐 아니라 동맥경화증이나 물리적인 폐쇄 증거는 어디에도 없었다. 두 번째 조영제를 주입하고 몇 분 후에, 넓은 범위에 이르는 경련이 좌전하행 동맥에서 발생했다. 직접촬영법에 의한 X선 사진에서는 경련이 발생한 부분에 혈전이 생긴 것을 볼 수 있었고, 환자는 심장의 근육층의 깊이에 이르는 곳에서 매우 빠르게 진행하는 전형적인 심근경색증을 보였다(의사들 덕분에 심장은 계속 뛰었고 그 환자는 살아났다). 이 보고서는 경련이 혈전증을 유발하고 이에 의해 심근의 괴사가 일어나는 전체 과정을 의사가 계속 관찰한 첫 사례였다. 그리고 이 사례는 플라크가 없는 정상적인 관상동맥에서 발생한 것이었다.

동맥경화증이 거의 없는 상황에서, 관상동맥의 경련이나 심근의 일차적인 대사 부전이 심장 발작으로 이어지는 것을 보여주는 사례는 놀라울 정도로 많다. 심근경색증 환자들을 대상으로 한 동맥조영술 결과에서 동맥경화증이 없이 경련만 있는 경우가 적지 않다는 결론을 얻을 수 있다.

역으로 세 개의 모든 관상동맥들이 완전히 막혔음에도 비정상적인 심장 증상들이 전혀 없고, 협심증이 없고, 힘든 신체적 운동에도 견딜 수 있는 뛰어난 능력을 보이는 사람들에 대한 보고서도 많다. 그런 사례들은 사고로 죽거나 심혈관 질환이 아닌 다른 이유로 죽은 후에 부검에서 발견되었다. 1967년 1월 27일, 비극적인 아폴로 프로젝트 발사대 화재로 우주인 세 명이 죽었을 때 이들을 검시했는데 세 사람 모두 아주 건강할 것으로 추측했었지만, 동맥 경화성 질환의 증거를(그중 한 사람은 증상만 있었다면 우회로조성술을 받았을 정도로 진행된) 가지고 있었다. 그는 매일 16킬로미터가 넘는 거리를 달렸고 반년마다 있는 우주인 신체검사를 통과했지만 관상동맥 세 개가 모두 심하게 막혀 있었다.

자유라디칼에 의해서 프로스타사이클린 생산이 차단되면 혈관에 경련이 일어나고 혈소판들이 모여서 혈전이 생길 수 있다. 이것을 통해 협심증 또는 심근경색증이 자유라디칼의 활성도를 폭발적으로 증가시키는 산화 지방산으로 가득한 기름진 음식을 먹은 후에 얼마나 자주 나타나는지를 알 수 있다. 자유라디칼에 의해 나타나는 병리학적 과정은 아주 중요한 요소이다.

많은 사람은 동맥벽 내부에 플라크가 쌓이면 심장에 위험하다는 것을 알지만 동맥의 경련에 의해서 이와 비슷하거나 또는 심지어 더 큰 위험이 야기된다는 것을 아는 사람들은 거의 없다. 다시 말해 동맥 경련의 원인이 무엇인지, 이를 막을 수 있는 예방적인 방법이 무엇인지 알고 있는 사람이 많지 않다.

동맥의 근육 세포 안에 있는 칼슘과 마그네슘 비율이 부적절하면 동맥 경련이 일어날 확률이 크다. 또한 세포 내부에 마그네슘 수치가 낮고 칼슘 수치가 높으면 심장 근육이 적절히 혈액을 내보내지 못한다.

동맥의 근육 세포 안에 있는 마그네슘과 세포 밖에 있는 칼슘의 비율이 적절해야 근육 세포가 적절하게 수축하고 이완할 수 있다. 이것은 심장 근육과 동맥을 둘러싸고 혈류를 조절하는 근섬유에도 적용되는 사실이다.

보통 칼슘은 (나트륨과 함께) 근육 세포 밖에서 농도가 높고 마그네슘은 (칼륨과 함께) 세포 안에서 농도가 높은데, 근육이 쉬고 있는 동안 더욱 그렇다. 근섬유가 수축하기 위해서는 칼슘과 마그네슘의 비율이 부분적으로 역전되어야 한다. 즉, 칼슘은 세포 안으로 들어가고 마그네슘은 세포 밖으로 나와야 한다. 나트륨은 칼슘과 같은 방향으로 움직이는 경향이 있고 칼륨은 마그네슘과 조화롭게 움직인다. 수축과 이완으로 구성된 한 주기가 완성되려면 이전과 같은 농도 경사가 회복되어야 한다. 이를 위해서는 산소를 통해 에너지를 공급받아 펌프 작업을 하는 과정이 필요하다. 혈액순환에 위험이 생기면 산소의 공급이 줄고 칼슘과 나트륨의 방출이 늦어지고 근육의 이완에 문제가 생기고 동맥의 경련이 일어나게 된다.

여기에서 중요한 문제는 어떻게 칼슘과 마그네슘 비율이 불균형 상태에 빠지게 되는 것인가이다. 최신의 증거에 의하면 부분적으로 영양의 불균형과 전형적인 서구 식단에서 마그네슘이 부족하기 때문에 이런 현상이 나타나는 것으로 예상된다.

3. 동맥이 '딱딱해지는 것'은 노화에 의해서 생기는 자연 생리학적인 결과이다.

많은 사람이 나이가 들면 동맥은 뻣뻣해지고 막히고 구부러지지 않는다. 즉, '딱딱해진다'는 잘못된 생각을 가지고 있다.

이는 사실이 아니다. 동맥이 딱딱해지는 것은 나이가 많은 사람들에게 흔히 볼 수 있는 현상이지만, 젊은 사람들에게 나타나기도 한다. 죽종(관상동맥이나 말초동맥 내벽에 주로 침전되는 콜레스테롤이

나 단백질 성분의 물질—옮긴이)이 생기는 초기의 과정은 횡단으로 연결되는 부위가 생기고 칼슘이 침착되어 동맥이 굳어지는 것인데, 이는 젊은 나이에 시작될 수 있다. 어느 정도까지는 매우 정제된 음식(백밀가루, 백설탕, 백미)으로 구성된 식단 때문일 수도 있다. 이런 유형의 식단에는 비타민, 무기질, 항산화제가 부족해서 산소 라디칼에 의한 손상을 막을 수가 없다.

4. 버터 대신 마가린을 사용하는 것과 달걀을 더 이상 먹지 않는 것이 동맥경화증과 심장 발작을 예방하는 데 효과적인 방법이다.

틀린 말이다. 마가린과 달걀 제조업체는 대중에게 이처럼 잘못된 통념을 퍼뜨리는 데 성공했다. 하지만 규칙적으로 마가린을 먹은 사람들도 심장 질환의 발생율이 높았음을 증명하는 연구 결과가 나온 바 있다.

콜레스테롤은 유화 작용, 소화, 지방의 흡수, 성 호르몬의 합성, 비타민 D의 생성, 그리고 항산화제에 의한 세포막 보호와 같이 생명을 유지하는 기능에 필요하다. 콜레스테롤은 음식으로 몸 안에 들어가기도 하지만 그보다 더 많은 양이 간과 기타 장기 내부에서 만들어진다.

인체에 있는 콜레스테롤의 3분의 2는 세포에서 생성되는 것이며 섭취되는 것이 아니다. 동맥경화증에서 볼 수 있는 플라크에 축적된 콜레스테롤의 대부분도 마찬가지로 몸 안에서 만들어진 것이지 음식에 있는 콜레스테롤에서 비롯되는 것이 아니다. 일부는 플라크 자체에서 만들어진다. 콜레스테롤은 무조건 해로운 것이 아니며 산화되지 않는다면 오히려 유용하다는 사실을 사람들은 잘 모른다. 콜레스테롤은 산화되었을 때에만 해가 되는 것이다. 항산화제를 보충하는 것은 바로 콜레스테롤이 산화되지 않도록 막기 위함이다. EDTA 킬레이션 요법은 콜레스테롤의 산화를 가속화하는 바람직하지 못한 금속들을 제거할 수 있다.

5. 콜레스테롤이 낮은 식단을 섭취하면 동맥경화증 위험이 감소된다.

틀린 말이다. 이 명제는 콜레스테롤의 양만이 아니라 섭취하는 모든 지방의 양을 줄일 때에만 맞다. 이미 말했듯이 혈액 내에 있는 대부분의 콜레스테롤은 몸 안에서 만들어지는 것이지 식단에서 비롯되는 것이 아니다. 사실 콜레스테롤을 적게 섭취하면 간에서 생성되는 콜레스테롤 양이 늘기 때문에 식단에서 콜레스테롤을 줄이는 것은 효과가 없다.

사람들이 널리 알고 있는 콜레스테롤을 적게 섭취하라는 말은 다른 이유로만 약간의 효과가 있다. 주된 효과는 콜레스테롤이 낮은 식단의 경우 대부분 지방의 섭취량 자체가 줄어든다는 점에서 비롯된다. 지방은 쉽게 산화되고 몸 안에 가지고 있는 항산화 방어 능력을 넘을 수 있다. 보통 미국 사람들은 총 칼로리의 45퍼센트를 지방에서 섭취한다. 지방에서 칼로리를 섭취하는 양을 약 30퍼센트까지 줄이고 항산화제를 보충하면 이런 위험 요소가 크게 줄어들 것이다. 음식으로 섭취되는 많은 지방은 요리하는 과정에서 이미 산화되기 때문에 몸 안에서 산소라디칼을 분출하는 속도도 빨라진다.

따라서 용의자는 콜레스테롤 그 자체가 아니다. 혈청 내 콜레스테롤 수치가 높아 고통받고 있는 사람들, 이로 인해 동맥경화증에 걸릴 위험에 있는 많은 사람은 지방을 너무 많이 섭취했기 때문에 건강에 위협을 받고 있는 것이다. 내가 생각하기에는 정상 수치의 기준이 너무 낮다. 만약 HDL 콜레스테롤high-density lipoprotein(좋은 종류의 콜레스테롤)이 정상이라면 혈액 내 콜레스테롤 수치는 280~300까지를 정상으로 볼 수 있다.

사실 달걀을 튀기거나 스크램블 에그로 조리하지 않고 끓이거나 삶거나 증기로 익힌다면, 정상인의 경우 하루에 달걀을 세 개까지 먹어도 혈액 내 콜레스테롤 수치는 증가하지 않는다.

록펠러대학에서 실행된 대조군을 포함한 연구에 의하면 하루에 달걀 세 개를 섭취하는 사람 중 3분의 2에서 혈액 내 콜레스테롤 수치가 아주 약간만 증가하는 결과가 나타났다. 식단에 변화가 일어나면 신체 내 자동 조절 과정이 변화에 반응해 혈액 내의 수치를 일정하게 유지하는 경향이 있었다.

최근에 발행된 의학 문헌에 따르면 부검하거나 수술할 때 관찰할 수 있는 동맥경화증 정도와 혈액 내의 콜레스테롤 수치 사이에는 상관관계가 없다고 한다. 유일하게 의미 있는 상관관계를 보였던 환자들은 콜레스테롤 수치가 매우 높은 유전적 성향을 가지고 있는 몇 사람뿐이었다(유전적인 성향 때문에 혈액 콜레스테롤 수치가 위험할 정도로 높은(400mg/dL 이상) 사람은 전체 인구의 1퍼센트도 되지 않는다).

6. 활동적인 스포츠와 신체적인 운동을 하면 동맥경화증을 예방할 수 있다.

틀린 말이다. 마라톤 선수들처럼 매우 활동적인 사람들을 부검하면, 증상은 거의 보이지 않지만 광범위한 동맥 플라크를 동반하는 동맥경화증이 상당히 진행된 상태라는 것을 발견할 수 있다. 하루에 30~40킬로미터를 걷는 아프리카 마사이족 방랑자들처럼 이동을 많이 하는 사람들을 연구하면 당연히 이런 병은 앓지 않을 것이라고 생각해왔지만, 실제로는 놀라울 정도로 많은 동맥경화증이 발견된다. 마사이족의 식단에는 과산화된 지방과 산화된 콜레스테롤이 포함된 음식이 많다.

그렇다고 지금 내가 규칙적인 운동이 효과가 없다거나 열심히 운동해봤자 시간 낭비라는 말을 하려는 것은 아니다. 오히려 마사이족의 활동적인 생활 방식은 운동이 예방 효과를 가지고 있다는 것을 보여주는 좋은 예이다. 활동량이 많은 다른 사람들과 마찬가지로 마사이족 사람들은 플라크가 생성될 뿐 이로 인해 동맥이 막혀 나타나는 증상으로 고통받는 경우가 드물다. 운동은 막힌 동맥의 주변으로 흐르는 혈액순환을 촉진하고, 플라크로 찬 동맥이 보상적으로 커지게 함으로써 동맥의 폐쇄를 막아서 예방 효과를 주는 것이다. 운동한다고 플라크 생성이 예방되는 것 같지는 않지만, 전체 콜레스테롤의 양에 대한 HDL 콜레스테롤의 비율이 개선된다. HDL 콜레스테롤은 산화되지 않으며 병의 발생을 지연시키는 효과를 가지고 있다. HDL 콜레스테롤 자체가 강력한 항산화제의 역할을 하는 것이다.

신체 활동량이 많은 사람들은 동맥 내 플라크가 광범위하게 퍼져 있다 할지라도 동맥경화증의 증상이 적게 나타나고 이로 인한 사망률도 낮다. 그리고 이렇게 운동을 많이 하는 사람들은 에너지가 넘치는 활력적인 생활을 하며, 정신적으로도 더 건강하고 우울증에 걸리는 사례도 적다.

왕성하게 활동하면 관상동맥 질환으로부터 비롯되는 돌연사의 위험이 얼마나 줄어드는가를 보여주는 연구 결과도 있다. 워싱턴대학과 노스캐롤라이나대학의 연구팀은 예측할 수 없었던 심장 질환으로 갑자기 죽은 1,250명을 대상으로 활동 수준을 평가해보았는데, 활동적이었고 돌연사가 적었던 대조군보다 돌연사로 죽은 사람들은 여가 시간에 조깅, 나무 자르기, 수영하기, 테니스 또는 스쿼시 같은 고강도 운동을 더 적게 했다는 사실을 발견할 수 있었다.

또 다른 연구에서도 하루 종일 앉아 있는 버스 운전사들의 경우 하루 종일 서서 이층 버스에서 위층과 아래층으로 왔다갔다해야 하는 버스 안내원들보다 심장 발작 비율이 훨씬 높다는 사실을 발견했다. 캘리포니아대학의 루스 피터스 박사는 로스앤젤레스의 경찰관과 소방대원 2,779명을 대상으로 연구를 했는데, 그 결과 하루 20~30분 동안의 활동적인 운동을 일주일에 3~4회 반복하면 심장 발작의 발생률이 매우 낮아진다는 것을 발견했다.

운동을 하면 동맥경화증으로 인한 증상은 예방되는 것으로 보인다. 하지만 궁극적으로 해로운 증상으로 이어지는 병의 발병 자체는 예방하지 못하는 것으로 보이며, 단지 활동적인 사람의 경우 이러한 증상이 중년이 아닌 고령에서 발생하는 쪽으로 늦춰지는 것으로 볼 수 있다.

7. 동맥이 딱딱해지는 것은 칼슘이 쌓여서 플라크가 형성되는 것에서 시작된다.

틀린 말이다. 동맥 질환 초기에 동맥에서 볼 수 있는 현상은 혈류에 의한 스트레스나 오랜 사용으로 마모되거나 자유라디칼에 의한 손상 때문에 동맥 내면이 손상되는 현상이다. 동맥경화증이 생기는 과정을 설명하는 기본적인 개념을 이해하려면 동맥벽의 내부에서 세포가 비정상적으로 증식해서 암 세포 증식에서처럼 양성인 종창 또는 흉터로 발전하는 모습을 상상해보면 된다. 동맥 벽에 있는 이런 세포들은 원자에서 나오는 방사능 때문에 돌연변이가 발생하는 것과 동일한 방법으로 핵에 있는 유전자가 자유라디칼 때문에 발생한 손상에 반응하여 돌연변이를 일으킨다. 일부 세포는 세포 분열과 증식을 통제할 수 있는 능력을 상실하며 종양과 비슷하게 성장해버린다. 또한 플라크의 성장을 촉진하는 인자도 방출된다.

이렇게 해서 생성된 종창(죽종)은 악성이 아니며 전이되거나 신체 내 다른 곳으로 확산되지 않는다. 그렇지만 이 불청객은 동맥의 내부에서 공간을 차지하고 있는 덩어리로, 교원질, 탄력소 그리고 결합 조직의 다른 성분을 축적하며 자라 혈류를 막아버린다.

이것이 혈류에 의해 산소와 영양분을 공급받지 못할 정도로 커지면 중심부가 부서지고 분해되거나 괴사되고 콜레스테롤과 칼슘이 계속 쌓이게 된다. 이렇게 우리가 플라크라고 부르는 것은 커지면서 훨씬 단단해지고 뻣뻣해진다. 플라크 형성 과정에서 석회화는 초기가 아니라 나중에 나타나는 것이다.

8. 킬레이션은 동맥에 생긴 플라크에 비정상적으로 쌓인 칼슘을 제거한다.

틀린 말이다. 퇴행성 질환에서 자유라디칼 개념이 나오기 전에 EDTA 킬레이션은 칼슘 대사에 중요한 효과를 가진다고 가정했었다. 그러나 이제는 칼슘이 원인과 결과라는 사슬에서 한 개의 연결 고리일 뿐임을 알게 되었다.

EDTA는 여러 방법으로 칼슘에 영향을 주지만 킬레이션과 칼슘의 상관관계는 지나치게 과장되었고 이는 효과적인 치료법인 EDTA의 주된 약점으로 작용했다. 의사들이 킬레이션을 인정하기를 주저하는 주된 이유가 바로 '뚫어뻥'식 설명으로 신뢰성을 잃었기 때문이다. 과거 킬레이션 요법으로 치료한 환자들이 증상이 완화되는 것을 보며 이에 대해 합리적으로 설명할 길이 없었던 킬레이션 주창자들이 이 '배관공'식 설명을 시도한 것이 오히려 큰 걸림돌이 되어버린 것이다.

새롭게 나온 과학적인 발견 덕분에 이제 우리는 칼슘과 킬레이션을 연계하는 신비주의적인 태도를 버릴 수 있게 되었다.

칼슘

칼슘에 대한 오해

킬레이션은 플라크나 석회화되어 '딱딱해진' 동맥에서 칼슘을 제거하는 것이 아니다.

처음 킬레이션 요법을 사용했던 개척정신이 투철했던 의사들은 환자들이 이해하기 쉽게 킬레이션을 설명하고자 EDTA의 효과를 '다리에서 리벳rivet을 빼내는 것' 또는 '혈관의 내막에 생긴 시멘트를 벗기는 것'으로 설명했다. 이런 표현은 조악하기는 했지만 발생하는 일을 설명하는 가장 좋은 방법이었다. 즉, '딱딱하게 굳어버리고' 플라크로 막힌 동맥에서 칼슘을 제거하고 빼내는 걸 잘 묘사한 표현이었다.

그때 이후로 킬레이션 주창자들은 킬레이션이 칼슘을 제거해주기 때문에 효과적이라고 자주 강조했다. 하지만 이러한 설명은 과학적으로 정확하지 않을 뿐 아니라 결국 이 때문에 킬레이션 요법이 보편적으로 인정받는 것이 상당히 늦어지는 결과를 낳고 말았다.

　그러면 왜 의사들은 칼슘과 킬레이션을 연계하는 가설적이고 막연하면서, 합리적인 생화학자들과 심혈관 생리학자들이 당연히 비평하게 될 이런 개념을 고집했을까?

　동맥경화증에 EDTA를 사용하는 킬레이션 요법은 연구실험실, 대학병원, 또는 의과대학에서 발견한 것도 개발한 것도 아니다. 그것은 학계에서 새로운 치료법으로 나왔다면 훨씬 더 존중받았을 테지만, 다수의 의사들이 보기에는 의심스러운 무대인 의사들의 진찰실에서 발전되었다.

　개인 클리닉을 운영하는 일부 의사들은 의과대학에서 생화학이 집중적으로 도입되기 수년 전에 수련을 마쳤다. 이 의사들은 치료의 효과를 설명할 수 있는 복잡한 생화학적인 경로들을 연구하는 것보다 환자들이 건강을 회복하는 데 실질적인 도움을 주는 것에 더 많은 관심을 가지고 있었다. 칼슘을 제거하면 플라크가 작아진다는 개념은 그 당시에 사람들이 보편적으로 알고 있던 상식과 아주 잘 어울렸다.

　최근까지 나온 대부분의 과학적인 참고 문헌들을 보면 산업이나 의학의 영역에서 사용되는 EDTA의 효과는 칼슘에 미치는 영향에 집중되어 있다. 혈액 내 칼슘 농도가 생명을 위협할 정도로 높은 환자들의 칼슘 농도를 떨어뜨리는 데 유용하다는 것을 알고 있는 내과 전문의들은 이런 점에서 EDTA가 가치 있다고 평가한다. 식약청에 의해 승인된 약품 설명서에는 진행된 전이성 골용해성 암과 디기탈리스 중독(칼슘에 의해 더 나빠지는) 때문에 발생한 고칼슘혈증을 치료할 때 EDTA를 칼슘 킬레이팅제로 사용하라고 명기되어 있다.

오랫동안 퇴행성 질환은 칼슘 과잉과 연계된 것으로 생각되어 왔다. 사람이 나이를 먹으면 원하지 않는 곳에, 즉 동맥이나 동맥의 플라크 같은 곳에 칼슘이 쌓인다는 것은 잘 알려져 있다. EDTA가 칼슘을 낮춘다는 효능은 치료받은 환자들의 상태가 좋아졌다는 증거와 함께 딱딱해진 곳에 있는 칼슘을 '공격해서' 나오게 하는 것이 EDTA라는 그럴듯한 결론으로 이어졌다.

돌이켜 생각해보면 이 개념은 너무 단순해서 비웃을 수도 있다. 분명히 EDTA는 칼슘의 킬레이팅제이지만, 칼슘에 대한 친화력은 철, 구리, 납, 수은, 카드뮴, 알루미늄과 같은 금속에 대한 친화력보다 훨씬 작다. EDTA는 칼슘을 빠르게 내놓고 다른 금속 이온과 결합하여 신장을 통해서 이 금속 이온을 몸 밖으로 내보낸다. 신중한 연구진들이 1회의 EDTA 주사로 제거되는 칼슘의 양이 0.5 그램보다 적음을 지적하면서 이는 인체에 의해서 정상적으로 하루에 배출되는 양보다 많지 않다고 회의적으로 생각했던 것은 당연한 일이다.

칼슘 저하 효과에 대한 설명은 처음으로 킬레이션을 접하는 사람들에게는 만족스러웠지만 학식 있는 사람들은 이 때문에 킬레이션을 얄팍한 치료법으로 여기고 칼슘과 킬레이션의 관계를 지지하는 사람뿐 아니라 킬레이션 치료조차 믿지 않게 되었다. 목욕물을 버리려다 아기까지 함께 버린 꼴이 되고 만 것이다. 결국 킬레이션이 어떻게 효과를 내는지 그 원리를 믿지 않는 수많은 전문가는 킬레이션이 얼마나 환상적으로 좋은 효과가 있는지 그 사실도 주목하지 않고 무시하게 되어버렸다.

20년이 넘는 시간이 흐른 지금, 킬레이션을 의학의 주류에 이르게 하는 가장 적절한 경로는 이 잘못된 설명을 굴곡된 역사와 함께 묻어버리고 다시 새롭게 시작하는 것이다. 새로운 지식이라는 관점에서 전 과정을 재발견하고 새롭게 이름을 붙여야 할지도 모른다. 만약 이렇게만 된다면 킬레이션 요법은 새로운 이름으로 많은 사람이 기다리고 있던 획기적인 의학 발전으로 하룻밤 사이에 환영받게 될 것이다.

그러나 이런 일은 일어나지 않을 것이기 때문에 그 대신 EDTA가 어떤 효과가 있는지에 대한 정확하고도 과학적인 최신 이론으로 기존의 오해를 바로잡아야 한다. 사실 칼슘과 킬레이션이 연관이 있을 수도 있다. 하지만 있다고 할지라도 이 관계는 EDTA가 자유라디칼 그리고 미량 원소에 대해 미치는 효과에 비하면 이차적인 것이다. 나는 자유라디칼과 킬레이션을 연계하는 개념이 동맥경화증, 비정상적인 칼슘 대사 그리고 일반적인 퇴행성 질환을 가진 사람들에 대한 효과를 설명하는 데 중요하다고 생각한다.

만약 EDTA가 단순히 '칼슘이라는 리벳을 빼내'거나 플라크에서 '석회질을 제거하'는 것이 아니라면 어떻게 동맥경화증의 증상들을 없애는 것일까?

동맥경화증의 원인과 효과라는 관계에 대해서 지금까지 알고 있는 내용을 정리하면 다음과 같다. 동맥이 딱딱해질 때 일차적으로 생기는 일은 혈관벽의 내면에 가해지는 국소적인 손상이다. 이런 표재성의 세포 손실은 다음과 같은 네 가지 원인들에 의해 매일 정상적으로 발생한다.

1. 작은 '손상'은 혈류에 의한 스트레스와 일상적인 마모에 따른 정상적인 결과로 나타나는 것이다. 이런 국소적인 손상들은 고혈압이 있을 때 더 자주 발생하고 심하게 나타난다. 건강한 신체 방어

능력이 있으면 이런 작은 손상은 빨리 치유된다.

2. 자유라디칼은 혈관벽과 LDL(low-density lipoprotein) 콜레스테롤에 손상을 준다. 일단 자유라디칼에 의해서 산화되면 LDL 콜레스테롤은 혈관벽에 독성을 띠게 된다. 이렇게 동맥경화증은 자유라디칼이 있을 때 가속된다. 자유라디칼에는 증식 능력이 있어서 마치 폭포처럼 다른 자유라디칼을 만들어낸다. 마치 독이 더 많은 독을 만들어내는 것과 같다.

3. 계속되는 혈관 손상은 면역학적 과정이다. 즉, 인체의 면역계는 병을 일으키는 유기체와 환경 오염물에 대한 적절한 방어를 하기 위해 작용하는데, 그 과정에서 건강한 세포를 잘못 공격할 수 있다.

4. 클라미디아에 의한 세균 감염이 첫 손상을 줄 수 있다는 증거가 최근에 나왔다.

과도하게 많은 자유라디칼 그리고 미량 원소의 불균형 등과 관계 있는 여러 가지 이유 때문에 혈관 손상은 정상적으로 회복되지 않고 종양과 비슷한 죽종을 만들 수 있다. 내부에 혈관이 없는 이 플라크는 주변에 있는 혈액으로부터 충분한 산소와 영양분이 중심부로 확산해서 들어갈 수 없을 때까지 자란다. 플라크의 중심부가 퇴행되어 결국 칼슘과 콜레스테롤이 쌓이게 된다. 동맥경화증이 생기는 과정에서 석회화는 상대적으로 늦게 나타나는데 축적되는 칼슘에 의해 동맥과 플라크도 딱딱해진다.

동맥경화증에서 플라크의 형성과 석회화에 영향을 주는 영양학적인 요소들과 생활 요소들이 아주 많은데, 여기에서 우리는 EDTA에 의해 바로 직접적으로 교정될 수 있는 비정상적인 칼슘 대사에 대해 다룰 것이다.

비정상적인 칼슘이 축적되어 고형화되고 X선 사진 촬영 때나 부검할 때에 맨눈으로 볼 수 있게 되기 훨씬 전부터 오랜 시간에 걸쳐 세포와 조직 내에 칼슘 입자로 구성된 미세한 안개가 낀다. 우리 몸 안에 있는 절대적 칼슘 양이 가장 중요한 요소는 아니다. 먼저 나타나는 비정상적인 소견들은 뼈와 연부 조직과 같은 여러 장소에서 나타나는 칼슘의 분포와 마그네슘에 대한 칼슘의 비율이다.

세포 내부보다 외부의 칼슘 농도가 훨씬 높아야 최적의 마그네슘과 칼슘의 비율이 달성된다. 활동적으로 대사하는 건강한 세포는 지질막 내에 칼슘은 빼내고 마그네슘은 끌어들이는 효율적인 펌프 시스템을 가지고 있다.

보통 세포 외부에 있는 칼슘의 농도는 세포 내부의 칼슘 농도의 만 배에 달한다. 따라서 세포는 이 엄청난 농도 차이에도 불구하고 칼슘이 세포막 내부로 들어오지 못하도록 막기 위해 많은 에너지를 소모하며 효율적인 펌프 기전을 유지해야 한다. 이것은 국토가 해수면 아래에 있어 홍수를 예방하기 위해 다시 물을 계속 퍼내야 하는 네덜란드의 제방과 비슷하다. 만약 칼슘이 세포 내부에서 계속 증가하면 세포는 손상을 받아 죽고 말 것이다. 마그네슘은 그 반대이다. 마그네슘은 주로 세포 안에 있다.

나이를 먹으면 이런 농도 차이가 감소하여 천천히 역전된다. 세포 내부의 칼슘 농도는 증가하고 마그네슘의 농도는 감소하는데,

이것은 부분적으로 세포의 펌프 장치가 자유라디칼을 포함하는 많은 원인으로부터 손상을 받기 때문이다. 또한 자유라디칼 때문에 손상된 세포막에는 '구멍'이 생겨서 이 구멍을 통해서 칼슘이 들어가고 마그네슘은 나온다. 다시 말해 제방에 구멍이 나서 펌프로 퍼내는 것보다 더 빠르게 새는 것과 같다. 반면 건강한 세포막은 이런 금속 이온이 침투할 여지를 주지 않는다.

칼슘이 세포 안으로 더 많이 들어가면 세포의 대사는 더 나빠지고 콘크리트처럼 쌓이면 세포는 죽는다. 세포가 많이 죽으면 죽을수록 남아서 기본적인 생명을 유지하는 세포 수가 줄어든다.

세포 내에 칼슘이 과도하게 많아지고 칼슘 대 마그네슘 비율이 비정상적으로 높아지면, 특히 동맥경화증 때문에 혈류와 산소 공급이 줄어들면 세포의 죽음이 가속화된다. 일단 붕괴된 세포의 칼슘-마그네슘 비율에 의해 펌프가 약해지면 동맥의 경련은 훨씬 더 강해지고 세포 안으로 칼슘이 더 빠르게 들어가게 된다.

최근 연구에 의하면 혈류가 줄었을 때 아연, 코발트, 크롬, 철을 포함하는 필수적인 미량 원소들도 세포 안으로 들어간다고 한다. 혈류가 줄고 산소가 감소하면 세포 안으로 유입이 가속되어 악순환이 시작된다. 세포 내 칼슘은 동맥을 둘러싸는 근육 세포의 강한 경련을 유발하고, 지혈대처럼 작용하며, 혈류와 산화를 감소시키고, 칼슘 유입을 가속시키는 등의 작용을 한다. 유입되는 다른 미량 원소들도 세포에 독이 된다.

이렇게 스스로 반복하기 때문에 최근 도입된 니페디핀nifedipine 과 베라파밀verapamil과 같은 칼슘 '차단제'의 성공이 있을 수 있었다. 이들은 칼슘이 근육 세포 안으로 들어가는 것을 늦춰준다. 칼슘 '차단제'는 EDTA와는 전혀 다른 방식으로 작용하며 질병 과정에 대한 지속적인 효과를 가지고 있지는 않다.

칼슘-마그네슘 펌프가 손상되면 이온 상태에 있는 더 많은 칼슘이 세포 안으로 들어가게 되며 효소에 의한 프로스타글란딘prostaglandin과 관계된 류코트리엔leukotrien 생성이 활성화된다. 이 화학 반응으로 더 많은 자유라디칼이 방출된다.

류코트리엔은 백혈구를 끌어들이는 강력한 염증성 물질이다. 백혈구는 외부의 침입자를 공격하기 위해서 '총알'과 같은 자유라디칼을 만들어낸다. 백혈구가 류코트리엔으로 인해 과도하게 자극을 받는 경우, 자유라디칼을 다량 생산하고 건강한 조직에 염증성 손상을 증가시키는 결과를 낳는다. 작은 혈관이 이완하면서 종창과 부종이 동반되고 적혈구와 혈소판이 혈관벽을 통과해서 빠져나가면서 작은 혈전(현미경으로밖에 보이지 않는 덩어리)이 생긴다. 어떤 적혈구는 용혈되어 결합되지 않는 구리와 철을 방출하는데, 이것이 다시 자유라디칼을 100만 배까지 폭발적으로 증가하게 만들어 주변에 있는 지질막을 손상시키고 계속 악순환을 유발한다.

결합조직과 세포 안에 칼슘이 축적되는 것은 근처에 있는 자유라디칼에 의한 반응으로 만들어진 콜레스테롤 산화물의 비정상적인 비타민 D 활성으로 더욱 가속화된다. 이런 비타민 D와 같은 활성으로 세포와 조직에 국소적인 비타민 D 중독이 발생하며 이 결과 칼슘이 더 축적된다.

일단 우리 몸이 스스로 보호할 수 있는 한계를 넘을 정도로 자유라디칼이 생산되면, 대사 장애, 세포 손상, 조직 석회화 등이 급속히 진행된다. 이제 칼슘이 축적되는 것은 자유라디칼로 야기된 손상으로 생기는 원인과 결과라는 사슬에서 그 사슬을 구성하는 연결 고리인 것처럼 보일 것이다. EDTA는 이전의 가설처럼 직접적인 방법이 아닌 여러 가지 방법으로 치유 과정의 부분으로써 축적된 칼슘 제거에 영향을 주고 이를 가속화할 수 있는 것이다.

EDTA는 주입되는 동안 혈액 내 칼슘 수치를 잠깐 떨어뜨리고 배출을 촉진하지만, 우리 몸 안에 약 1킬로그램의 칼슘이 있다는 것을 감안하면 EDTA 주입으로 배출되는 3분의 1그램 정도의 칼슘 양은 아주 적은 것이다. 이는 우리가 매일 섭취하는 칼슘 양보다 훨씬 적으며 매일 소변으로 배출되는 양 정도에 지나지 않는다. 즉, 이것이 치료의 주된 효과가 될 수 없다.

EDTA는 혈액 내에서 순환하는 짧은 시간 동안(반감기가 한 시간도 안 됨) 일시적으로 혈액 내의 칼슘을 떨어뜨린다. 혈청 내의 칼슘이 떨어지면 부갑상선을 자극하여 부갑상선 호르몬을 더 생산하도록 촉진된다. 이 호르몬은 다시 뼈 안에 있는 조골세포들에 작용해서 몸의 다른 곳에 있는, 아마도 병리적으로 축적된 곳에 있는 칼슘을 끌어내 정상적인 뼈의 석회화를 증가시킨다. 매번 주입되는 EDTA에 의해 받는 부갑상선의 자극은 조골세포에 약 3개월 동안의 지속적인 효과를 준다고 한다. 이러한 EDTA의 효과는 이미 증명된 것이다. 이런 부갑상선 호르몬의 영향이 킬레이션 요법을 시술한 후의 효과에 기여한다고 생각할 수 있다. 이것이 킬레이션 요법의 효력을 설명하는 한 가지 이론이다.

EDTA 킬레이션 요법 후의 최대 효과는 한 과정의 치료를 마치고 3개월 이후에 나타난다는 보고가 수년에 걸쳐 계속 나온 바 있다. 이것은 조골세포가 칼슘을 더 많이 섭취하는 기간에 대응한다. 또한 자유라디칼이 줄어들고 치유가 진행되어 EDTA의 효과가 뚜렷하게 나타나기까지 수개월이 걸리는 사실을 반영하는 것일 수도 있다.

최신의 연구에서 보듯 퇴행성 질환에서의 자유라디칼 이론이 맞다면 자유라디칼에 의한 병리 과정을 막고 회복시키는 것이 동맥경화증과 같은 노화로 인한 주된 문제들을 치료하고 예방하는 데 매우 중요한 방법이 될 것이다. EDTA 킬레이션은 금속 촉매를 몸에서 제거함으로써 자유라디칼에 의한 반응들을 지속적으로 제어할 수 있고, 독성을 띠는 금속을(일부 금속들은 자유라디칼과 무관함) 제거함으로써 대사를 향상하는 고유한 능력을 가지고 있다.

특히 EDTA는 국소적으로 나타나는 병리적인 자유라디칼에 의한 화학 반응의 속도를 100만 배나 감소시켜서 신체 방어 능력이 스스로 처리할 수 있을 정도로 떨어뜨려주며, 자연적인 치유 과정을 통해 몸이 회복될 수 있도록 도와준다.

자유라디칼 병리 과정과 관련된 EDTA의 효과들을 살펴보자.

- EDTA는 나이에 따라 축적되는 과도한 금속 이온을 제거해주고 과산화에 의해 손상된 부분이 정상으로 돌아오도록 하며 추가적인 손상을 막아준다.

- EDTA는 자유라디칼에 의한 손상을 제어한다. 자유라디칼은 지질의 과산화에 의한 연쇄 반응을 일으켜 세포를 파괴하는데, 세포의 내부에 있는 세포를 둘러싸는 지질막을 파괴한다. 지질의 과산화는 과도한 양의 철과 같이 비정상적인 곳에 있는 금속 이온에 의해 크게 가속화된다.

- EDTA는 납, 알루미늄 그리고 독성을 가지는 다른 금속들을 제거해서 효소의 기능을 정상적으로 회복시킨다. 과도한 농도의 중금

속은 자유라디칼 촉매로서 작용하는 것과는 별개로 세포에 독이 되고 독립적인 효소의 기능을 방해하며 이렇게 되면 세포는 항상성을 잃고 생명에 필요한 세포의 기능을 수행하지 못하게 된다.

- 혈액순환이 되지 않는 조직에서 영양에 필수적인 미량 원소들이 비정상적으로 많은 것도 대사 과정에 독이 될 수 있다. EDTA는 이런 원소들을 제거하고 재분포되도록 해준다.

- EDTA는 산화에 의한 손상을 제어하여 세포막의 통합성을 개선한다. 세포가 에너지를 생산하고 저장하는 능력은 미토콘드리아라 불리는 내부의 에너지 공장을 포함하여 세포를 구성하는 구획을 둘러싸는 건강한 막에 따라 달라진다. EDTA는 혈류나 산소에 대한 영향과는 상관없이 미토콘드리아 막을 안정시키고 에너지 대사의 효율성을 향상한다고 한다.

- EDTA는 프로스타글란딘 호르몬 균형을 잡는 데 도움을 주며 동맥의 경련, 혈전, 플라크 형성과 관절염을 감소시킨다. 프로스타글란딘은 반감기가 초 단위인 매우 강력한 호르몬으로 계속 합성되어야 한다. 혈관과 동맥경화증의 관계에서 중요한 두 가지 프로스타글란딘은 프로스타사이클린와 트롬복산이다. 전자는 혈소판이 달라붙고 혈전을 만드는 성질을 줄여주고 혈관 경련을 회복시켜 준다. 후자는 정반대 역할을 한다. 트롬복산은 강한 경련을 일으키고 혈소판이 달라붙게 만들어 혈관벽을 '끈끈이 종이'처럼 만든다. 사실 둘 사이에는 적절한 균형이 유지돼서 한편으로는 손상과 출혈을 막고 다른 한편으로는 정상적인 혈류를 유지해

야 한다. 프로스타글란딘은 지방산에서 만들어지며 지방산의 과
산화에 의해서 생산의 균형이 깨진다. EDTA는 촉매 역할을 하는
금속 이온들을 제거함으로써 지방의 과산화가 진행되는 것을 막
아준다.

- EDTA는 혈소판의 통합성을 보호해주기도 한다. 혈소판은 세포
와 같은 작은 소체로서 혈류를 따라 이동하다가 손상된 영역에
빠르게 부착되고 혈전을 형성해서 혈액의 손실을 줄이고 치유를
촉진하는 물질을 방출한다. 이와 비슷한 성장 인자들이 플라크의
성장을 가속시켜준다. 혈전이 생기는 과정에서 혈소판은 모양이
변하고 매우 '끈끈한' 성질을 가지게 되며 병에 걸린 관상동맥, 뇌
동맥, 또는 다른 동맥의 벽에 달라붙는다. 또한 혈소판은 경련을
일으키는 트롬복산을 방출한다. EDTA 치료를 받은 후에는 혈소
판의 혈전 경향이 줄고 경련이 감소된다.

- EDTA는 나이를 먹으면서 몸에 비정상적으로 축적되는 철과 기
타 금속 같은 다가 금속 분자들polyvalent metals을 쓸어낸다. 자유
라디칼 연쇄 반응을 가속시키는 능력을 가지고 있는 금속 이온의
농도는 매우 적어서 증류수에 아주 적은 양만 사용해도 이러한
제거 반응을 시작할 수 있다. 실험실에서 EDTA를 첨가하면 금속
이온 촉매들과 결합하고 이 금속들을 화학적으로 비활성으로 만
들어 자유라디칼에 의한 연쇄 반응을 막아준다.

- EDTA는 납이나 독성 있는 중금속으로 중독된 효소를 재활성화
해 칼슘 대사를 정상으로 돌려준다. 더 중요한 것은 EDTA는 콜

레스테롤이 자유라디칼에 의해 매개되어 국소적으로 과도하게 활성을 가지는 물질로 전환되는 반응을 막는다. 이런 활성화 과정 때문에 플라크에서 칼슘이 좀 더 빠르게 축적되는 것이다.

● EDTA는 비정상적인 석회화를 서서히 역전시키고 뼈에 칼슘이 섭취되도록 자극하여 주기적으로 혈청 칼슘을 낮춰준다. EDTA는 골다공증을 일으키지 않는다고 알려져 있고 오히려 골다공증을 역전시키는 데 도움이 된다.

● EDTA는 나이가 들며 생긴 교차되는 부분들을 풀어줌으로써 조직의 유연성을 개선해준다. 큰 단백질과 결합조직의 분자들 사이의 교차 부위가 생기면 뻣뻣해지고 유연성을 잃게 된다. 효소 단백질들 사이의 교차는 정상적인 생화학적 활동을 막을 수 있다. EDTA로 제거되는 이 금속이 제거되지 않으면, 탄력성, 유연성, 대사 기능의 점진적 감소를 유발한다.

● EDTA는 위에서 언급한 모든 요소 덕분에 전반적인 대사 효율성을 개선한다.

동맥경화증 또는 다른 퇴행성 질환이 발생하는 데는 수십 년이 걸리는데 거의 대부분 한 가지 원인이 아니라 여러 원인이 조합돼서 질환으로 이어진다. 따라서 이런 과정을 역전시키는 것도 한 번의 치료로는 불가능하다. 손상된 건강은 병을 유발하는 일련의 원인들에 맞서 치료를 할 때만 회복될 수 있다. 동맥경화증에서 암에 이르기까지 나이와 관계 있는 퇴행성 질병을 유발하는 위험 인자는 과도한 자유라디칼의 활성과 이에 의한 손상이다.

부적절한 식단을 섭취하면 자유라디칼에 의한 손상이 유발된다. 흡연, 음주, 약 남용, 운동 부족, 과도한 스트레스, 비타민이나 무기질, 미량 원소와 함께 적절한 양의 항산화제를 섭취하지 못할 때도 마찬가지이다. 건강 회복의 열쇠는 건강을 개선할 수 있는 생활 방식을 유지하며, 매일 영양제를 보충하고, 필요하다면 좀 더 직접적으로 빠르게 킬레이션 치료를 함으로써 자유라디칼이 지나치게 생산되는 것을 제한하는 것이다. 많은 환자는 건강이 나빠져서 증상이 나타나기 전에 미리 예방적인 수단으로 킬레이션 요법을 받을 필요가 있다.

자유라디칼에 의한 화학 반응을 새롭게 이해함으로써 이제 EDTA 킬레이션 요법이 보편적으로 인정받을 수 있는 탄탄한 근거를 확보하게 되었다.

좋은 소식

"킬레이션 치료를 하면 기억력이 향상되고, 당뇨병 환자의 경우 인슐린 요구량이 줄어들며, 시력이 회복되고, 성 능력이 개선되고, 류마티스성 관절염으로 쑤시고 아픈 것이 줄어들며, 주름이 펴지고, 알츠하이머병과 함께 노망이 회복되거나 늦춰지며 오래 살 수 있다는 게 사실입니까?"

하버드대학 의과대학을 졸업하고 지역 학회장이기도 했던 내가 여기저기 떠돌면서 의심스러운 약을 만병통치약인 양 파는 약 장수처럼 킬레이션 치료제를 이야기하는 것은 정말 얼굴이 화끈거리는 일이었다.

지금까지 누구에게도 동맥경화증에서 직접 유래되는 증상이 아닌 다른 증상을 치료하는 데 킬레이션을 쓰라고 말한 적은 없지만 킬레이션 환자들이 경험한 여러 가지 효과를 무시할 수 없다. 물론 다른 모든 치료에서처럼 여기에서도 위약 효과가 나타날지도 모른다. 그러나 위약 효과는 빠르게 사라지는 반면 킬레이션 효능은 오래 지속된다.

킬레이션이 인정받는 데 불리하게 작용하는 것 중에는 킬레이션 요법이 동맥경화증의 증상을 회복시키는 데 성공적이었을 뿐 아니라 그 외에도 환자의 건강 상태를 예측하기 어려운 여러 방법으로 개선하는 데 성공했다는 보고가 가득한 문헌이나 기록이 쏟아져 나왔기 때문이다.

베시의 사례

70세인 베시 부인이 처음에 클리닉에 찾아왔을 때, 그녀는 동맥경화성 심혈관 질환으로 고통을 받는 그 나잇대의 여러 사람들과 마찬가지로 마치 세탁해야 할 옷가지 목록을 늘어놓듯이 건강 문제를 늘어놓았다.

"나처럼 아픈 데가 많은 사람도 없을 걸요. 너무 많아서 뭐부터 이야기해야 할지 모르겠어요." 그녀는 말했다.

베시의 딸인 플로라는 쇠약한 어머니를 차에서 진찰실까지 모시고 와 그녀의 병력을 기록했다. 베시의 과거 병력에는 심작 발작 두 번, 천식과 폐기종인 만성 폐질환, 심한 골관절염, 심부전, 가슴과 다리 통증, 골다공증, 백내장(양쪽 눈 모두), 불면증 그리고 최근의 경우 점점 더 심해지는 기억력 상실에 정신착란까지 적혀 있었다.

"나는 가끔 플로라의 성도 기억이 안 난답니다." 베시가 말했다.

"아버지가 돌아가시고 나서 한동안은 괜찮았어요. 그러다가 어느 날부터 엄마 혼자서는 아무것도 못하실 정도로 상태가 나빠졌죠. 약도 제대로 챙겨드시지 못했어요. 어떤 때는 약 드시는 걸 잊어버리시고, 어떤 때에는 또 두세 번 약을 연거푸 드시기도 했어요. 그리고 본인 상태가 어떤지도 표현을 잘 못 하세요. 우울증도 심하고 현기증도 난다고 하시구요. 위층까지 올라가면 가슴과 다리가 아프다고 하세요. 어떤 때는 먹는 것도 잊어버리구요. 엄마가 집을 나가셨다가 혹시 다시 못 찾아오시는 일이 생기지 않을까 걱정될 정도예요. 그래서 여기저기 병원을 찾아다녔어요. 하지만 약을 먹으면 오히려 더 심해지는 것 같았어요. 의사들이 뭔가 처방을 해줄 때마다 어떤 증상은 나았지만 또 다른 문제가 생기곤 했거든요. 엄마를 진찰했던 의사들은 모두 제게 엄마는 이제 더 이상 스스로를 돌볼 수 없다 또는 더 이상 혼자 살도록 내버려둬서는 안 된다고 말했어요. 마지막에 진찰했던 의사는 이제 엄마는 내리막길에 들어섰고 결국은 요양원으로 모셔가야 할 거라고 말했어요. 그리고 또 뭐라고 했는지 아세요? 이러더군요. '상심하지 마세요. 어머니는 요양원에 가는 것조차도 의식하지 못하실 테니까'라고요."

많은 의사가 노인을 치료하는 것을 그다지 좋아하지 않는다. 고령을 '치료'할 수 없어 좌절감을 느끼기 때문이다. 그러나 플로라는 포기하지 않았다. 이웃에 살던 간호사가 킬레이션 요법에 대해서 이야기해주었을 때 그녀는 킬레이션 요법을 통해 어머니가 잠시라도 고통에서 벗어날 수 있기를 희망했다.

베시는 킬레이션 요법을 받은 지 15주 만에(30회 정도의 치료가 끝난 후) 집안일을 하고 혼자 지낼 수 있을 만큼 호전되었다. 추수감사절에는 저녁 식사를 준비할 만큼 좋아졌다. 집을 꽉 채울 만큼 많은 친척이 와서 먹을 칠면조 고기와 여기에 곁들인 음식을 요리할 수 있을 정도로 좋아진 것이다. 베시의 집안사람들은 모두 20명 정도 됐는데 지금도 그때 이야기를 한다.

"그날 모인 친척들 중에는 저를 오래간만에 보는 사람들이 많았어요. 제가 이렇게 회복되었으리라고는 꿈에도 생각 못했죠." 베시가 조용히 웃으면 말했다.

"저한테 정말 좋아 보인다는 말을 다들 몇 번씩이나 하더군요. 그런데 아무리 들어도 그 말이 질리지 않았어요."

황반변성―오말 부인의 사례

오말 부인은 82세였다. 시력이 점차 상실되고 있는 것 외에는 여러 가지 점에서 나이에 비해 매우 건강한 편이었다. 하지만 활동의 폭이 점점 더 제한되는 것을 견디기 힘들어했고 곧 완전히 시력을 잃을 것이라는 생각에 우울해했다.

"나는 책 읽고, 바느질하고, 그림 그리고, TV 보고, 사람들 만나는 걸 좋아해요. 또 걷고, 정원 가꾸고, 바쁘게 지내는 것을 좋아하지요." 그녀는 나에게 이렇게 말했다.

"의사들은 나에게 시각장애인으로 사는 법을 익히라고 말합니다. 하지만 조금이라도 시력을 유지할 수 있다면 무슨 짓이든 해보고 싶어요. 식이 요법이든 비타민이든 킬레이션이든……."

오말 부인의 병력을 보니 심한 황반변성이 있었다. 안구 뒤쪽 망막으로 가는 혈관이 퇴행해 중심 시력에 문제가 생긴 것이다. 우리가 킬레이션 치료를 시작할 즈음에는 이미 오른쪽 눈의 시력은 거의 없어진 상태였다. 오말 부인을 담당했던 안과 의사는 황반변성으로 고통을 받던 환자가 킬레이션 치료의 도움을 받은 사례가 있던 것을 알고 나에게 오말 부인을 보냈다.

"처음 몇 번의 치료를 받을 때 숨을 참았어요. 오른쪽 눈은 아무것도 안 보였고 왼쪽 눈도 계속 나빠졌어요. 그러다가 다섯 번째 치료를 받고 집에서 소파 위에 누워 있었는데, 뭐 때문인지 일어나서 왼쪽 눈을 감고 정문 쪽을 보았더니 하늘이 보이고 이웃집 강아지가 잔디를 지나가고 있는 모습이 보였어요. 믿을 수가 없었죠! 하지만 분명히 보였어요. 나는 뛰어서 밖으로 달려갔어요. 혹시 내가 잘못 본 게 아닐까 두려워 숨을 쉴 수도 없었죠. 하지만 주변을 둘러보았더니 모든 게 다 보였어요. 나는 소리쳤어요 '보여! 내 눈이 다 보여!'라구요. 이웃집 사람들이 다 무슨 일인가 싶어 내다보았죠."

오래되지 않아 오말 부인은 간단한 바느질은 물론 책도 다시 읽을 수 있게 되었다. 이제는 전화번호부에서 이름도 찾을 수 있었다. 오말 부인은 마지막 킬레이션 요법을 받으러온 날, 나에게 사진을 보여주었다. 그사이 인도 여행을 다녀왔고 거기에서 코끼리를 타고 있는 사진이었다. 오말 부인의 경우처럼 킬레이션이 빠르고 극적으로 효과를 보이는 일은 흔하지 않다. 하지만 내 경험에 비추어 적어도 황반변성의 경우에 킬레이션만큼 좋은 효과를 보이는 치료법은 없었다.

킬레이션을 하는 의사들은 모두 환자들이 여러 가지 치료 효과를 보고 즐거워한다는 것을 알게 된다. 대부분의 경우 치료 목적이었던 주된 증상이 좋아질 뿐 아니라 쑤시고 아픈 증상이나 관절이 뻣뻣하고 어지러운 증상, 귀에서 소리가 들리는 현상, 생각이 느려지고 전신에 피로감을 느끼는 것과 같은 여러 증상들이 호전되는 경험을 하게 된다.

가끔 급성 마비에서 회복되거나 시력 또는 청력이 회복되는 것처럼 빠르고 극적인 결과를 보는 경우도 있다. 렉스 씨는 킬레이션을 하기 전에는 증폭기가 없으면 전화통화를 할 수 없었는데, 이제는 증폭기 없이도 전화 통화가 가능하다. 빌 D. 씨는 심한 심장 발작을 겪은 후에 킬레이션 치료를 35회 받았는데 회색이었던 체모, 특히 가슴에 있던 털이 다시 검게 변해서 놀랐다. 동위원소를 이용한 비침습적인 혈류 검사를 한 결과, 심하게 감소했던 빌의 심박출계수가 킬레이션 요법 후 두 배 이상으로 증가한 것을 알 수 있었다. 즉, 20퍼센트에서 40퍼센트로 증가했던 것이다.

어느 67세의 남성은 수년 동안 어려웠던 성 기능이 정상으로 돌아왔다고 말했다. 그는 음경 한쪽 면에 딱딱한 흉터 조직이 있어 발기했을 때 각이 생겨 성교할 때 아프거나 성교할 수 없는 페이로니Peyronie 병에 걸렸었다. 킬레이션 치료를 35회 받고 나자 흉터 조직은 완전히 회복되었고 다시 정상적인 발기가 가능해졌다.

처음에는 여러 가지 회복 사례가 믿을 수 없어 보였지만 "이보다 더한 사례를 경험한 적이 있나요?"라고 할 정도로 많은 사례를 목격해왔던 킬레이션 전문가들에게 이제 이런 사례는 일상적인 것이 되어버렸다. 또한 킬레이션이 예상치 못한 효과를 낸다고 보고하는 사례가 여러 문헌을 통해 나오고 있다. 솔직히 나는 환자들이 킬레이션 치료를 받은 후 좋아진 점에 대하여 내게 이야기한 것을 그대로 말하면 사람들이 나에 대해 신뢰감을 갖지 못하게 되지 않을까 두렵다.

1963년까지 거슬러 올라가면, 〈세계의학소식Medical World News〉에 당뇨병 환자들이 킬레이션을 받은 후 인슐린 요구량이 줄었고 주기적인 EDTA 주입으로 합병증들이 나타나는 것을 조절할 수 있었다는 보고서가 나온 적이 있다. 이 잡지에 의하면 심장병 전문의인 로렌스 멜처 박사와 프레드릭 키첼 박사는 EDTA 킬레이션이 당뇨병에 매우 긍정적인 효과가 있었고, 일부 환자들은 인슐린 주사를 더 이상 받을 필요가 없게 되었다는 것을 '발견하고 흥분했다'고 한다(내 경험에 의하면 킬레이션 치료를 하고 나면 인슐린의 요구량이 대략 절반으로 감소한다).

멜처와 키첼 박사는 또한 심한 말초혈관 질환을 앓고 있던 일부 당뇨병 환자들의 하지에 괴사가 있었는데 킬레이션을 한 결과 다리 절단 수술을 피할 수 있었다고 보고했다. 치료를 시작하기 전에는 한 블록도 걸을 수 없던 환자가 "애틀랜타 시티에서 11킬로미터나 되는 보도를 걷게 되었다"라고 키첼 박사가 회상했다(무슨 이유 때문인지 알 수 없지만 멜처와 키첼 박사는 킬레이션의 효능에 대한 데이터가 그렇게 좋게 나왔는데도 나중에 킬레이션 요법을 그만두었다. 이에 대해서는 10장에서 자세히 다루겠다).

의사들도 킬레이션이 당뇨병의 경과를 어떤 방법으로 개선하는 것인지 확실하게 알지는 못한다. 다만 독성이 있는 금속을 분리해서 제거하고 필수 무기물과 미량 원소의 균형을 이루게 함으로써 혈당을 조절하는 효소의 활성도를 바꿀 수 있는 EDTA의 효능과 관련이 있을 것이라고 짐작할 뿐이다. 철, 아연, 구리, 코발트, 망간이 당뇨병 환자의 효소계의 병리 현상에 영향을 줄 수 있는 다섯 금속이라고 생각된다(이제 철, 구리, 망간이 과도하게 있으면 강력한 자유라디칼의 촉매로 활동할 수 있다는 것은 잘 알려진 사실이다).

이들의 연구를 보면 당뇨병 환자들이 킬레이션을 받고 비정상적인 금속 원소들을 배출한다는 것을 보여주는데, 이런 사실이 이론에 신뢰성을 심어주었다. 여러 가지 효소계가 적절하게 기능하기 위해서는 아연이 필요한데, 아연은 또한 인슐린의 저장 과정에서도 부분적으로 기능을 한다.

이러한 금속 배출 현상은 당뇨병뿐 아니라 류마티스성 관절염 환자와 암 환자의 경우에도 나타나는 것으로 확인되었다. 최근 미량 금속의 불균형이 정상적인 효소의 기능을 방해하며 이것이 다시 자유라디칼의 활성도를 증가시키고 여러 심각한 퇴행성 병의 발생을 가속시킨다는 것이 밝혀졌다. 금속들은 거의 모든 대사 과정에 관여하는데 자유라디칼 이론 외에도 킬레이션의 효과를 설명할 수 있는 이론들이 더 있다.

1999년 이탈리아의 프루스타키 박사와 동료들은 관상동맥 질환에서 혈류가 감소하면 심장 근육 세포 안의 금속이 증가한다는 연구 결과를 발표했다. 필수 금속 중에서 아연은 300퍼센트, 코발트는 600퍼센트, 크롬은 800퍼센트, 철은 500퍼센트 증가하였다. 이렇게 금속이 증가하는 경우, 잠재적으로 독성이 나타날 수 있고 EDTA 킬레이션을 하면 이를 바로잡을 수 있다.

영양학적으로 꼭 필요한 필수 미량 원소 금속도 과도하면 독성을 띠게 된다. 이 금속의 세포 내 농도가 과도하게 증가하면 효소를 방해하고 병리적인 자유라디칼 반응이 증가한다. 매우 낮은 농도에서도 독성을 가지는 금속들 중에서 안티몬은 600퍼센트 증가했고 수은은 400퍼센트 증가했다. EDTA는 수은에는 거의 효과가 없으나 수은은 쉽게 그리고 돈을 많이 들이지 않고 DMSA(다이머 카프토수신산, 경구 복용. 일반약제 석시머succimer 또는 체멧Chemet으로 약국에서 쉽게 구할 수 있다)를 사용하여 몸에서 제거할 수 있다.

EDTA는 몸에서 금속들을 제거할 뿐 아니라 몸 안에서 한곳에 과도하게 쏠려 있는 필수 원소를 재분배하여 좀 더 자연스러운 분포가 되도록 회복시켜줌으로써 몸의 균형을 잡아준다. 아마 이것이 킬레이션의 가장 큰 주된 효능으로 보인다. 여러 가지 이론이 있는데 우리는 이 중에서 어느 것이 가장 중요한 것인지 확실하게 알고 있지는 못하다.

러시의과대학에서 외과 명예교수로 재직 중인 존 올윈 교수는 다음과 같이 말했다. "킬레이션 요법으로 몸 안에 축적된다고 알려진 50개가 넘는 오염 유발 미량 금속이 일부 제거되어 이 금속의 존재 때문에 손상되었던 효소계가 다시 활력을 찾을 수 있다고 가정하는 것은 합리적입니다."

올윈 박사는 미량 금속들이 자유라디칼의 활성을 촉매하는 방식에 대해 우리가 지금 알고 있는 지식을 이미 수년 전에 생각했던 사람이다. 그는 비록 환자들이 호전되는 경로에 대해 완전히 설명할 수는 없었지만 킬레이션으로 환자들이 호전되는 것을 보고 크게 감명을 받았다. 그는 효능 경로에 대해서는 확실히 이해할 수 없는 것을 문제 삼지 않고, 킬레이션 요법을 시행하여 환자를 치료했다. 그가 처음 킬레이션 요법을 시행한 환자는 다리에 폐쇄성 동맥경화증을 앓고 있는 환자들이었다. 이들 대부분은 절단 예정자였다.

"그 결과 팔과 다리를 절단할 필요가 없어진 환자가 많았습니다. 괴사 부분이 더 이상 퍼지지 않았고, 상처가 나았죠. 팔과 다리에 온기가 돌았고 손발톱과 털이 다시 자라기 시작했습니다."

올윈 박사는 대상 범위를 확대하여 여러 종류의 순환 장애로 고통을 받는 환자들도 킬레이션으로 치료했는데, 그 결과 통증이 완화되었을 뿐 아니라 허혈성 궤양이 치유되었고 반복적인 혈전 정맥염이 감소되었으며 정신과적인 측면에서도 개선이 이루어지는 것을 볼 수 있었다.

올윈 박사는 이렇게 보고했다.

"초기 단계에 팔과 다리에 괴사가 있는 사람들 중 일부는 정신도 전만큼 맑지 않고 문제가 있다는 것을 알았다. 이런 문제 때문에 직장에서 쫓겨났던 중역이 EDTA로 치료를 받은 후에 다시 직장에 복귀한 경우도 있었다."

"어떤 환자들은 손발톱과 털이 전보다 빠르게 자란다고 하면서 자주 이발을 한다고 말한다. 또 다른 환자들은 성적 욕구와 능력이 증가했다고 말했다. 한 사람은 80세로 한때 뛰어난 변호사였는데 수년 동안 만성 뇌 증후군(노망)에 시달리다 킬레이션 요법을 받게 되었다. 약 1년 후에 그의 아내가 방문해서 '그 치료를 하면 성욕도 증가하나요?'라고 물었다. 그런 경우도 있었다고 했더니, 그 부인은 '지난 15년 동안 성에 관심이 없었던 남편이 어젯밤에 성교를 시도했다'고 말했다."

쉽게 치유되지 않고 끈질기게 괴롭히는 남성 질환인 발기 부전은 하지와 골반 부위로 흐르는 혈류를 심하게 제한할 수 있는 동맥경화증과 관계가 있다. 덴마크 심리학자인 고옴 와그너 박사는 인간의 성을 연구한 전문가인데, 음경과 연결된 카메라를 통해 모의 성교할 때 성 기관의 변화를 촬영한 연구를 기초로 무력감과 불감증이 모두 혈류 제한과 관계가 있다고 밝혔다.

많은 전문가가 생각하고 있는 것처럼 일부 파킨슨 증후군에 혈류 순환과 관련된 요소가 있다면 킬레이션 요법 후에 증상이 개선되었다고 보고된 환자들의 사례를 해명하는 데 도움이 될 수 있을 것이다. 지금껏 아무런 임상 연구도 이루어지지 않았지만 산소가 부족한 경우 수년 후에 파킨슨병을 일으킬 수 있는 뇌염 바이러스 감염과 마찬가지로 뇌에서 똑같은 부분이 영향을 받는다.

신체 조직에서 알루미늄을 제거해주기 때문에 킬레이션이 효과를 발휘하는 것일 수도 있다. 부검 결과 파킨슨 증후군 환자들의 경우 병의 영향을 받는 뇌 부분의 알루미늄 농도가 정상치보다 훨씬 높았다. 알루미늄은 자유라디칼에 의해 손상받은 조직에서 횡으로 연결된 부분들을 만들어낸다. 하먼 박사는 도파민 수용체의 자유라디칼에 의한 손상과 산화가 일부 파킨슨 증후군의 원인이라고 믿고 있다. 킬레이션 후에 파킨슨병이 개선되는 경우는 혈액 순환 장애 환자들의 경우처럼 일관되게 나타나지는 않는다. 하지만 이런 경우가 자주 나타나기 때문에 더 연구할 필요가 있다.

류마티스성 관절염으로 인해 쑤시고 아픈 증상들은 어떤가? 킬레이션 치료를 받은 후에 증상이 완화되는 이유는 무엇일까?

류마티스성 관절염은 사실 교원질(결합조직) 병이고 킬레이션은 칼슘과 알루미늄과 같은 금속 이온들에 의해서 생긴 것뿐 아니라 스프링과 같은 결합조직 분자 코일에 있는 황 원자들 사이에 생기는 교차 부위를 줄여줌으로써 교원질을 좀 더 건강한 상태로 회복시킨다고 알려져 있다.

그리고 미국 식품의약청은 류마티스성 관절염의 치료에 사용되는 디 페니실라민d-penicillamine이라는 경구용 킬레이팅제를 승인했다. 이 약의 효과 중 일부는 EDTA와 비슷하지만 독성이 훨씬 강하다. 그리고 디 페니실라민은 동맥경화증 치료 효과가 없다.

경구용 킬레이팅제는 미래에 가능할 것이라는 큰 희망은 있지만 지금까지 노화와 동맥경화증과 관계되는 증상을 치료하는 데 효과가 있다는 증거는 없다. 아쉽게도 EDTA는 입으로는 거의 흡수가 되지 않고 소화관에 남아서 필수적인 영양이 흡수되는 것을 막는다. EDTA 효과를 보기 위해서는 정맥으로 투여해야 한다.

그러나 앞에서 사례를 든 베시 부인이 '치료할 수 없는' 노망에서 회복된 것을 해명할 수 있을까?

현재 미국에서 노망에 걸린 노인 인구는 200만 명이 넘는 것으로 추정된다. 일부 선도적인 정신과 의사들은 2020년쯤이면 이 수치가 500만 명 이상 될 것이라고 예측하고 있다. 미국인의 경우 85세쯤 되면 약 절반이 알츠하이머 치매로 고통을 받을 것이다.

모든 사례의 '노망'이 혈관 질환과 연관된 것은 아니다. 치매는 지적인 기능과 추리력, 기억력이 나빠지거나 없어지고 착란, 방향 감각의 손상, 무감정, 약간의 혼미를 동반하는 것이라 의학적으로 정의되는데, 크로이츠펠트-야콥Creutzfeldt-Jacob병이라 불리는 드물고도 치명적인 병처럼 바이러스 또는 프리온prion에 의한 감염이나 헌팅턴병처럼 유전적 질병 때문에 나타날 수도 있다. 또한 치매는 파킨슨병, 다발성 경화증 그리고 뇌졸중의 결과로 나타날 수 있다.

그리고 다발성 경색증에 의한 치매라는 것도 있는데, 뇌의 작은 영역들 여러 군데가 허혈(혈류 공급 봉쇄)로 다발성 뇌졸중이 생긴 경우를 말한다. 이것은 목의 큰 동맥에 들어 있던 궤양 플라크에서 떨어진 조각들이 '소나기'처럼 흩어져 생길 수도 있다. 뇌졸중이나 손상 후에 생기는 뇌 기능 소실이 고압산소 요법으로 개선되었다는 보고가 최근 나온 바 있다.

모든 치매의 절반 이상은 알츠하이머병으로 유발되는데, 이 병에 걸리면 뇌의 기능이 계속 나빠진다. 알츠하이머병은 중년쯤 되었을 때 희생자들을 강타하는 '뇌가 상하는 병'으로, 일반적으로

비가역적이라고 간주되고 있다.

국립노화연구소의 신경과학 실험실에서 노화와 치매를 담당한 닐 R. 커틀러 박사가 한 "알츠하이머병은 치료할 수 없는 병"이라는 말이 자주 인용되고 있다.

이 병은 엄청난 대가를 지불해야 하는 질병이다. 알츠하이머 환자를 돌보는 것은 악몽에 가깝다. 알츠하이머 환자는 편집증적이고 의심이 많으며, 망상적이고 적대적인데다 쉽게 흥분하고 재정적인 문제에 참견하는 것처럼 자기도 일을 해야 한다고 고집하며, 운전을 할 수 없게 된 지가 오래되었는데도 가족의 차를 운전하겠다고 고집한다.

결국 지칠 대로 지친 가족들은 가족 차원에서 이 문제를 해결할 수 없다는 사실을 인정한다. 요양원으로 들어오는 사람 중 절반 이상이 알츠하이머병에 걸린 사람들인데, 그들을 돌보는 비용은 1년에 평균 3만 달러 이상이다.

그러나 대부분의 과학자들이 주장하는 것처럼 알츠하이머병은 희망이 없는 것인가? 정말 노망은 우리가 오랜 세월을 살면 피할 수 없는 결과인가?

킬레이션 요법을 하는 사람들은 좀 더 낙관적인 전망을 할 만한 합리적인 이유가 있다. 이제 대부분은 알츠하이머병은 치료가 가능하고, 적어도 부분적으로 가역적이라고 믿는다. 이런 관점을 지지하는 임상적인 증거가 있을 뿐 아니라 미량 금속이 축적되면 알츠하이머형 정신장애로 이어진다는 것을 지지하는 과학적인 증거도 있다.

알츠하이머병의 신경학적 현상의 하나로, 환자의 뇌를 현미경으로 관찰하면 뇌세포들을 해치는 얽힌 섬유들을 발견할 수 있다.

버몬트대학의 대니얼 펄Daniel Perl 박사는 이런 신경섬유로 된 타래들 속에 있는 뇌세포 안에 알루미늄이 비정상적으로 축적되어 있는 것을 발견했다.

한발 더 나가서 대니얼 칼턴 가이듀섹Daniel Carleton Gajdusek 박사가 팀장으로 있는 신경 장애 및 의사 전달 장애와 뇌졸중 국립 연구소National Institute of Neurological and Communicative Disorders and Stroke, NINCDS의 연구팀은 근위축성 측삭 경화증amyotrophic lateral sclerosis 또는 파킨슨 증후군 치매에 걸린 차모로 원주민의 뇌 안에 알루미늄이 많이 축적되어 있는 것을 발견했다.

느리게 활동하는 바이러스slow-acting virus에 의해 전염되는 것으로 생각되었던 두 만성 질환의 발생률이 높았기 때문에 이 집단을 좀 더 면밀하게 관찰했다. 수년 동안 가이듀섹 박사와 동료들은 곰에서 발견된 높은 수치의 알루미늄이 무엇을 의미하는지에 대해 연구했다.

파킨슨 증후군에 의한 치매 증후군와 알츠하이머 치매의 초로형이 유사하기 때문에 다른 연구자들도 이 연구를 주목해왔다. 두 질환 모두 환자의 뇌에는 알루미늄을 포함하는 신경섬유 타래들이 많이 축적되어 있었다. 이렇듯 뇌에 있는 고농도 알루미늄과 이런 타래 발생이 관련이 있다는 펄 박사의 초기의 연구가 옳았다는 것이 최근의 발견들을 통해 확인되었다.

NINCDS 과학자들은 식단 섭취시 칼슘, 마그네슘, 인의 불균형 때문에 발생하는 경증 또는 준임상형의 부갑상선기능항진증이 뇌의 특별한 부위에 독성을 내는 농도로 알루미늄이 축적되는 것에 영향을 줄 수 있을지 그 가능성에 대해 연구하고 있는 상황이다.

이들은 중요한 발견들로 오랫동안 킬레이션 의사들이 주장했던 다음과 같은 사항들이 옳았다는 것을 확인해준다. 만성 '준임상적인' 환경 금속의 독성은 중요한 건강 문제들 중 하나이다. 납과 같이 독성이 있는 금속은 우리의 면역계와 뇌의 기능을 억제할 수 있다. 이런 면역 손상은 암의 발생과 연관이 있고 알레르기를 유발한다.

뉴저지 주의 프린스턴 소재 바이오뇌센터Brain Bio Center의 연구소장이었던 칼 파이퍼Carl Pfeiffer 박사도 혈액 내의 알루미늄 수치에 대한 연구를 수행했고 그 결과 기억력의 상실과 혈액 내의 알루미늄 수치 상승 사이에 매우 높은 관련성이 있다는 것을 발견했다.

만약 알루미늄이 알츠하이머병의 원인이라면 이 병은 널리 퍼져서 많은 젊은 사람이 이 병에 걸린 게 이상할 것이 없는 것이다. 지구 표면 지각에 가장 흔한 원소 중 하나인 알루미늄은 사람의 몸 안에서 어떤 특정 기능을 한다고 알려진 것은 없지만, 우리는 소화관을 통해 점점 더 많은 알루미늄을 흡수하고 있다.

인류의 식단에는 예로부터 항상 상대적으로 많은 양의 알루미늄이 포함되어 있었지만 현대를 사는 우리는 몸이 쉽게 처리할 수 있는 양보다 훨씬 많은 양을 섭취·흡수하고 있는 것 같다.

우리 조상들은 바위와 돌을 사용하여 곡물을 갈아서 가루로 만들었다. 이 과정에서 바위와 돌에서 많은 양의 알루미늄이 나와 우리 조상들은 이를 섭취했다. 이제 현재 우리의 식단에는 엄청난 양의 알루미늄이 추가되고 있다. 알루미늄은 패스트푸드 음식과 약뿐 아니라 정수 시설을 통해 공급되는 물에도 추가되었다. 게다가 우리는 알루미늄 주전자와 알루미늄 팬으로 요리하고 산성 음식인 토마토를 알루미늄 호일로 싸며 알루미늄 통조림 캔에 음식물을 보관하고 있다. 이런 경로를 통해 우리는 현재 다량의 알루미늄을 섭취하고 있는 것이다.

알루미늄은 또한 오늘날 많은 음식에 들어 있는 공통적인 성분이기도 하다. 예를 들어 가공 치즈(유화제로 첨가), 피클(견고제로 첨가), 베이킹 소다 그리고 케이크 가루(팽창제로 첨가) 등이 있다. 알루미늄은 제산제, 발한 방지제, 완충된 아스피린 그리고 질 세정제를 만드는 데 들어가며 식용 소금에 건조제로도 추가된다. 엎친데 덮친 격으로 사방에서 알루미늄이 몸 안으로 들어오고 있는 것이다.

준임상적인 알루미늄 중독은 심각한 위험을 줄 수 있는 문제이지만 일반적으로 이에 대해 별로 심각하게 생각하지 않는 것 같다. 예를 들어 정제된 제산제에는 알루미늄 원소가 200밀리그램 이상이 들어 있다. 제산제의 하루 추천 용량은 24정까지인데, 이중 10정만 먹어도 하루 평균 알루미늄 섭취 허용치로 볼 수 있는 20밀리그램과 비교할 때 100배가 넘는 양을 섭취하게 되는 것이다. 마찬가지로 완충된 아스피린 한 정에는 알루미늄이 10~52밀리그램이 들어 있다. 아스피린 역시 하루 14정을 먹으면 다량의 알루미늄을 섭취하는 결과가 된다. 또한 더 많은 알루미늄이 우리의 환경에 들어오는데, 어떤 것은 요리할 때 쓰는 주방용기에서, 어떤 것은 흙에서 녹은 알루미늄이 산성비의 형태로 온다.

우리 몸은 옛날부터 소화관에서 알루미늄의 흡수를 막아서 몸이 알루미늄에 중독되는 것을 막는 방어 기제를 가지고 있었지만 우리가 흔히 섭취하는 식단에 포함된 칼슘, 마그네슘, 인의 불균형에다 영양 강화 식품에 첨가된 합성 비타민 D 때문에 신체 내 장에서 흡수되는 알루미늄의 양이 증가했다는 것을 보여주는 증거가 있다. 산성비 덕분에 우리 식단에 오르는 채소 등의 식품에 들어 있는 알루미늄의 양이 더 느는 것도 무시할 수 없는 요인이다.

알루미늄이 혈류 안으로 들어가면 부갑상선에 나쁜 영향을 끼쳐 칼슘을 조절하는 호르몬이 불균형 상태에 빠지며 이 때문에 섭취된 알루미늄의 흡수가 더 증가한다. 이렇게 계속되는 악순환으로 인해 갈수록 조직 내 알루미늄 수치가 더 높아지는 것이다. 알루미늄은 교원질과 탄력 조직의 분자들 사이에 횡단으로 연결되는 부위들을 만들 수 있고 연부 조직들을 경화시키며 노화를 가속화한다.

만성 퇴행성 질환들의 발생률이 크게 증가하고 있는 것과 동시에 잠재적 독성 금속에 우리가 훨씬 많이 노출되어 있는 것이 순전히 우연의 일치일까?

아닌 것 같다. 특히 몸에서 원치 않는 금속 원소를 몸 밖으로 제거해주는 것으로 알려진 킬레이션이 최소한 부분적으로라도 금속 중독 때문에 나타나는 문제들을 매우 효과적으로 치료해줄 수 있다는 것이 증명되고 있는 만큼 위 두 가지는 결코 우연이 아니다.

캘리포니아 의과대학의 임상 조교수이자 내과 의사이며 심혈관 전문의인 리처드 카스도프Richard Casdorph 박사는 뇌 질환들에 행한 EDTA 킬레이션 요법의 효과에 대한 연구 결과를 발표했다. 이 연구는 15명의 환자들 중에서 한 명을 제외한 모든 사람들의 뇌 혈류가 눈에 띄게 증가했음을 보여주었다. 이것이 우연히 또는 위약 효과에 의해 나타났을 통계적 가능성은 1000분의 1도 되지 않는다.

방사성 동위원소를 이용해서 킬레이션 전과 후에 뇌 혈류를 측정한 카스도프 박사는 혈류 감소로 유발된 노망을 치료할 때 킬레이션이 확실히 유용하다는 사실을 처음으로 보여주었다.

카스도프 박사의 환자 중에는 76세 백인 여성이 한 명 있었다. 이 여성은 임상적으로 알츠하이머병을 앓고 있는 것으로 진단되었고 CT 스캔 결과 뇌 위축(뇌의 부피가 작아짐) 증상이 발견되었다. 처음 치료를 시작할 때 그녀는 어리둥절해했다. 20회 정도 EDTA 주사를 맞은 후 "뇌 혈류가 눈에 띄게 좋아졌고 그녀의 정신 기능도 상당히 좋아졌다"라고 카스도프 박사는 말했다.

또 오랫동안 뇌 위축증을 앓아온 72세 여성 환자가 있었는데, 그녀는 망상과 환각 증세를 보이며 때로는 50년 동안 함께 살아온 남편조차 알아보지 못했다. 집 바로 앞에 있는 인도까지 나갔다가 다시 집으로 오는 길을 찾을 수 없던 적도 있었다. 카스도프 박사가 이 여성을 연구에 포함시키기 전까지만 해도 남편은 아내를 요양시설에 보내야겠다고 생각하고 있었다. "킬레이션 요법을 처음 여섯 번 정도 주입하고 나자 위 증상들은 모두 사라졌고 방향 감각도 완전히 회복되었으며 논리적으로 생각할 수 있게 되었습니다"라고 카스도프 박사는 기록했다. "남편이 그녀를 더 이상 요양시설에 보내야 하나 고민할 필요가 없어졌습니다. 또한 시력도 약간 좋아졌습니다."

카스도프 박사는 독성 금속이 수년에 걸쳐 축적되면 효소 반응이 손상되며 대사 경로가 막혀서 노화에 따른 퇴행성 질환 발생이 가속화된다고 생각했다. 킬레이션은 일정하게 금속 스펙트럼에만 작용해서 납, 카드뮴 그리고 알루미늄과 같은 독소들을 몸에서 제거함으로써 세포의 기능을 향상할 수 있다.

또한 캐나다 연구진들은 일부 알츠하이머병 환자의 뇌에 정상적인 수치보다 높은 양의 알루미늄이 축적되어 있다는 것을 발견하고 노인성 치매를 알루미늄 치매로 부르는 것이 적절하다고 생각하게 되었다. 몸에 있는 금속들을 킬레이션으로 빼내면 알츠하이머 증후군의 정신장애가 멈추거나 회복되었다는 증거가 토론토대학에서 나왔는데 이는 금속 중독이 알츠하이머병의 원인이라는 것을 확실하게 보여준다.

토론토대학 생리학과 의학교수인 도널드 맥로플란Donald McLaughlan 박사가 철의 킬레이팅제(데페록사민deferoxamine)를 사용하여 소규모 임상 실험을 했다. 웩슬러 지능 및 기억 척도Wechsler Intelligence and Memory Scale, 신호 탐지 작업signal detection tasks 그리고 뇌파검사electroencephalograph, EEG로 판단할 때, 치료를 받은 알츠하이머 환자 여섯 명은 상태가 좋아졌지만 치료를 받지 않은 열한 명은 좋아지지 않았다. 데페록사민은 철의 킬레이팅제로 아주 강력하고(철은 나이가 들면서 축적되는 자유라디칼 촉매임) 알루미늄과는 약하게 결합한다. 뇌 세포는 자유라디칼에 의한 손상에 아주 예민하다. 따라서 맥로플란 박사가 EDTA를 사용했다면 더 좋은 결과를 보았을 것이다. EDTA는 데페록사민과 같은 방식으로 작용하지만 효력의 범위가 훨씬 더 넓다.

오하이오주립대학의 연구원들은 다른 방식으로 접근했다. 그들은 알츠하이머 환자들이 알루미늄이 적게 포함된 식단대로 음식을 섭취하고 알루미늄 흡수를 제한하는 약을 함께 복용할 때 나타나는 장기간의 효과를 알아보기 위해 5년 과정의 연구를 진행했다.

저명한 노년학 연구자인 요한 비요르크스텐Johan Bjorksten 박사는 한때 알루미늄은 우리의 뇌뿐 아니라 모든 조직에 쌓이는데, 특히 대동맥과 같은 혈관에 쌓인다고 지적했다. 비요르크스텐 박사에 의하면 알루미늄은 횡단 연결의 형성을 강화해서 혈관이 낡고 말라버린 정원 호스처럼 뻣뻣해지고 '딱딱'해진다. 사실 비요르크스텐 박사는 조직 내 알루미늄 축적량과 사망률의 관계를 밝혀냈다. 80대와 90대 노인들 중에 치매가 있고 심한 노망 증세를 보였던 사람들과 비교할 때 활동적이고 정신이 또렷한 사람들의 조직에서 알루미늄 수치가 훨씬 낮았다.

앞에서 이미 언급했던 것처럼 미국에서 처음으로 EDTA를 사용한 것은 납중독을 치료하기 위해서였다. 즉, 30년 전에는 흔치 않았던 납중독으로 고통받는 건전지 공장 직원들에게 적용되었던 것이다. 하지만 이제 납중독은 드물지 않은 병이 되어버렸다.

납중독은 주된 건강 문제가 되었다. 우리의 뼈에 축적된 납의 양은 우리의 조상들과 비교해보았을 때 500~700배 정도가 더 많다고 한다. 이렇게 축적된 납은 스트레스를 받거나 심한 외상을 입거나 감염으로 고열이 날 때 뼈에서 방출되어 혈류로 들어가는데, 우리의 저항력이 아주 약해졌을 때 가장 큰 독이 되는 것으로 보인다.

이에 대해서는 그 어느 누구도 면역이 되어 있지 않다. 아틀랜타 질병관리 센터Center for Disease Control의 환경 건강 서비스 담당자인 버넌 후크 박사는 부자든 가난한 사람이든 위험한 상황이라고 지적했다. "전에는 납중독이 저소득층의 문제라고 생각했던 적도 있었습니다. 하지만 이는 저소득 도시 지역층에 국한된 문제가 아닙니다."

납은 먹고 숨을 쉬거나 오염된 표면을 만지면 흡수된다. 옛날에는 주로 페인트나 기타 산업재를 통해 납을 흡수하게 되는 것에 주목했다면, 오늘날에는 훨씬 더 많은 위험 요소들이 상존한다. 제련소나 석탄에서 대기 중으로 스며드는 납, 자동차 배기가스를 통해 유연 휘발유에서 대기 중으로 나오는 납이 있다. 10년 전에는 우리 몸에 있는 납의 절반 이상이 유연 휘발유 때문이었지만, 이제는 무연 휘발유가 나와서 유연 휘발유 문제는 감소되었다.

길가에서 자란 채소를 먹고, 납으로 오염된 목초지에서 풀을 먹고 자란 동물의 우유를 마시고 고기를 먹으며, 유약을 대충 칠하여 만든 항아리에 요리를 한다면 납을 더 많이 섭취할 수밖에 없을 것이다. 게다가 겉으로 보기에 무해해 보이지만 납을 포함하고 있는 것은 놀라울 정도로 많다. 마스카라, 담배, 커튼 추, 신문지, 치약, 머리 염색약, 캔에 넣은 과일과 과일 주스, 와인(납으로 된 마개를 사용한), 전자 회로 보드 그리고 일부 살충제에 이르기까지 그 종류는 다양하다. 최근에는 납을 적게 쓰는 추세로 나아가고 있기는 하지만 납 오염은 우리 환경 속에 지속적으로 남아 있다.

준임상적인 노출은 우리 몸에 미묘하지만 의미 있는 영향을 줄 수 있다. 아이들의 경우 특히 과다활동장애와 학습장애로 나타난다. 성인들의 경우에는 상대적으로 덜 나타나나 두통, 소화장애 그리고 전반적인 신경과민증이 나타난다.

영양 원소들과 달리 납이나 알루미늄은 결합할 장소가 없다. 납이나 알루미늄은 언제나 독으로서 작용할 수밖에 없다. 만약 킬레이션이 몸에서 납을 제거하는 효능만 있다(EDTA는 사실 바로 납 제거에 대한 최상의 치료법으로 인정받았다) 해도, 그것만으로도 이미 의학 분야의 '아카데미'상은 맡아놓은 것이나 다름없을 것이다. 그러나 EDTA는 단순히 납을 제거하는 것 그 이상의 일을 한다. 이것이 오늘날 우리를 짓누르고 있는 가장 시급한 건강 문제에 대한 답이 될 수도 있을 것이다. 즉, 암 발생률을 줄인다.

스위스 의사인 블루머 박사와 내가 1989년에 〈의학진보저널 Journal of Advancement in Medicine〉에 한 편의 의미 있는 연구 결과를 발표했는데 지금까지 아무도 이 연구에 관심을 보이지 않았다.

EDTA 킬레이션 요법으로 치료를 받은 59명의 환자들을 18년 동안 관찰한 결과, 암으로 인한 사망률은 90퍼센트 감소했다. 치료를 받았던 59명의 환자들 중에 한 사람만(1.7퍼센트) 암으로 죽었지만, 치료를 받지 않은 대조 환자들 중에는 17.6퍼센트가 암으로 사망했다. 이 통계적인 분석은 매우 의미가 있었다. 이런 일이 순수하게 우연히 발생할 확률은 0.0001퍼센트 이하였다. 그 연구에 대해 취리히대학의 의과대학 교수들이 검토해보았는데 연구 결과에 대해 아무런 흠도 찾을 수 없었다. 그렇다면 결론은 무엇일까? 18년에 걸쳐 추적 관찰을 하는 동안 암에 의한 사망률이 90퍼센트 감소하게 된 원인은 바로 킬레이션이었다. 심혈관 질환을 포함해서 다른 원인에 의한 사망률까지 감안하면, 전체 사망률은 킬레이션 치료를 받은 환자 군이 의미 있게 낮았다.

후속 연구를 통해 이런 장점이 확인된다면 이 요법은 암과의 투쟁에서 가장 중요한 진전으로 기록될 것이다. 그렇지만 지금까지 암 연구진들은 이런 연구 결과에 대해 철저하게 무시해왔다. 연구를 통해 효능에 대한 문헌이 나왔는데도 EDTA 킬레이션 요법은 대학가 연구팀들에게는 여전히 '정치적으로 바르지 않은' 것으로 남아 있다.

여기에서 나는 암에 대해 보고된 효과는 예방적인 효과이며, 이 연구에서 환자들은 모두 암에 걸리기 전에 EDTA 킬레이션을 받았다는 점을 강조하고 싶다. 이 연구 결과 악성 종양이 생기기 전에 킬레이션을 받는다면 암을 90퍼센트까지 줄일 수 있다는 것을 알 수 있다. 하지만 이미 암 진단이 내려진 이후 킬레이션 치료를 받았을 때 암에 효과가 있다는 증거는 아직 없다.

뉴욕대학 의료원의 병리학과 부교수이자 국제적으로 알려진 암 연구가인 해리 데모폴로스Harry Demopoulos 박사는 중금속의 축적, 자유라디칼의 활성도 그리고 지질의 과산화가 암의 발병과 진행에 관계가 있다고 보았다.

일본에서 진행된 연구에서는 EDTA에 아주 새로운 항암 효과가 있다고 소개했다. 쥐의 정맥에 EDTA를 주사한 결과, 혈액 내 인터페론interferon이 네 배에서 열두 배나 증가했다. 인터페론은 면역계에서 생성된다. 이를 통해 일부 환자들의 경우 킬레이션 치료 직후 아주 좋은 효과를 느끼는데 그 원인에 대한 설명을 할 수 있을 것 같다. 이 환자들의 경우는 면역계가 손상되어 고통을 받고 있었을 것이며 EDTA 치료를 받자 인터페론이 증가하여 이 면역계가 회복되었던 것이다.

킬레이션 의사들은 킬레이션이 노화 과정을 역전시킨다고 주장하는 것을 조심스럽게 회피하고 있는데 그 이유는 그 과정을 증명하는 것 자체가 너무 어렵고, 복잡하고, 비용이 들기 때문이며 또한 그런 주장을 했다가 킬레이션을 하지 않는 의사들이 킬레이션에서 더욱 멀어질까봐 두렵기 때문이다.

그렇지만 통제 불능의 자유라디칼 활성과 노화 가속화가 서로 관계가 있다는 것을 보여주는 예가 바로 조로증progeria이라고 하는 유전적인 질병이다. 이 병은 자유라디칼을 해치우는 효소가 선천적으로 없어서 발생하는 질병이다. 전형적인 조로증 환자들은 주름이 많고, 피부가 건조하고 처지며, 머리숱이 적고, 몸이 굽고, 사춘기가 되기도 전에 관절염과 심혈관 질환을 앓는다. 조로증 환자는 십대의 나이에 '노화'로 죽는다. 조로증 중 한 종류는 자유라디칼을 해치우는 효소인 과산화효소를 투여함으로써 성공적으로 치료할 수 있었다.

우리 몸의 생물학적 시계는 태어날 때부터 똑딱거리기 시작하는데 자유라디칼 화학 반응의 명령을 우리 몸이 얼마나 효율적으로 처리하느냐에 따라 이 시계가 달려가는 속도가 달라지는 것 같다. 파괴적인 자유라디칼 활성에 대한 방어 능력이 감소되면 노화 과정이 가속화된다. 동물계에서도 증거가 나오고 있다. 연구에 의하면 수명이 가장 긴 포유동물의 경우 몸 안에서 생산되는 자유라디칼 제거 효소인 초과산화물 디스뮤타아제superoxide dismutase, SOD의 수치가 상대적으로 가장 높았다.

앞에서 이미 언급한 바와 같이 EDTA는 자유라디칼의 증식을 제한할 뿐 아니라 몸의 자연적인 항산화적 방어 기제가 작동할 수 있도록 만들어준다. 이 두 가지 역할을 통해 EDTA 킬레이션이 건강하게 생명을 연장할 수 있는 믿을 만한 접근법임을 인정할 수 있다.

킬레이션 요법의 효과 중에서 생명 연장 효능에 대한 가능성을 빼놓을 수 없을 것이다. 30년이 넘는 세월 동안 계속된 연구를 보면 매우 원시적인 생명체를 배양한 배지에 킬레이팅제를 첨가하면 극적으로 연장된다는 것을 알 수 있다. 몇몇 실험들에서 50퍼센트까지 수명이 연장되었다고 한다.

비요르크스텐 박사는 타당한 모든 연구들을 검토하고 분석했으며, 사람에게 적용될 수 있는 데이터에 대한 해명을 시도했다. 그리고 지금부터 킬레이션 요법을 널리 사용하게 되면 남성은 9~18년 그리고 여성은 7~16년 정도 평균 수명이 연장될 것이라고 평가했다.

좋은 소식을 요약하면 다음과 같다. 킬레이션 요법을 사용하면 그 직접적인 효과로 혈류 순환이 개선될 뿐 아니라 건강 상태가 매우 좋아질 수 있다. 자유라디칼 반응을 조절하는 데는 시간이 소요된다. 병든 세포가 회복되거나 젊어진 세포들이 손상된 조직을 회복시키는 데도 시간이 걸리며, 병든 장기가 치유될 때까지 시간이 걸리는 것이다.

비요르크스텐 박사는 남성과 여성이 예방적 차원에서 젊었을 때 규칙적으로 킬레이션을 받으면 수명이 15퍼센트까지 늘어날 수 있다고 예측했다. 지금 15세이거나 혹은 그보다 훨씬 나이가 많더라도 킬레이션을 받으면 수명이 늘어나며 삶의 질까지도 더 높아질 것을 기대할 수 있는 것이다.

나쁜 소식

치료 비용은 환자가 부담해야 한다

이 글을 쓰는 현재, 킬레이션 요법을 받는 것은 상대적으로 소수의 사람들만 누릴 수 있는 흔치 않은 특권처럼 취급되고 있다.

만약 주변에 아는 의사가 없다면(많은 의사가 자기 방에서 본인과 배우자를 위해 정기적으로 킬레이션을 하지만 환자들에게는 이 치료를 제공하지 않는다), 킬레이션은 많은 돈을 낼 능력이 되는 사람들에게만 제공된다. 건강보험 혜택을 받지 못하므로 3,000~4,000달러 또는 그 이상이나 되는 돈을 지불해야 한다.

보장 범위가 가장 넓은 의료보험에 가입했거나 중요한 질병뿐 아니라 사소한 질병까지 모든 질병이 보장되는 그런 보험에 가입하고 있다 해도 이와는 관계가 없다. 정부도, 건강보험 상품을 판매하는 민간 보험회사도 아주 드문 경우만 제외하고 킬레이션 요법에 대한 치료비를 보조해주지 않는다.

내가 보험금이 지급되는 경우가 아주 드물다고 했는데 그건 진짜다. 수천 명의 환자에게 킬레이션 요법을 썼지만 환자들이 보험금 혜택을 받은 것은 단 몇 건에 불과했다. 보험금을 받았던 경우를 다 기억하고 있는데, 거의 대부분은 돈을 받은 게 요행에 가까웠다.[*]

예를 들어 300명이 넘는 직원들의 의료보험료를 매달 납부하는 사업가인 환자 M 씨의 경우를 생각해보자. 그 환자가 관상동맥 질환에 걸려 킬레이션 요법을 선택했을 때 그 (회사의) 보험회사는 지불 요청을 거절했다. 그는 그 보험회사를 상대로 보험금을 달라고 싸우지 않았다. 대신 미소를 지으며 이렇게 말했다.

"괜찮습니다. 이제 그 회사와 계약한 우리 회사 직원들의 의료보험을 다 취소하고 다른 보험회사와 거래하겠다고 하죠, 뭐."

그러자 바로 보험회사에서 보험금을 우편으로 보내주었다.

또 다른 사례로, 유명한 의료보험 회사의 높은 자리에 있던 D 씨가 왔다. 그 보험회사는 킬레이션 환자들의 보험금 청구를 계속 거절해왔다. D 씨는 심장 발작에서 회복될 수 있는 최선의 치료책이라고 믿고 킬레이션 치료를 받기로 했다. 이 사람은 아무런 어려움도 없이 보험금을 받을 수 있었다. 그에게는 너무 쉬운 일이었다. 자신의 보험금 지급 수표에 자기가 서명하면 되었으니까(본인이 바로 그 보험회사 중역이었으므로)!

그리고 K 부인의 경우도 있었다. K 부인은 아름답고 친절하며

---

[*] 우리나라의 경우 중금속 검사상 수치가 높게 나왔을 때 킬레이션 치료를 중금속 해독치료로 인정하고 있다. 그러나 의료보험 급여는 되지 않는다. 실손보험에서는 중금속 검사에 이상 소견이 있을 때 10회까지 킬레이션 치료를 인정하는 것이 대부분이다. 그러나 의사 소견서가 있어도 인정하지 않는 곳도 있으니 실손보험 가입자는 보상이 가능한지 보험사에 미리 확인해보아야 한다.

말씨도 부드러운 환자였는데 큰 연줄이 있는 환자는 아니었다. 별다른 뾰족한 수가 없던 K 부인은 킬레이션 치료 비용 청구서를 의료보험 공단에 보냈다. 얼마 안 있어 곧바로 1,600달러의 수표가 우편으로 날라왔다. K 부인이 이 사실을 내게 말해주었을 때, 나는 말문이 막혔다. 2개월 후에 그녀는 계속되는 킬레이션 치료에 대한 청구서를 적절한 증빙 서류들과 함께 다시 공단에 보냈는데 이번에는 다른 환자들과 같은 반응이 보험 공단에서 날라왔다.

'그런 치료비는 대상이 아니다.'

분명 처음에 어떤 공무원이 실수로 지불해주었던 것이 틀림없었다. 심지어 K 부인은 1,600달러를 다시 돌려달라는 요청을 받았다.

노조위원장이 보험회사에 영향력을 가하고 노조원들을 위해 힘을 써서 보험금을 지급받는 경우도 있었다. 그리고 때로 규모가 작고 잘 알려지지 않은 지역형 보험회사가 보험금을 지불해주는 경우도 있었다. 이 회사들의 경우는 큰 회사도 아니고 킬레이션이 무엇인지도 몰라서 보험금을 지불해준 것이란 인상을 받았다.

지금까지는 킬레이션 치료비를 지불하는 데 생길 수 있는 예외적인 상황들을 살펴보았다. 즉, 킬레이션 치료비를 의료보험에서 보상받기 위해서는 상당한 직위에 있거나 영향력 있는 사람과 잘 알거나 그것도 아니면 심하게 운이 좋아야 한다. 그래서 여기에서 알려주고자 하는 킬레이션에 대한 나쁜 소식은 바로 킬레이션이 당신의 통장 잔고를 거덜낼 것이라는 소식이다.

물론 선택안이 있기는 하다. 고소를 하면 된다! 그러면 아마도 보험회사가 질 것이다. 사소한 이유로 지불을 받지 못해서 소송을 한 사람들은 거의 대부분 보험회사를 상대로 유리한 판결을 받아내었다.

예를 들면 브리지타 브루엘과 뉴욕연합병원 서비스사, 유나이
티드의료 서비스사의 사건에서 뉴욕재판소 재판관 프랜시스 페
코가 쓴 견해에 따르면, 법관들은 일반적으로 보험 가입자가 특정
의학 치료를 선호한다고 할 때 이를 보험회사들이 보험금 지불을
거절하면 곱지 않게 생각한다. 보험 가입자(브루엘 부인)가 선택한
치료가 미국 식약청에서 승인한 것이 아니기 때문에 보험금 지불
을 거부했던 보험회사에 대해 재판하면서 재판관은 이렇게 썼다.

"보험 계약 어디에도 '필요한' 치료라는 말이 식약청에 의해서
승인된 것에 제한한다고 정의되어 있지 않다. 더욱이 이런 암묵적
성격의 개념이 포함되는 보험 계약에서 환자는 본인의 병에 대해
어떤 종류의 치료를 받아야 할 것인지에 대해 의사의 결정에 따를
권리를 갖는다. 만약 피고의(보험회사의) 입장을 옹호한다면 그것
은 정식으로 면허를 받은 의사들의 판단에 대해 보험회사가 옳고
그름에 대한 가치판단을 하도록 허락하는 것과 같다. 그러면 보
험 계약에서 환자의 권리는 아주 주관적인 것이 될 것이고, 피고
의 의학자문 위원회의 변덕에 따라 환자의 권리도 결정될 것이다.
매번 특정 환자가 받은 치료에 대해 의사 면허를 받은 다른 의사가
해당 치료는 의학적으로 필요하거나 효과적이지 않았다고 증언하
라고 하여 이에 대한 보험금 지급을 거절할 수 있다면 의료보험 보
장을 받을 수 있는 의학적 치료 방법은 하나도 없을 것이다."

비슷한 사건에서, 플로리다 주의 브레바드 지역에서 발생한 산
재 관련 클레임을 담당한 폴 존스 재판관은 콘티넨털 내셔널 아메
리칸 보험회사의 직원 제럴드 틸먼 씨에 대한 로버트 로저스 박사
의 의료 청구비를 지불하라고 판결했다.

틸먼 씨는 로저스 박사와 상담하기 전에, 등과 다리의 통증을 줄이기 위해 몇 차례의 외과적 수술을 포함하는 광범위한 의학적 치료를 받았지만 계속 고통에서 헤어나오지 못했다. 킬레이션 요법을 받고 난 후에야 고통에서 벗어날 수 있었다. 그렇지만 콘티넨털 보험회사는 보험금 지불을 거부했다. 존스 재판관은 환자에게 킬레이션 요법을 사용한 로저스 박사의 치료는 "합리적이고 필요하며 고용자/보험회사는 표준 진료비에 따라 청구인의 치료 비용을 지불할 책임이 있다"라고 판결했다.

또 다른 법률 소송 사건에서 플로리다 주에서 로저스 박사의 킬레이션 요법을 제한하려고 했을 때, (연방) 지방법원은 "단순히 해당 치료법이 다수 의사들의 인정을 받지 않았다는 이유로 환자들이 동맥경화증 치료를 위해 킬레이션 요법을 받을 자발적인 선택권을 빼앗을 권한이 국립의학조사위원회에는 없다"라고 판결했다.

오랜 청문회 끝에 보이어 재판장은 로저스 박사의 킬레이션 요법을 중단하려던 사람들에게 다음과 같이 충고했다.

"역사적으로 보았을 때 과학과 의학 분야에서 이루어진 모든 진보는 같은 직종에 종사하는 동료들이 쏟아내는 비평과 엄청난 어려움에도 불구하고 자기 이론을 추구했던 용감한 전문가들의 피땀 어린 노력 덕분에 이루어졌습니다. 코페르니쿠스가 지구가 우주의 중심이 아니라는 이론을 발표했을 때 사람들은 그를 이단자로 몰았습니다. 세상은 둥글다는 것을 발견한 대가는 유배와 감금이었습니다. 파스퇴르는 보이지 않는 생물체가 감염을 일으켰다는 이론으로 비웃음을 샀습니다. 프로이트는 정신과의 영역을 개척함으로써 저항과 비웃음을 받았습니다.

당시 주류였던 사람들이 그때 새롭게 나온 치료법을 가로막아서 과학과 치료법이 발전할 수 없었더라면 오늘날 세상이 특히 의학 영역이 어떤 모습이었을지 참 암담하지 않을 수 없습니다."

보험 공단에서 의사 레오 볼레스(워싱턴 주 의사)의 치료를 받은 환자들의 경우 어떤 치료든 보험금 지불을 거절했을 때도 법정에서는 킬레이션을 옹호했다. 공단의 보험금 지급 거절 이유는 레오 볼레스 씨가 '좋은 의학 치료법'이 아닌 방법으로 환자들을 치료했기 때문이라는 것이었다. 볼레스 박사는 개업해서 킬레이션 요법을 사용하고 있었다.

나와 더불어 여타 다수 전문가들이 증언했던 EDTA 킬레이션 요법에 대한 2년 동안의 청문회가 끝난 뒤 고든 맥린 캘로우 재판관은 "이 독특한 치료법을 시행한 결과, 일부 환자의 경우 병세가 극적으로 개선되었다는 것을 보여준 사례가 넘쳤다"라고 말했다.

킬레이션을 반대하는 의사들이 말한 반대 증언에 대해 언급하면서 재판관은 "의학계에서 킬레이션 요법에 대해 더 이상 연구하는 것을 원하지 않는 것이 분명하다. 증거 기록을 미루어볼 때 이러한 부정적 입장은 의학적인 직무유기와 같다"라고 말했다.

캘로우 재판관은 오랫동안 진행된 치열한 법정 공방이 "'기득권층'과 '어느 파에도 속하지 않은 독자파' 사이의 치열한 전쟁 중 어떤 작은 충돌인 국지전"이라고 하였다. 그리고 킬레이션 요법에 대해 증언했던 '독자파' 의사들에게 감탄하면서 다음과 같은 의견을 말했다.

"심장 우회로조성술 한 번에 붙는 수술비와 병원비 청구료 2만 달러에 영향을 줄 수 있기 때문에 기득권층이 킬레이션 요법을 반대하는 것이라는 근저에 깔린 주장을 믿지는 않지만, 일부 정부 측 증인들의 지나치게 건방진 태도로 보아 제약업체를 포함해서 의학계 '기득권층'은 매우 큰 금전적인 보상이 없으면 EDTA로 실험하기를 꺼린다는 가정이 신빙성이 있는 것으로 보인다."

재판관은 "만약 이 사람들이 명백히 보여주고 있는 정직한 신념이 옳다면, 의학계는 적어도 광범위한 연구 자원에서 일부라도 지원해서 미국 사회에서 주요한 보건 문제로 꼽히고 있는 이 혈관 질환에 킬레이션 요법이 효과가 있는지 정당하고 객관적인 시험을 해볼 만한 가치가 있다"라고 결론을 내렸다.

보험금을 받기 위해 법정에 의지하는 환자들에게 이런 승소 판결이 희망적인 소식으로 들릴지는 모르지만 보험회사에 대항한 계약 불이행 소송을 통해서 구원을 찾는 데에는 《캐치-22》* 같은 함정이 있었다. 소송에서 이기더라도 의료비 3,000~4,000달러를 상환받기 위해서 치러야 하는 법정 비용과 변호사비가 15,000달러 이상 들기 때문이다. 즉, 소송에서 이기더라도 결국은 손해를 볼 수밖에 없다.

한 예로 어떤 부유한 환자가 신념에 따라 문제를 제기해 보험회사에서 2,750달러를 받기 위해 싸웠는데, 법원에서 거의 5년 동안 싸우면서 들어간 비용은 15,000달러 이상이었다.

이러한 상황을 알기 때문에 나는 킬레이션을 받는 환자들에게 보험회사에 킬레이션 치료 비용 청구서를 제출하지 말라고 조언한다. 일단 킬레이션과 관계가 있는 청구서를 받은 보험회사는 해당 환자가 다른 곳에서 받은 다른 종류의 치료에 대해서도 지불을 거절할 수 있기 때문이다.

---

* 미국 작가 조지프 헬러의 반전 소설이자 관료주의에 대한 비판을 담은 소설. 제목 '캐치 22' 자체가 아무도 승리할 수 없는 상황을 가리킨다.

설상가상으로 많은 보험회사는 식약청이 승인하지 않은 치료법에 대해서는 법적으로 지불할 것을 거부하고 보험회사 직원들에 대해서는 의사 결정 과정을 두는 식으로 보험 가입 계약서를 다시 작성하고 있다.

아마 이런 상황이 믿기 어려울 것이다. 그러나 사실이다. 사람들은 의료보험에서 킬레이션 치료비를 보상해주지 않는 것을 알게 되면 처음에는 놀란다. 그러고 나서는 질문이 쏟아진다.

"킬레이션이 합법적이기는 한 건가요?"

"왜 보험회사들이 킬레이션 치료비를 보장해주지 않습니까?"

"대체 어떻게 된 겁니까?"

자 그럼 하나씩 대답해보자. 킬레이션 요법은 완전히 합법적이다. 이 치료를 제공하는 의사들이 불법 시술을 하고 있는 것이 아니다. 그들은 어떤 주, 연방, 또는 지역 법규를 위반하거나 의학적으로 지켜야 할 가장 숭고한 윤리에 반하는 행동을 하지 않는다. 주와 연방법원의 재판관들은 면허를 받은 의사가 본인의 판단에 따라 환자에게 가장 이로운 시술이나 약을 선택해 사용할 자유가 있음을 여러 번 확인해주었다.

이 문제에 대한 미국 의사협회의 태도도 똑같다. 킬레이션 요법의 합법성에 대한 문의에 답하면서 애셔 핀켈 박사(시카고 의사협회, 과학활동부서)는 이렇게 썼다. "우리는 면허를 받은 의사라면 식약청이 시장 판매를 승인한 약을 임상적인 판단에 의해 가장 적절하다고 생각하는 방식으로 사용할 자유가 있음을 항상 주장해왔습니다. 만약 여러분 주치의가 킬레이션 요법을 유용하다고 믿는다면 본인의 임상적 판단에 따라 어떤 목적으로든 킬레이션을 사용할 완벽한 자유를 가지고 있는 것입니다."

자, 그러면 합법성 문제는 해결됐고, 그러면 또 무엇이 문제인가? 전체 비용에서 70퍼센트가 넘는 의료 비용을 제3자인 보험회사가 지불하고 있는 마당에 어떻게 노인 의료보험이나, 건강보험조합Blue Cross 그리고 그 외 보험회사들이 킬레이션에 대한 의료비 지불을 거절할 수 있을까?

보통 시민들이 거대한 기관과 투쟁을 할 때 "시청으로 가서 싸우자"라는 식의 언쟁을 할 수밖에 없는 많은 경우에서처럼 이 문제를 근원까지 추적해보면 대개 어설프게 만든 법 또는 법에 따른 지침이 관료적으로 왜곡된 것을 발견하게 된다. 여기에도 그런 문제가 있다.

상황 배경을 이해하기 위해서는 노인 의료보험(메디케어: 미국 정부가 시행하는 사회보장제도. 65세 이상 혹은 소정의 자격 요건을 갖춘 사람에게 건강보험 제공—옮긴이)의 역사를 간략하게 살펴볼 필요가 있다. 1965년에 65세 이상의 사람들을 위한 연방 의료보험 프로그램이 사회 보장법Social Security Act 아래 통과되었다. 이 프로그램은 다음과 같은 A, B 두 부분으로 구성되어 있다.

A. 병원보험 모든 유자격자들을 대상으로 하며 근로자들의 임금에서 갹출한 부분과 그 고용주가 지불하는 의무적인 출자금을 토대로 운영된다.

B. 의료보험 의료보험은 위 병원보험을 보완하는 성격을 띠며 선택적으로 가입 가능하다. 여기에서는 보험료를 납부하는 65세 이상 노인들의 경우, 의료비의 약 80퍼센트를 상환받을 수 있으며 여기에서 보상하는 비용은 병원보험에 포함되지 않는 진료비, 검사비, 수술비 그리고 다른 의료 서비스들에 대한 '허용되는 청구

금'이다. B 부분에 해당하는 의료보험 상환은 민간 건강보험회사가 관리하며 국민의 세금을 가지고 지불 요청 건에 대한 조사를 시행하여 사기 행위나 과도한 청구 행위를 가려낸다.

이 의료보험 공단에서 킬레이션에 대한 지불을 거절하는 것은 미국 정부에서 하달한 공식 지침에 따른 것이다. 지침 내용은 "EDTA 킬레이션 요법은 고칼슘혈증의 응급 치료, 심실성 부정맥과 디기탈리스 중독에 의한 방실차단 치료, 또는 (다른 형태의 EDTA와 함께) 납중독의 치료를 목적으로 하는 경우에만 보상이 되는 의료 행위"라는 것이다.

이러한 지침은 미 정부 측 과학자들과 의사들의 도움으로 마련되었는데, 이들은 킬레이션을 거의 또는 전혀 경험하지 못했거나 실제로 탄탄한 과학적인 자료를 신중하게 살펴보지 않고 부정적인 결론을 내려버렸거나 심혈관 수술과 풍선-스텐트 심장학을 하는 경쟁적인 관계에 있는 전문의들을 대표하는 사람들이었다.

노인 의료보험(메디케어) 프로토콜에 따르면, 킬레이션 요법은 동맥경화증의 치료에 '의학적인 적응증을 가지고 있으며 필요한' 것이 아니며, 따라서 '의료 시행시 인정되는 기준'에 맞지 않는 것으로 되어 있다. 이 의료보험에서는 '킬레이션의 효과에 대해 잘 설계되고 대조군을 포함하는 임상 실험이 이루어지지 않았으므로' 킬레이션은 '실험적인 것'이라는 딱지를 달아버렸다.

동맥경화증 치유에 사용되는 킬레이션 요법에 대해 보상을 거부하는 이런 지침이 과연 증명되지 않은 치료의 위험으로부터 사기 당하기 쉬운 사람들을 진정으로 보호하겠다는 노력을 뜻하는 것인지 독자 여러분이 재판관이 되어 판단해보기 바란다.

다른 장에서 EDTA의 안전성에 대한 문제를 좀 더 깊게 다룰 것인데 어쨌든 이 자리에서 밝혀두고자 하는 바는, 수많은 연구 결과와 거의 50년 동안 100만 명이 넘는 환자를 대상으로 한 임상 경험을 통해 이 치료법은 적절하게 사용만 하면 안전하다는 사실이 이미 입증되었다는 것이다.

실험적이라는 말은 또 어떤가. 100만 명이 넘는 사람들이 지금까지 2,000만 번이 넘는 치료를 받았는데 어떻게 실험적이라고 할 수 있을 것인가. 거의 우회로조성술을 받은 사람만큼이나 많은데 말이다.

'의학적인 적응증을 가지고 있으며 필요한'이라고 한 대목에 대하여 의료보험(메디케어)이 어떻게 해석하였는지 생각해보자. 마지막 최후의 수단으로 킬레이션을 선택했는데 성공해서 건강이 회복된 사람들의 반응을 상상해보라.

우리가 직면한 온갖 어려움은 킬레이션에서 비롯되는 것이 아니고, 의료보험 정관과 이 정관을 어떻게 해석하느냐는 해석 방식에서 비롯되고 있다는 것이 분명히 드러나 있다. 의료보험 정관 일반 조항 입법 의도는 분명하다. 즉, '의학적인 적응증을 가지고 있으며 필요한' 치료와 환자를 보살필 방법을 결정하는 일차적인 주체는 바로 치료하는 의사이다.

의회는 또한 메디케어 정관에 법을 가지고 정상적인 의사/환자의 관계를 방해하지 않겠다는 의지를 분명히 밝힌 조항, 즉 의사 면허를 가진 의사가 정직한 신념을 바탕으로 결정한 전문적인 의학 판단을 깔고 뭉개지 않겠다는 의지를 뜻하는 조항을 포함시켰다.

이렇게 '증명된 효과'를 들먹이며 까다롭게 구는 동안 환자의 의료보험권이 침해당하고 있다. 의료보험 관리자들이 킬레이션에 대해 관상동맥우회술, 혈관성형술, 풍선 혈관성형술, 스텐트 그리고 혈관수술처럼 보험으로 보상되는 여타 치료법보다 더 높은 정도의 안정성과 효과를 증명하라고 요구하고 있기 때문이다.

미국 의회는 정부가 새롭게 나온 기술들을 연구하고 평가하는 것을 돕기 위하여 과학기술평가원Office of Technological Assessment, OTA을 설립했다. 의회는 미국에서 시행되는 일상적이고 관습적인 의학 관행에 대해 평가해줄 것을 OTA 측에 요구했다. 이에 OTA는 〈의학 기술의 효능과 안전성〉이라는 보고서를 제출했는데, 여기에는 다음과 같은 놀라운 결론이 내려져 있었다. "대조군을 포함한 시험을 했을 때 의학 분야에서 지금 사용되고 있는 모든 시술 중 단 10~20퍼센트만이 효능이 있었다." 비록 그 보고서가 나온 지 10년이 넘었지만, 그때부터 지금까지 달라진 것은 거의 없다.

133쪽에 달하는 문서를 꼼꼼히 검토해보니 보험금 지불 지침 적용 방식에 킬레이션에 대한 선입견이 들어 있는 것이 분명했다. 의료보험 회사들은 대조군이 포함된 임상 실험을 한 적도 없고 효과가 있다고 증명되지도 않은 치료비에 아무런 의문도 제기하지 않고 수십억 달러를 전액 지불해주고 있었다. 킬레이션만 빼고 말이다.

OTA는 (다른 시술들 가운데) 관상동맥우회술에 대해서 매우 비판적으로 평가하고 있었다. 비수술적인 치료법에 비교할 때 뚜렷하게 증명된 효과가 없으면서도 관상동맥우회술은 관상동맥 질환을 치료하는 일차적인 치료법이 되어버렸고, 지금도 매년 55만 건의 수술이 시행되고 있으며 이로 인해 연간 250억달러가 넘는 비용이 지출되고 있다고 지적하였다. 그 보고서에서는 또한 관상동맥 수술이 '신중히 평가하기도 전에 빠르게 확산'되었으며 덧붙여 '우회로조성술을 통해 사망에 이르는 것을 막을 수 있다는 주장은 아직 확실하게 증명되지 않았다'고 강조했다.

OTA는 또한 대조군을 포함한 실험을 통해 테스트를 한 시술들에 대해 다음과 같은 결론을 내렸다. 주된 간행물에 나오는 연구 보고서를 차근차근 검토해보면 대조군을 포함한 연구에서 내린 결론의 75퍼센트 이상이 통계학적인 문제만으로도 타당하지 못하거나 지지할 수 없는 내용이며, 따라서 이미 연구가 완료되고 그 결과가 발표된 정식 연구들마저도 가치가 의심스럽다. 이것이 OTA의 결론이었다. 이미 발표된 임상 연구 중에서 훌륭하게 설계되어 가치 있는 결과를 낸 것이 거의 없다는 것이다.

의회 보고서에서는 이렇게 제안했다. "특정 의학 기술의 효능과 안정성을 판단하는 가장 오래되고도 가장 흔히 쓰이는 비공식적인 방법은 아마 개개인의 경험일 것이다."

맞다. 1,000명이 넘는 킬레이션 의사들이 매일 효과적인 치료를 하고 있다는 가장 좋은 증거, 즉 회복된 환자를 눈으로 보고 있다.

민간 건강보험 회사들도 정부의 선례를 따라 '노인 의료보험이 지불하지 않으면 우리도 지불할 수 없다'라는 입장을 견지하고 있다. 블루 크로스 건강보험 조합/블루 쉴드 건강보험 조합에서는 보상 불가 시술 '히트 목록'을 발표한 바 있는데 여기에 뇌졸중을 위한 고압산소 요법과 동맥경화증을 위한 킬레이션 요법이 끼어 있었다. 그리고 그런 결정에 대해 경쟁관계에 있는 시술에 대한 선입견을 가지고 있는 전문협회들이 열렬한 지지를 보냈다.

환자들은 이렇게 말한다. "언젠가 반드시 세상이 바뀔 것이다. 정부(그리고 보험 업계)는 영원히 거절할 수 없다."

하지만 진실을 말하자면 정부는 현재 지불하기로 한 의료비를 다 지불해줄 능력도 없고, 새로운 치료법까지 보상해줄 자금은 더더욱 없다. 서서히 모습을 드러내고 있는 의료보험의 위기상황 때문에 의회는 새로운 것을 추가하기는커녕, 의료비 보상범위를 줄이는 방법을 찾는 데 혈안이 되어 있다.

잠깐 정부가 생각을 바꾼다고 가정하자. 노인 의료보험과 건강보험 업체들이 킬레이션 치료 비용을 보상해주는 데 동의한다고 가정해보자.

그렇게 하면 1년 동안 절약할 수 있는 돈은 상당할 것이다. 만약 매년(3만 달러 이상의 비용이 드는) 혈관 수술을 받는 사람들 55만 명 중에 4분의 1이 수술 대신 킬레이션 치료를 받는다면(킬레이션 비용은 대략 4,000달러 정도이다), 건강보험 업계는 최소 30억 달러를 절약할 수 있다.

그러면 왜 그렇게 킬레이션에 대한 저항이 심한 것일까? 잘은 모르지만, 아마 킬레이션에 반대하는 사람들은 훨씬 더 많은 걸 생각하고 있는지도 모른다. 킬레이션의 잠재력이나 효능에 대해서 모르는 체 하지만 사실은 알고 있을 수도 있다. 킬레이션 전문가들도 잘 알고 있는 것처럼, 이미 수술을 받아야 할 정도로 심각한 상태에 있는 사람들뿐 아니라 훨씬 많은 사람들에게 이 요법이 필요하다. 그러면 그 수치는 얼마나 될까? 액수로 따져보면 아마 1조 달러 이상이 될 것이다.

아무도 킬레이션 치료 대상 잠재 환자 수가 얼마나 되는지 확실하게 모르지만 우리는 의미 있는 견적을 내볼 만한 수치 자료를 가지고 있다.

미국인 중 심각한 동맥경화증을 앓고 있는 사람이 몇 퍼센트나 될까? 미국에서 사망하는 사람의 50퍼센트 이상이 동맥 질환에 관계되는 순환장애 질환으로 사망에 이른다. 이미 증상이 나타난 사람(대개 사망하기 전 5~10년에 증상이 나타난다)만을 대상으로 킬레이션 치료를 한다고 해도 벌써 킬레이션 대상자는 약 삼천만 명에 달하고 킬레이션 비용은 모두 1,200억 달러에 이른다. 엄청난 수치가 아닐 수 없다.

그러나 증상이 나타나지 않은 사람들의 경우는 어떨까? 한국 및 베트남 전쟁 동안 사망한 미군을 부검한 연구에 의하면, 겉으로는 건강해 보이는 대다수 젊은 사람의 (거의 20대 초반) 동맥에서 플라크가 발견되었다. 핵자기 공명, 전신 CAT 스캔, 초고속 심장 CAT 스캔, 디지털 감산 혈관조영술, 초음파 영상 장치와 같이 여러 가지 개선된 진단 기술이 많이 나와 성인 남녀 절반 이상에서 (사춘기를 넘은 많은 소년과 소녀도) 동맥경화증 소견을 찾을 수 있게 되었다. 이 사람들까지 포함하면 킬레이션 대상자는 약 1억 명으로 늘어나며 그 비용은 미국 연방 예산의 3분의 1에 해당된다.

노인 의료보험(그리고 건강보험 업계)은 환자를 구하고 스스로를 구원할 준비가 되어 있는가? 건강보험 산업은 현재 어려운 상황에 빠져 있다. 대부분 돈을 벌고 주주에게 배당금을 주기 위해 사업을 하는데, 지금처럼 보험료를 부과할 수 있는 것보다 훨씬 빠르게 의료 비용이 천정부지로 올라갈 때는 수익을 내기가 어렵다. 킬레이션에 대한 의료비 지불금이 증가하면 이에 비례해서 보험료를 올려야 하고 수많은 사람에게 이 비용을 지불하다 보면 비용이 너무 불어난다. 미국의 에드워드 케네디 상원 의원은 이렇게 말한 적이 있다.

"(건강)보험회사들에게 사람들은 적이다. 그 이유는 이 사람들이 청구하는 모든 의료비가 회사의 이익을 갈아먹는 위협이기 때문이다." 비영리 의료보험회사들도 의료 서비스에 지출해야 할 돈을 최고 경영자에게 과도한 봉급과 보너스를 주는 데 쓰고 있다.

정부가 벌써 예산과 씨름하고 있다는 것, 사회보장제도가 이미 깊은 문제를 가지고 있다는 것(주된 원인은 처음에 예상했던 것보다 많은 사람이 오랫동안 살고 있기 때문), 그리고 노인의료보험제도가 파산할 위기에 처해 있다는 것은 이미 다 아는 사실이다. 정부의 경제학자들은 노인 의료보험 자금이 2005년이면 1조 달러 이상 적자를 기록할 것이라고 예측하고 있다. 노인 의료보험 지불금은 병원보험 신용기금Hospital Insurance Trust Fund 수입보다 훨씬 빠르게 증가하고 있는데, 그 이유는 의료 비용이 증가하고 의료 서비스들이 많아졌을 뿐 아니라 수명이 연장되면서 노년층이 증가했기 때문이다. 우리 정부가 사람의 생명보다는 경제를 더 선호하는 결정을 내린다고 생각하면 유쾌하지 못한데 이 경우는 실제로 그런 경우이다.

대통령 직속 노화과학위원회의 전직 회장이었던 알렉산더 리프는 이렇게 말했다. "사람의 수명 연장이 사회에 주는 영향을 예견하고 계획하려는 진지한 노력을 하지 않고 수명 연장에 대해 생각하는 것은 아주 무책임한 짓이다."

요약하면, 킬레이션에 대한 좋은 소식은 킬레이션 요법을 이용하면 좀 더 오래 그리고 더 잘 사는 데 도움이 될 것이라는 사실이다. 나쁜 소식은 건강보험회사나 사회보장당국 그리고 노인 의료보험에서는 이 비용을 지불할 능력이 없다는 것이다.

하버드는 킬레이션을 냉대한다

킬레이션에 대한 주류 의학계의 태도

K 씨는 기혼으로 58세의 공장 관리자였는데 다리와 가슴 통증 때문에 병원에서 여러 가지 검사를 한 결과 혈관 수술을 받아야 할 상태라는 것을 알았다.

K 씨 부부는 뉴욕에 살고 있었기 때문에 지리상 아주 훌륭한 의료 서비스와 매우 높은 교육을 받은 전문의들을 쉽게 만날 수 있었다. 하지만 K 씨 부부는 뉴욕의 선도적인 대학병원 중 하나로 꼽히는 한 병원의 권위 있는 심장학자가 권유하는데도 그 의견을 받아들이지 않기로 결심했다.

책도 많이 읽고 호기심이 많은 K 부인은 남편의 병에 대해 의학적이고 대중적인 문헌을 한달 동안 집중적으로 찾아 읽었고 그 결과 킬레이션을 발견하였다.

"그 의사에게 물어봅시다." 열성적인 아내의 반응에 쉽게 동조하지 못하는 K 씨는 조심스럽게 말했다. 그리고 정말 처음의 의사에게 문의해보았다.

"킬레이션에 대해서는 효과 없고 위험하다는 것 말고는 아는 게 없습니다."

충분한 교육을 받은 전문가들은 본인이 거의 혹은 전혀 알지 못하는 것에 대하여 잘 말하지 않으려고 하는 경향이 있지만, 킬레이션에 반대하는 평범한 의사들도 킬레이션에 대해 잘 모르기는 마찬가지다. 기존의 의학계에서는 오랫동안 킬레이션 요법에 관해 근거가 없는 반대 의견들을 선전하면서 문서화된 위험을 경고했지만 사실 이들이 말하는 위험은 근거가 없다.

킬레이션에 대해 관심을 가지고 있는 사람에게 그런 경고의 말들은 매우 큰 고민거리를 안겨준다. 사실 이런 경고의 말 덕분에 이 책의 발행자는 고민에 빠졌었다. 이 책 출판 계약을 하기 바로 전에 스테인앤드데이 출판사의 솔 스테인 회장은 심장 질환에서 킬레이션 요법을 사용하는 것은 증명되지 않은 치료 방법이며 오히려 해로울 수도 있는 분명한 증거를 가지고 있다고 비난하는 내용을 담은 〈하버드 의과대학 건강 레터The Harvard Medical School Health Letter, HMSHL〉 1983년 1월호를 받았다.

회장의 승낙을 받아 우리가 주고 받은 편지를 밝히려고 한다. 먼저 킬레이션 요법에 대한 부정적 의견을 담은 하버드 의과대학 건강 레터와 나의 모교인 하버드 의과대학에서 출판사에게 보냈던 편지를 보자.

심장 질환 치료를 위한 킬레이션 요법 미국 내 수백 명의 의사들 또는 의원에서 좁아진 혈관을 열기 위해 킬레이션 요법을 시술하고 있다. 보통 이 치료법은 다음과 같이 시술된다. EDTA라고 알려진 화학 물질을 정맥 내로 한두 시간 동안 주사한다. 그 후에 환자는 며칠을 쉬고, 치료는 50회 정도까지 반복될 때도 있다. 몇 주에서 몇 개월 정도 지나면 약 3,000달러의 비용이 들고 환자의 심장으로 가는 혈액순환이 개선되고 심장 발작의 위험성이 낮아지며 일부 증상(통증 또는 호흡 곤란과 같은)이 줄어든다.

킬레이션 치료 원리 EDTA는 칼슘과 결합하고 혈류에서 칼슘을 제거한다는 것이다. 발병한 동맥을 막는 플라크에서 칼슘이 발견되기 때문에 킬레이션을 지지하는 사람들은 혈액 내의 칼슘 수치를 낮추는 것은 바로 플라크에 있는 칼슘이 녹아서 나오게 하는 것이며 이로 인해 플라크는 작아진다고 한다. 그러나 사실, 플라크의 대부분은 칼슘이 아닌 섬유질로 되어 있으며, EDTA가 플라크에서 칼슘을 제거한다는 것이 증명되지 않았고, 지금까지 적절한 대조군을 포함한 연구를 실행해 킬레이션 요법이 증상을 완화시켜준다는 것을 보여준 설득력 있는 증거가 없다.

과도한 양의 EDTA는 빠르게 투여하면 치명적인 결과를 낳을 수 있다. 천천히 투여하는 경우는 상대적으로 해가 없지만 신장에 손상을 가져올 수 있다. 여러 종류의 일시적 불쾌감이 나타날 수도 있다.

킬레이션 요법은 중금속에 중독된 경우에 쓸 수 있는 치료법으로 인정받았지만 심장 질환에서는 그 효과가 증명되지 않았다. 킬레이션 요법을 받겠다고 마음을 먹는 사람은 자동적으로 '실험용 쥐'가 되는 것이고 이때 치료가 신중하게 대조군을 포함한 시험의 한 부분으로 이루어지지 않으면 환자는 아무런 목적에도 유용하게 활용되지 못한 실험용 쥐 신세가 될 것이며 또한 어떤 유용한 정보를 얻을 수 없을 것이다.

— 하버드 의과대학 건강 레터, 1983년 1월호에서 발췌

1983년 1월 6일 출판사 회장이 나에게 다음과 같은 편지를 보내왔다.

얼마 전 하버드 의과대학 건강 레터의 1983년 1월호 표지에 킬레이션 요법이 실린 것을 보았습니다. 여기에서 킬레이션 요법을 '증명되지 않은 치료법'이라고 기술하여 우려됩니다. 아스피린이나 여타 많은 약들이 과도하게 사용하면 치명적일 수 있기 때문에 과용량에 대해 하는 말은 크게 신경 쓰지 않습니다. 하지만 신장 기능을 손상시킬 수 있다는 점에 대해서는 약간 우려되며 그보다 두 번째 문단에서 '지금까지 적절한 대조군을 포함한 연구를 실행해 킬레이션 요법이 증상을 완화시켜준다는 것을 보여준 설득력 있는 증거가 없다'라고 말하는 부분이 걸립니다. 이에 대해 귀하의 의견을 빨리 듣고 싶습니다.

다음날 아침 나는 스테인 씨와 통화했다. 우리의 대화는 진솔했고 핵심을 찔렀다. 그는 대중에게 해가 될 수도 있는 내용을 무책임하게 책으로 펴내고 싶지 않다는 의사를 확실하게 밝혔다. 그는 하버드 의과대학 건강 레터에서 제기된 문제들에 대해 내가 답을 하고 내 주장에 대해 뒷받침하는 증거를 제시해야 내 책을 발행할 수 있을 것이라고 말했다. 또한 그는 하버드 건강 레터의 편집인에게 편지를 보낼 것이며 내 편지와 문서를 사용해 대응할 것이라고 말했다.

나는 공정한 처사라고 생각했다. 엄격하면서도 마음을 툭 터놓는 그런 심판관을 만난 것이다. 답장을 작성하는 데 2주가 넘게 걸렸다. 1월 26일 나는 이런 편지를 보냈다.

친애하는 스테인 씨,

이 서신은 폐쇄성 동맥 질환을 치료하는 EDTA 킬레이션 요법에 대해 귀하가 하신 질문들에 답변입니다. 좀 더 구체적으로 말씀드리자면 하버드 의과대학 건강 레터 1983년 1월호에 실린 오류를 지적하고자 합니다. 저는 제가 졸업한 의과대학이 승인한 그 유명한 건강 레터에서 우회로조성술 및 다른 치료들에 대한 대안으로 안전하고 효과적인 시술 방법에 대해 그토록 잘못된 내용을 다룬 것에 대해 실망을 금할 수 없었습니다.

디기탈리스 중독으로 유발된 치명적인 심장 부정맥을 치료하는 경우와 위험할 정도로 혈중 칼슘이 높은 경우(이런 경우는 아주 드묾)를 치료할 때 외에, 하버드 의과대학 건강 레터에 글을 기고하는 사람들이 EDTA 킬레이션 요법을 비평할 정도로 개인적으로 충분히 킬레이션을 해본 경험이 있는지 의심스럽습니다. 그 사람들은 중금속 중독을 치료하는 데 사용되는 EDTA는 '칼슘 디소디움calcium-disodium'형이며 이와 달리 동맥경화증을 치료하는 데 사용되는 EDTA는 '디소디움disodium'형이라는 것을 모르고 있는 것 같습니다.

전문가들 사이에서도 의견 차이가 있게 마련인데, EDTA 킬레이션 요법에서는 하버드 의과대학 건강 레터에 글을 기고하는 사람들보다는 제가 훨씬 더 전문가라고 자부합니다. 저는 하버드 의과대학에서 의학박사 학위를 받았을 뿐 아니라 가정의위원회 American Board of Family Practice 및 킬레이션요법위원회American Board of Chelation Therapy에서 전문가로서 자격을 인정받았습니다. 저는 현재 킬레이션 요법을 하고 이를 지지하는 의사들로 구성된 전문가들의 모임인 미국의학진보학회American College for

Advancement in Medicine에서 부회장직을 맡고 있습니다. 나는 약 10년 동안 EDTA로 폐쇄성 동맥 질환을 치료해왔는데, 치료를 받았던 수백 명의 사람들 중에 75~95퍼센트가 뚜렷하게 지속되는 효과를 보였습니다. 치료 건수와 관찰된 효과들 간에는 상관관계가 있었습니다. EDTA 요법 때문에 해를 입은 환자는 한 사람도 없었습니다.

하버드 의과대학 건강 레터에서는 "킬레이션을 지지하는 사람들은 혈액 내의 칼슘 수치를 낮추는 것은 바로 플라크에 있는 칼슘이 녹아서 나오게 하는 것이며 이로 인해 플라크는 작아진다고 한다"라고 말했습니다. 그런 주장은 킬레이션의 효과를 너무 단순화하여 표현한 것이고 충분한 교육을 받은 킬레이션 의사들은 그렇게 말하지 않습니다. 킬레이션 요법을 쓰면 플라크의 크기가 줄어든다는 증거는 어디에도 없습니다. 반면, 치료를 받은 환자 중 75퍼센트 이상에서 혈류가 줄어서 나타났던 증상이 개선되었다는 증거는 많이 있습니다.

또한 다른 연구 결과에 의하면 EDTA로 치료하면 혈류에 대한 영향과는 별도로 에너지 대사 효율이 개선된다고 합니다.

하버드 의과대학 건강 레터는 EDTA는 '한두 시간' 동안 정맥 내에 투여된다고 했습니다. 하지만 EDTA를 바르게 사용하는 의사라면 치료 용량을 그렇게 빠른 속도로 투여하지 않습니다. 최소 3시간은 주사해야 안전하다고 생각합니다. 이보다 빠르게 투여하면 신장에 무리가 갈 수 있습니다. 어떤 약이라도 매우 많은 양을 아주 짧은 시간 동안에 투여하면 해를 끼칠 수 있습니다.

하버드 의과대학 건강 레터에서 킬레이션 치료는 몇 주에서 몇 개월 정도의 시간이 걸릴 수 있고 비용은 약 3,000달러 정도 든다고 했습니다. 맞습니다. 그렇지만 우회로조성술 비용은 그보다 7~10배나 더 들며 사망, 통증, 고통 그리고 장기간의 장애를 포함해 여러 가지 심각한 합병증이 유발되는 경우가 많다는 사실은 지적하지 않았습니다. 적절하게 투여하기만 하면 킬레이션 요법은 그런 위험을 유발하지 않습니다. 여타 비수술적 치료들의 비용도 같은 치료 기간 동안의 킬레이션 요법과 같거나 더 많습니다. 그런 면에서 비용은 신중하게 살펴보아야 합니다.

하버드 의과대학 건강 레터에서는 "지금까지 적절한 대조군을 포함한 연구를 실행해 킬레이션 요법이 증상을 완화시켜준다는 것을 보여준 설득력 있는 증거가 없다"라고 말합니다. 킬레이션 요법을 지지하는 의사들에게는 이중 잣대가 적용되고 있습니다. 우회로조성술은 그런 대조군을 포함한 연구가 진행되지 않았어도 열렬히 인정을 받았습니다. 관상동맥우회술은 위약 효과가 아닌 다른 것을 '적절한 대조군으로 포함한 연구'를 통해 증명된 적이 없습니다. 사실, 아드레날린과 같은 물질로 심장을 자극하는 신경을 차단하는 심장 교감신경 절제술라는 별개의 수술이 있습니다. 심장 교감신경 절제술도 역시 증상을 개선시킵니다. 또한 교감신경을 차단하지 않고 관상동맥의 경련을 감소시키면서 그리고 심장에 대한 부하량을 줄이면서 우회로조성술을 하는 것은 불가능합니다. '적절한 대조군을 포함한 연구'를 통해 우회로조성술이든 교감신경절제술이든 어느 쪽이 더 효과가 좋은지 증명된 바가 없습니다.

여기 킬레이션 요법에 대해 최근에 발표된 아홉 편의 과학 논문을 동봉합니다. 이들 중 다수가 EDTA 킬레이션 후에 혈류가 개선되었다는 통계학적으로 의미가 있는 객관적인 측정치들을 보여주고 있습니다(이 연구 내용뿐 아니라 이 편지를 쓴 이후에 발표된 연구에 대해 10장을 비롯해 이 책 여러 부분에서 자세히 기술되어 있다). 카스도프 박사의 심장 질환 연구에 대해서는 심장 박출 계수의 변화가 상대적으로 작았기 때문에 비평을 하는 사람이 있을지도 모릅니다. 하지만 그 논문의 통계적인 분석은 18명의 환자들 중에서 17명이 개선되었다는 확률(개선된 정도는 관계없이)을 보여주고 있습니다. 이것은 동전을 18번 던졌을 때 앞쪽이 17번 나올 확률과 유사합니다. 통계적 의미가 높다는 것을 증명하기 위해서 심장 박출계수의 변화 정도를 고려할 필요는 없습니다. 임상적인 상태도 관찰했는데 역시 매우 효과적으로 좋아졌습니다. 뇌의 혈류를 측정하는 카스도프 박사의 두 번째 연구에서는 EDTA 킬레이션 요법을 한 후 뇌로 흐르는 혈액순환이 매우 의미 있게 개선되었다는 사실을 증명하는 훨씬 더 설득력 있는 자료를 확보했습니다. 이런 결과들이 우연히 나타났을 확률은 0.0005퍼센트 이하입니다. 그 연구는 다른 연구자가 다른 방법으로 독립적으로 반복하였고 그 결과도 확인되었습니다. 카스도프 박사와 파 박사가 쓴 원고를 통해 킬레이션의 효과가 통계적으로 입증된 것은 아니지만 이 원고에는 다리를 절단해야 한다는 말을 들은 네 명의 환자들에 대해 이야기하고 있습니다. 이 환자들은 절단 수술을 받는 대신 킬레이션 치료를 받았고 이제 네 사람 모두 만족스런 삶을 즐기면서 다리를 절단하지 않고 두 다리로 걸어다니고 있습니다.

또 다른 연구는 만성 퇴행성 질환을 앓고 있는 환자 383명을 대상으로 EDTA 치료 전과 후 신장 기능 검사 결과를 비교한 것입니다. 그 연구 결과 EDTA 치료로 인해 나타난 부정적 효과는 전혀 없었고 킬레이션 후에 신장 기능이 통계적으로 의미 있게 개선되었음을 보여주고 있습니다. 이 연구에 포함된 383명 중 한 명은 아주 특별한 경우였습니다. 그 사람은 86세 여성이었는데, 이미 신장 기능이 정상이 아닌 상태에서 치료를 시작했고 EDTA로 치료한 후에 처음에는 상태가 더 나빠졌습니다. 그러다 3개월 정도 치료를 하고 나니 신장 기능이 처음 치료를 시작했을 때와 비교하여 훨씬 더 정상에 가까운 수준이 되었습니다. 정맥 내에 EDTA를 제대로 투여할 줄 아는 의사는 신장 기능이 감소된 환자들의 경우는 용량을 줄이고 좀 더 간격을 띄워서 투여하는 방법을 씁니다.

EDTA가 신장에 미치는 효과에 대한 문헌도 한 편 동봉했습니다. 그 글에서는 킬레이션을 하면 신장이 손상된다고 하는 보고가 나온 이유는 EDTA로 치료하기 전에 이미 심한 신장 질환을 가지고 있는 환자들이거나 일차적으로 신장 질환을 자주 동반할 수 있는 병을 앓고 있는 환자들에 대해 EDTA 치료를 하고 그 결과를 인용한 것이라고 밝히고 있습니다. 또한 EDTA를 사용하던 초기에는 약을 투여하는 속도가 지금 우리가 안전하다고 생각하는 것보다 6배 이상 빨랐습니다.

하버드 의과대학 건강 레터에 언급된 EDTA 치료 후 환자가 느끼는 일시적인 불편함은 우회로조성술 또는 관상 동맥 촬영술을 받을 때의 불편함과 비교하면 지극히 낮은 수준입니다.

하버드 의과대학 건강 레터가 '실험용 쥐'라고 말한 부분을 보니 우회로조성술을 받겠다고 마음먹는 사람도 또한 '자동적으로 실험용 쥐'가 되는 것과 비슷한 상황이 아닌가 하는 생각이 듭니다. 킬레이션을 비평하는 사람들은 수백만 달러를 써서 대규모 이중맹검법으로 대조군을 포함한 연구를 시행해 킬레이션의 효과는 위약 효과에 의한 것이 아니라는 것을 증명하라고 요구합니다. 그런데 비슷한 연구 결과가 없는 우회로조성술은 그렇게 적극적으로 권유하는 이유가 뭘까요? 우회로조성술을 지지하는 사람들은 수술 효과가 너무 분명하기 때문에 따로 그 효과를 증명하기 위해 대조군을 포함한 연구를 할 필요가 없다고 말합니다. 킬레이션 요법을 하는 의사들도 킬레이션 치료를 하면 환자가 좋아지는 게 눈이 띄게 보입니다. 그것도 아주 적은 비용과 위험도 훨씬 적은 상태에서요.

킬레이션 요법을 비평하는 사람들은 킬레이션이 '증명되지 않았다'라는 말만 할 뿐 킬레이션을 연구할 자금이 없다는 사실은 간과합니다. 정부 연구 자금의 용도를 결정하는 위원회도 킬레이션을 비평하는 사람들과 비슷한 편견을 가지고 있는 듯합니다. 이 위원회가 수천만 달러를 우회로조성술을 연구하는 데 할당했는데도 전문가들은 여전히 비수술적인 치료가 수술을 받아야 할 거의 대부분의 환자들에게 똑같이 효과가 없지 않느냐고 논쟁하고 있습니다.

제가 거론한 통계적으로 유의한 이 연구에 대해 여전히 이중맹검법에 의한 것이 아니라고 비평하는 사람들이 있을지도 모릅니다. 이 연구들은 개업의들이 사비를 털어 한 것이며 환자들 스스로 대조군이 되었습니다. 즉, 치료 전에 환자들에 대한 객관적인 측정이 이루어졌고 치료 후에 추적 측정이 이루어졌습니다. 킬레이션 요법을 비평하는 사람들은 환자와 치료를 하는 의사 모두 EDTA 치료를 받는다는 사실을 알고 이루어진 연구이기 때문에 모든 환자들에게서 관찰된 효과는 위약 효과 범위 내에 있을 것이라고 말합니다. 좋아진 환자들이 75~90퍼센트라는 것 그리고 그

전에 받은 다른 모든 치료들에 반응하지 않았던 증상들이 좋아졌다는 사실은 무엇으로 설명할 수 있을까요. 위약 효과만으로는 그런 전반적인 효과를 설명하기 힘듭니다.

저는 동봉한 연구 보고 사례들이야말로 훌륭한 과학적 연구 결과라고 생각합니다. 모든 과학 발견은 작은 보고에서부터 시작해 소규모의 환자들을 대상으로 관찰한 후에 비용이 매우 많이 드는 대규모 이중맹검법 연구로 이어지는데, 이 대규모 시험에 참여하는 환자들이야말로 절반이 '실험용 쥐'가 되어 아무것도 모른 채 위약 처방을 받게 되는 것입니다.

하버드 의과대학 건강 레터에 글을 기고하는 사람들은 자기 의견을 개진하기 위해 10~15년 전에 발표된 보고서들에 의지하는 것 같습니다. 제가 이 서신에서 언급한 최근 발표 자료에 대해 이들이 알고나 있는지 의심스럽습니다. 이 서신에 동봉한 연구 사례 9건 중 여섯 개에 대한 내용이 나오는 저널 〈전체적인 의학 치료Journal of Holistic Medicine〉의 출판사인 휴먼사이언스Human Sciences Press에서 들은 바에 따르면 하버드 의과대학의 프랜시스 카운트웨이 의학도서관에 이 저널이 우송되므로 하버드 의과대학 건강 레터 사람들도 이 저널을 볼 수 있다고 합니다. 단, 이 〈전체적인 의학 치료〉는 아직 의학 색인Index Medicus에 포함되지 않았으며 그 저널에 포함된 논문들은 킬레이션 요법이라는 주제로 컴퓨터로 검색할 때 나오지 않기 때문에 이 최근 논문들은 약간 찾기 어려울 것이라는 말을 덧붙이고 싶습니다. 〈전체적인 의학 치료〉 저널은 2년 전에 국립 의학도서관을 통해 의학 색인에 등록하고 더불어 메드라인MEDLINE 컴퓨터 검색 프로그램에 이용될 수 있도록 신청을 해두었습니다. 이 목록에 오를 저널을 선정하는 위

원회는 국립의학도서관에 접수되는 모든 발행물의 10~15퍼센트
밖에 승인하지 못합니다. 자금과 인력이 부족해서 더 많은 자료
를 승인해 검색이 가능하도록 할 수가 없는 것입니다. 국립의학도
서관에서는 외국어로 된 간행물은 아예 접수조차 하지 않습니다.
따라서 검토 대상도 되지 못하는 것이지요. 킬레이션 요법을 지
지하는 외국의 연구 논문들은 다수 이런 범주에 포함되어 있습니
다. 따라서 저는 동봉한 문서에 이 논문을 참고문헌으로 게재했습
니다. 대부분의 보건 분야 전문가들은 특정 주제에 대하여 컴퓨터
검색할 때 뜨는 내용이 전 세계 과학 문헌으로 발표된 것들 중에
서 10퍼센트도 채 되지 않는다는 것을 전혀 모르고 있습니다.

킬레이션 요법을 많이 시술해본 전문가들은 대부분 환자들이
킬레이션 치료를 받고 나서 상태가 호전되는 것을 자주 보며, 증
상이 있다고 이 치료를 중단할 필요는 없다고 생각합니다. 킬레이
션 외 다른 치료, 특히 우회로조성술이나 비싼 처방약을 지지하는
사람들은 경제적인 면에서 그리고 정치적인 면에서 킬레이션을
하는 의사들보다 훨씬 더 큰 힘을 발휘하는 위치에 있습니다. 엄
청난 돈과 거대한 산업이 뒤얽혀 있습니다. 킬레이션 요법이 대중
들에게 좀 더 많이 알려지게 되자 정치적으로 힘을 발휘하는 사람
들이 쏟아놓는 비평 강도가 더욱 세어지고 있습니다. 최근에 나온
하버드 의과대학 건강 레터가 바로 그런 사례입니다.

킬레이션 요법을 받은 환자 수는 우회로조성술을 받은 환자와
비슷합니다. 대부분의 환자들은 의료비를 보험으로 상환을 받지
못하더라도, 언론 매체를 통해 널리 알려지지 않았어도, 우회로조
성술 같은 '높은 지위'를 가지지 못했어도, 전에 킬레이션 요법으
로 도움을 받았던 친구 또는 가족의 추천을 받아 킬레이션을 선택

했습니다. 또한 개인적으로 알고 있는 의사나 심장 전문의가 말리는데도 킬레이션을 선택했습니다. 킬레이션 요법은 동료들의 압력에도 굴하지 않고 견딜 수 있을 정도로 용기를 가진 의사 그리고 비전통적인 방법이기는 하지만 더 안전하고 더 효과적이라고 믿는 그런 치료를 하는 의사들이 시술합니다.

완전히 공정해지려면 모든 치료 방법을 똑같은 조건에서 연구해야 합니다. 적절한 연구를 통해 모든 치료의 안전성과 효과 여부를 증명하려면 국립보건원National Institutes of Health, NIH이 자금을 지원해야 합니다. EDTA는 특허를 받을 수 없고 제약회사 단독으로는 엄청난 연구비를 댈 수 없습니다. 개원한 의사들은 제한된 연구 외에는 아무것도 할 수 없습니다. 국립보건원만이 '고아' 신세가 된 이 약을 위한 자금을 제공할 수 있습니다. 이 고아 신세가 된 약은 오랫동안 사용되어 특허권이 만료되었지만 지금 유용하게 쓰일 수 있는 새로운 사용처가 발견된 약입니다.

저는 기존 보건 절차나 정책들이 진정 미국 국민들을 위해 존재하는 것인지 묻고 싶습니다.

그럼 이만 줄이겠습니다.

엘머 크랜턴 드림

이런 서신을 왕래한 끝에 나는 이 책의 초판 계약을 할 수 있었다(그때 이후, 광범위하게 개정판과 최신판 작업을 하였다). 그러나 이후 곧 예상하지 못했던 곳에서 내게 연락을 취했다. 하버드 의과대학의 학장과 함께 기금 조성에 관여하며 영향력이 큰 한 하버드 졸업생이 나에게 편지를 보낸 것이다. 그는 편지에서 킬레이션에 대해 그리고 하버드 의과대학 건강 레터에 있는 부정적인 보고서에 대한 나의 반론에 대해 개인적으로 특별한 관심을 가지고 있다고 썼다. 그는 또한 3년 반 전에 네 개의 동맥을 이용한 동맥 우회로조성술을 받았으며, 학교 동창 중에 텍사스에서 의사로 일하면서 킬레이션 요법의 개척자로 활동하고 있는 사람을 알고 있다고 했다.

그는 킬레이션을 시도해볼 수도 있을 것이라는 마음으로 하버드에 있는 학장과 통화하면서 하버드 의과대학 건강 레터에 실린 킬레이션에 대한 기사의 출처였던 모든 과학적인 자료, 연구 및 시험 결과를 보내달라고 요청했었다고 한다.

서신에서 그는 이렇게 기술했다. "얼마 전에야 제가 요청한 자료를 받았습니다. 그것은 쿠베틴 기자가 9월 14일자 〈내과 뉴스 *Internal Medicine News*〉지에 쓴 기사의 사본이었습니다. 그 기사에는 해리슨, 프로머 등의 의사들이 한 말만 인용구로 실려 있었습니다. 물론 과학적인 논문도 아니었고, 단지 킬레이션 시술을 해본 적이 있는지 없는지도 알 수 없는 그런 사람들이 자기 의견을 기술한 것에 불과했습니다. 저는 하버드 레터에서 기사를 인쇄하기 전에 일차적으로 문헌에 대해 의학적이고 과학적인 출처 확인을 하지 않았다는 사실에 좀 실망했습니다."

그가 직접 언급하지는 않았지만 아마 하고도 남았을 말은 레터에 실을 기사를 선정할 때 하버드 의과대학 건강 레터가 편견을 가지고 있다는 사실이었을 것이다. 하버드 의과대학 건강 레터는 킬레이션에 반대하는 의견은 모두 게재하면서 킬레이션을 찬성하는 의견 또는 연구는 아무것도 싣지 않았다.

물론 내가 이런 말을 한다고 킬레이션에 대한 근거 없는 공격이 끝나지는 않겠지만, 적어도 나는 편견을 가진 비평가들에게 자기 일이나 좀 더 제대로 하라고 말해주고 싶다.

임상 연구

킬레이션의 탁월한 효과

의학계에서는 이미 승인된 치료에 대해 지지하는 과학 연구 결과가 나오면 열심히 수용한다. 반면 완전히 새로운 치료법이 나오면 약간은 내키지 않은 태도로 시험하고 논쟁한다. 그러나 의학계가 독약보다 나쁘다고 미워하는 것은 이미 거부한 치료법을 다시 평가하는 것이다. 의학계도 결국 사람들로 구성되어 있는데, 이름 뒤에 M.D.(의학박사) 딱지가 붙은 사람들은 (다른 사람들도 마찬가지겠지만) 자기 잘못을 인정하는 것을 좋아하지 않는다.

훗날 킬레이션 요법이 표준 의료 서비스로 자리잡고 나면 20세기 의학을 다루는 역사가들은 킬레이션의 효과에 대해 양심적인 실험 연구가 얼마나 많이 이루어졌는지, 그런데 우리의 건강을 수호해야 할 사람들이 이 결과를 얼마나 의도적으로 무시했는지를 깨닫고 놀라지 않을 수 없을 것이다. 그때쯤이면 킬레이션을 성공적으로 벼랑 끝으로 내몰았던 사람들은 대부분은 죽고 없어서 얼굴을 붉힐 사람도 창피를 당할 사람도 없을 테지만 말이다.

긍정적인 연구 결과는 많이 나와 있다. 또한 킬레이션은 효과가 없다고 주장하는 연구 결과의 경우, 실제로는 그 반대를 보여주고 있는 경우가 많다. 그럼 이제부터 그런 연구에 대해 자세히 살펴보자.

어떤 의미에서 우리는 지금 잘못된 기록을 바로잡고 이 책을 읽고 있는 독자들 그중에서도 특히 의사들에게 과학적인 증거를 어디에서 찾아볼 수 있는지 알려주고자 한다. 왜냐하면 주류를 차지하는 의학 저널의 편집인들이 비양심적으로 검열을 하고 있기 때문이다. 그들은 EDTA 킬레이션에 대한 긍정적인 연구 보고 발행은 거절하면서, 이 놀라운 요법에 대해 편견에 가득한 편집인의 비평과 편집인에게 보내는 편지는 신속하게 인쇄해준다. 또한 그들은 아래에 나오는 덴마크와 뉴질랜드의 연구 사례에서처럼 킬레이션에 대한 잘못된 반증을 보여주는 결함에 찬 연구 내용을 비평도 없이 빠르게 인쇄해준다. 킬레이션을 지지하는 연구를 발행하는 저널들은 비록 의학적으로 뛰어나지만 그 규모가 더 작고, 널리 읽히지 않으며 주류에 의해 무시되고 있다. 국립의학도서관에서는 EDTA 킬레이션 요법을 지지하는 연구를 메드라인 컴퓨터 데이터베이스에 수록하는 것을 거부한다.

또한 학문을 하는 의학 연구진과 전문적 임상 시험가들은 동맥경화에 대한 치료 요법으로 EDTA 킬레이션을 쓰는 것에 대해 관심을 표명하면 동료들한테 호되게 혼이 나는 게 상례다. 그들은 은밀하게 킬레이션은 '정치적으로 올바른' 주제가 아니며 그런 연구에 관심을 가지면 '경력을 망치는 일'이 될 수도 있다는 말을 듣게 된다.

대부분의 개원의들은 국립의학도서관의 도서 색인과 이 색인의 전자판 버전인 메드라인 컴퓨터 데이터베이스에 실린 바이오 의학 문헌이 전 세계에서 쏟아져 나오는 모든 바이오 의학 문헌의 (어떤 언어로 발행된 것이건) 채 20퍼센트도 되지 않는다는 것을 전혀 모른다.

이번 장에서는 아주 중요한 긍정적인 몇 편의 연구 결과에 대해 다룰 것이며, 논문 원문을 보고자 하는 사람을 위해 참고 목록도 준비해두었다. 그러고 나서 킬레이션의 효과가 '부정적'이라고 주장한 연구에 대해 분석해보고자 한다. 킬레이션에 대해서 지금까지 발표된 모든 연구 목록은 참고문헌으로 수록되어 있다.

자, 그럼 시작하기 전에 몇 가지만 먼저 짚고 넘어가겠다.

첫째, 정말 부정적인 연구 결과는 없다. 킬레이션에 대한 모든 의학적 연구는 긍정적인 결과를 보였다. 즉, 자료는 언제나 긍정적이었다. 그렇다고 해서 일각에서 긍정적인 결과를 부정적으로 해석하는 것까지 막을 수는 없다.

둘째, 금전적인 문제 때문에 킬레이션 연구 규모는 제한을 받을 수밖에 없다. 그 약은 더 이상 특허를 받을 수도 없고 어느 누구도 제약회사가 시장에서 판매를 신청하기 전에 식약청의 요구조건을 충족시키기 위해 필요한 자금(3,000만 달러 이상)을 쓰려고 하지 않는다. 이것은 대규모의 이중맹검법(위약 대조군 포함) 연구에 대한 가격표이다. 이 책에서 인용하는 연구들은 대부분 상대적으로 규모가 작다. 연구 대상 환자 수가 100명도 안 되는 경우가 많지만, 그런데도 과학적으로 의미가 있다. 이 연구에서는 최종적으로 혈류 증가를 객관적으로 측정하고 이를 통계학적으로 분석한다. 다시 말해 단지 환자들에게 기분이 어떠냐, 몸이 좋아진 것 같으냐는 질문만 물어서 결론을 내지 않았다.

셋째, 킬레이션을 비평하는 사람들은 킬레이션으로 좋아졌다고 하는 보고는 위약 효과에 불과할 뿐이라고 암시한다. 위약 효과란 전혀 효과를 발휘하지 않는 약임에도 약을 먹으면 도움이 될 것이라고 말해주면, 이 '약'을 사용했을 때 일정 수준 또는 꽤 좋은 효과가 나타나는 것으로 알려진 현상이다. 그래서 위약(의학 연구에서 사용되는 비활성의 물질을 이렇게 부른다)은 '효과'가 있는 것으로 나타난다. 그러나 킬레이션은 위약과는 성격이 다르다. 위약 효과는 처음에 투여했을 때 짧은 시간 동안 나타나고 6개월 이상 지속되는 경우는 거의 없다. 이와 대조적으로 킬레이션은 아주 천천히 최대의 효과를 보인다. 보통 킬레이션은 수개월 동안 치료를 해야 하며, 치료 과정 후에 최대의 치료 효과가 나타나는데도 수개월이 걸린다. 그리고 효과는 일반적으로 몇 년 동안 지속된다. 그러므로 킬레이션은 위약과 다른 추세, 아니 완전히 반대의 추세를 보여준다. 더욱 적절하게 연구해보면 킬레이션 효과는 위약보다 훨씬 강하다는 것을 알 수 있다. 이런 극적인 효과를 위약 효과라고 주장하는 것은 말도 안 된다.

넷째, 좀 더 체계적으로 실시한 킬레이션 연구 결과에서 집계된 치료 후 개선된 수치를 통계적으로 분석해볼 때, 이런 변화가 단지 우연히 나타날 수 있는 확률은 통계적으로 거의 의미가 없는 수준이다. 그 확률을 수치적으로 표현하자면 천분의 일에서 만분의 일 사이이다. 이렇게 연구 결과가 통계적으로 의미가 큰 이유는 대상 환자 수는 비교적 적지만 측정된 개선 값이 크기 때문이다.

이렇게 전반적인 내용을 짚었으니 이제는 동맥경화증과 킬레이션에 대한 실제 연구 사례를 살펴보도록 하자.

내가 1장에서 간단하게 설명한 임상 실험을 생각해보자. 이 시험에서는 모두 킬레이션을 한 후 혈류가 개선된 것을 아주 분명하게 보여주고 있다. 킬레이션을 하는 의사라면 환자가 당연히 이런 결과를 보일 것이라고 생각한다. 킬레이션 치료 후 운동 능력, 기억력, 주의력이 개선되는 것뿐 아니라 심지어 얼굴에 혈색이 돌아오는 것도 보아왔기 때문이다.

기타 객관적으로 측정할 수 있는 순환계 건강 지표에서도 비슷한 결론을 볼 수 있다. 맥도나 박사와 루돌프 박사, 체라스킨 박사는 다리의 말단 혈관이 좁아진 노인 환자 77명을 대상으로 60일에 걸쳐서 약 26회 정도 EDTA 주사를 투여한 후 혈류 변화를 측정했다. 이들은 발목/상완(어깨에서 팔꿈치 사이의 팔) 도플러 혈압 비율을 사용했다. 이 방법은 도플러 초음파를 사용하여 상완 혈압과 발목 혈압을 비교하는 방법이다. 순환계가 젊은 사람의 경우 정상 상태의 발목 압력이 상완의 압력과 같거나 더 크다. 하지로 흐르는 혈류가 감소한 환자는 동맥 혈류가 더 약하고 따라서 상완보다 발목의 혈압이 더 낮다.

평균적으로 킬레이션 요법을 실시한 후 환자들의 발목 압력은 상완 압력의 55퍼센트에서 71퍼센트까지 증가했는데, 이는 대단히 의미 있는 변화로 우연히 이런 일이 발생할 통계적인 가능성은 0.0001퍼센트 정도이다. 도플러 혈압 수치의 향상은 큰 혈관의 혈류만을 반영한다. 또한 EDTA는 특히 당뇨병을 앓는 환자들의 경우 나빠지게 마련인 모세혈관의 순환도 좋아지게 하는 효과가 있다.

카스도프와 파 박사는 EDTA 킬레이션 치료를 받기 전, 괴사된 하지를 외과적으로 절단하자는 이야기를 들은 환자 네 명에 대한 연구 결과를 제시했다. 이 환자들은 동맥경화증의 말기 합병증을 앓고 있었고 혈액순환이 나쁜 사람들이었다. 대부분이 심각한 궤양을 앓고 있었고 다리에는 괴사된 조직이 넓게 퍼져 있었다. 어떤 경우에는 사지로 흐르는 혈액순환이 너무 나쁘고 많은 조직이 죽어서, 환자는 더 이상 심한 통증까지도 느끼지 못하는 상태였다. 이제 환자들은 육체적인 고통보다도 다리를 절단해야 한다는 생각에서 오는 정신적 고통을 앓고 있었다.

네 환자들이 모두 절단을 연기했고 (외과적인 조언이 있었지만) EDTA 주사를 받았다. 치료는 4명 중 3명이 매우 성공적이었다. 네 번째 사례에서 환자는 결국 두 번째, 세 번째 그리고 네 번째 발가락의 끝 부분을 절단해야 했지만 발과 다리는 절단을 피할 수 있었다. 킬레이션 치료 후 네 환자는 모두 하지의 혈액순환이 충분히 회복되어 절단을 피할 수 있었을 뿐 아니라 어떤 제한이나 장애도 없고 고통도 없이 걸을 수 있게 되었다. 킬레이션 요법을 시술받고 수년 동안 네 환자 모두 본인 발과 다리로 걸어다니며 잘 살았다. 킬레이션의 효과를 모르거나 또는 인정하려고 하지 않는 의사가 보았다면 이들의 회복 사례는 의학적인 기적으로 비춰졌을 것이다. 마치 말기 암 환자가 자연 치유된 경우처럼 말이다.

카스도프 박사가 했던 또 다른 연구를 보면 (1장에서 언급되었듯이) 뇌로 흐르는 혈류가 객관적으로 개선되었다는 것을 보여주는 많은 수치 자료가 표로 정리되어 있다. 혈류가 개선된 상태를 나타내는 컴퓨터 그래프를 보고 의학을 배우지 않은 사람들도 크게 놀라워했다. 섬광 계수기와 컴퓨터를 사용해서 이런 복잡한 이미지를 만들었는데, 이는 킬레이션 후에 혈류가 증가했다는 것을 가장 분명하고 설득력 있게 보여주는 객관적인 증거라고 생각된다.

나는 마음을 열고 있는 의사들에게 이 논문에 있는 자료를 검토하고 깊게 생각해볼 것을 권하고 싶다.

킬레이션 요법에 관심이 많은 학생들과 의료 서비스 전문가들은 햄튼로드 출판사Hampton Roads Publishing Company에서 출판한 《EDTA 킬레이션 치료법에 관한 교과서》의 2판을 참고하기 바란다. 여기 이 책의 본 장에서 인용한 킬레이션 연구 논문들의 실재 자료를 포함해 본문 내용이 모두 이 책 안에 실려 있다.

규모가 작은 연구들뿐 아니라 여러 가지 방법들을 사용해서 킬레이션 요법 후의 변화를 측정하는 규모가 큰 후향적 연구 사례도 여럿 있다.

항케 박사와 플라이틀리에 박사는 흠잡을 데 없고 신뢰를 받는 덴마크 의사들인데, 1993년에 우회로조성술을 하는 덴마크 외과 의사들이 킬레이션에 대한 평판을 손상시키려는 시도를 반격하는 연구 결과를 발표하였다. 자세한 내용은 이 장의 뒷부분에서 다루도록 하겠다. 항케 박사와 플라이틀리에 박사는 킬레이션 요법을 받았던 환자 470명을 6년 동안 추적해서 여러 가지 기준을 사용해서 개선 정도를 측정하였다. 그 결과 관상동맥 질환을 앓고 있었으며 심장으로 가는 혈관이 좁아져 있던 환자 265명 중에서 90퍼센트가 상태가 호전된 것을 발견했다. 이들 중 65명은 킬레이션 전에 우회로조성술을 해야 한다는 통보를 받았는데, 킬레이션 치료 후 (이 우회로조성술 후보자들 중) 58명이 상태가 매우 좋아져서 외과의사의 칼을 피할 수 있었다. 진통을 위해 니트로글리세린을 복용하던 207명의 협심증 환자 가운데 189명이 복용량을 줄일 수 있었다. 대부분의 경우는 아예 약 사용을 중단하였다. 발 또는 다리의 절단을 기다리고 있던 27명의 환자 가운데 24명이 수술을 피했다.

이렇게 눈에 띄는 결과는 킬레이션 요법을 하는 의사들에게는 아주 일상적으로 관찰된다.

이보다 더 규모가 큰 후향적인 연구가 브라질에서 진행되었는데 이 연구에서는 동맥경화증 및 퇴행성 질환을 앓고 있는 환자 2,870명을 대상으로 킬레이션의 효과를 분석하였다. 치료는 1983년과 1986년 사이에 이루어졌다. 거의 모든 환자들이 동맥경화성 혈관 질환으로 치료를 받고 있었다. 가장 심각한 경우는 심장 질환을 앓고 있는 환자들이었는데 이들이 전체 연구 대상 환자의 거의 3분의 1을 차지하고 있었다. 이들의 경우 킬레이션을 받고 나서 77퍼센트는 뚜렷한 효과를, 17퍼센트는 좋은 효과를, 4퍼센트는 부분적인 효과를 보여주었고 3퍼센트는 변화가 없거나 나빠졌다. 몸의 다른 부분에 있는 동맥이 막힌 환자들도 비슷한 효과를 보여주었다.

뉴올리언스의 튤레인 의과대학 교수인 제임스 카터 박사와 브라질의 상파울루에 있는 에프레인 올스제워 박사는 함께 10명의 환자들을 대상으로 작은 규모의 이중맹검법에 의한 예비적인 연구를 하면서 치료 결과를 추적하기로 결심했다. 연구를 중간쯤 진행했을 때 그들은 윤리적인 이유로 위약 치료를 받았던 환자들에게 사실을 말해주었다. 10명 중에서 5명의 환자에게 EDTA 킬레이션 치료를 했는데 이들이 위약 그룹보다 훨씬 더 좋은 효과를 보여주었던 것이다. 위약 그룹에 속했던 환자들도 EDTA 치료를 받기 시작한 이후 급속도로 상태가 호전되었다.

여기에서 우리는 다음과 같은 궁극적인 질문을 할 수 있다. 이렇게 다양한 킬레이션 연구 결과가 인상적이라는 사실을 부인할 수 없지만 진정 대표적인 의학적 연구라고 할 수 있을 것인가? 테리 채펠 박사와 존 스탈 박사가 1993년에 이 질문에 대한 답변을 하기 위해 일을 벌였다. 이들은 기존에 나온 모든 과학적인 문헌들을 통합하여 메타 분석을 한 것이다. 많은 연구자가 킬레이션 요법 후에 얻은 모든 결과들을 모아 날카로운 안목으로 관찰하고 비교하여 최선을 다해 요약한 것이다. 최근 10년 동안 이런 분석적인 검토 결과는 좀 더 신뢰를 받게 되었고 더 많은 사람들이 이 검토 결과에 의존하고 있다. 채펠 박사와 스탈 박사는 수많은 의학 문헌들 중에서 킬레이션의 심혈관 질환 치료 효과를 논문으로 기준에 맞는 논문 19개를 찾았다. 그것을 모두 합하니 22,765명의 환자들에 대한 자료가 나왔다. 메타 분석과 통합을 한 결과 87퍼센트의 환자가 치료 후 호전된 것으로 나타났다. 객관적인 실험으로 측정된 값을 가지고 있는 자료만이 호전 여부에 대한 분석을 하는 자료로 선택되었다.

채펠 박사와 스탈 박사는 킬레이션이 심혈관 질환 치료에 매우 효과적이라는 것을 보여주는 증거가 있다고 결론을 내렸다.

그런 결론이 놀라울 것은 없다. 실제 환자를 대상으로 킬레이션 요법을 시험해보면 감동을 받지 않을 수 없다. 그럼에도 불구하고 어려운 일을 해낸 의사들은 있다. 이들이 행한 연구 결과를 보자.

요즈음도 가끔씩 친구, 친척 또는 회의적인 의사로부터 킬레이션에 대해서는 공평한 실험연구도 진행되었으며, 그 결과 아무 효력이 없다는 말을 들었다고 곤혹스러워 하는 환자들을 만날 수 있다. 나는 그들이 무슨 근거로 그런 말을 했는지 쉽게 짐작할 수 있다. 지난 10년 동안 EDTA 킬레이션은 심혈관 질환을 치료하는데 실패했다고 주장하는 연구가 의학 문헌에 몇 편 실렸다.

신기한 것은 결함투성이에 불완전한 이런 연구를 보면 킬레이션 요법을 지지하는 연구 자료에서 좀 더 긍정적인 결과를 볼 수 있다는 사실이다.

가장 의견이 분분하고 자주 인용되는 연구가 덴마크에서 이루어졌다. 그것은 심혈관 우회로조성술을 하는 덴마크 외과의사들의 작품이었다. 그 연구의 결과가 〈내과의학저널 *Journal of Internal Medicine*〉과 〈미국외과의학저널 *American Journal of Surgery*〉에 발표되었다. 또한 이 연구 결과는 뉴스 매체를 통해서 널리 알려졌다.

외과의사들은 가끔 다리를 저는 (간헐적 파행) 환자 153명을 연구했다. 이들은 하지의 혈액순환이 심하게 감소한 사람들로 주차장을 건너가는데도 상당한 정신력이 필요할 정도로 상태가 좋지 않았다. 이들의 상태를 평가하는 측정값은 다리에 참을 수 없는 통증이 나타나 갑자기 걸음을 멈출 때까지 걸을 수 있는 가장 긴 거리 Maximal Walking Distance, MWD였다. 환자들은 EDTA 그룹과 위약 그룹으로 나누어졌다. 치료를 하기 전에 EDTA 그룹은 평균 최대 거리는 119미터였고 위약 그룹은 평균 157미터였다.

한 그룹은 정맥 내 EDTA 주사 치료를 20회 받았고 위약 그룹은 정맥 내 식염수 용액을 20회 주입받았다. 주장하는 바에 따르면, 연구는 이중맹검법으로 실시했다고 한다. 즉, 환자나 연구진 모두 연구가 끝날 때까지 어떤 사람이 어떤 주사를 맞는지 알 수가 없었다. 주기적으로 환자 상태를 측정했다. 특히 우리는 치료 3개월 후, 즉 킬레이션 치료 효과가 충분히 나타날 것으로 기대되는 시점에 결과를 분석하였다.

위약 및 치료 그룹들이 모두 좋아졌다. 그러나 연구진은 이렇게 좋아진 것이 통계학적으로 의미가 없고, 또한 EDTA 그룹과 위약 그룹 간에는 반응률 차이가 거의 없었다고 결론을 내렸다. 위약보다 효과가 좋지 않은 약은 실패작이라고밖에 볼 수 없다.

이 덴마크 연구는 많은 사람에게 영향을 주었다. 그러나 곧 연구의 무결성이 의심을 받게 되었다. 연구진들이 이중맹검법의 원칙을 어겼다는 것이 드러난 것이다. 연구진은 연구가 끝나기도 전에 누가 EDTA를 받았고 누가 위약을 받았는지 알고 있었을 뿐 아니라 이런 정보를 시험에 참여한 많은 환자에게 누설했다. 연구가 끝나기도 전에 연구진과 64퍼센트가 넘는 환자들이 자기가 위약 그룹이었는지 아니면 EDTA 치료를 받았는지를 알고 있었다.

이 방법은 전통적인 방법이 아니었고 발표된 연구에도 기록되지 않았기 때문에 윤리적인 관점에서 심히 의심스러웠다.

많은 사람은 그 연구의 규모가 상대적으로 작은 것에 놀랐다. 가끔 다리를 절뚝거리는 증상을 보이는 것은 매우 예측하기 힘든 질환이고, 충분한 환자들이 실험에 포함되지 않으면, 결과는 통계학적으로 믿을 수 없게 되는 경향이 있다.

그렇지만 덴마크 팀 연구에서 가장 흥미로운 것은 숫자 속에 숨어 있었다. 이것은 EDTA를 받는 환자들이 위약을 받는 환자들보다 분명히 훨씬 더 안 좋은 상태에 있었다는 놀라운 사실이다. 따라서 그들이 좋아졌다는 것은 더 어려운 상황에서 회복된 것이었고 더 의미가 있었다. 연구자들은, 덴마크 정부가 킬레이션에 대해 지불하지 않도록 확신을 주기 위해 연구했다고 솔직하게 인정했는데, 킬레이션 대상 환자의 상태가 훨씬 나쁘다는 사실을 알아차리지 못했고 숨기려고 했던 것이 아니었다. 그 증거는 치료 전 MWD 값들이다. EDTA 치료를 받았던 환자들은 통증이 생겨서 더 이상 걸을 수 없을 때까지 걸었던 가장 긴 평균 거리가 119미터였지만 위약을 받았던 환자들은 그 거리가 157미터였다.

훨씬 더 의미가 있는 것은 표준 편차였다. 표준 편차는 통계학적인 개념인데, 이는 어떤 점수들의 집합에서 변이의 정도를 반영하는 것이다. 본질적으로, 표준 편차는 각 그룹에서 숫자들이 얼마나 넓게 분포되어 있는지를 반영한다. 표준 편차가 높다는 것은 측정값들이 평균 근처에 밀집해 모여 있는 것이 아니고, 넓은 범위의 극단적인 값들을 향해서 흩어져 있는 것을 뜻한다. 여기에서 신비한 통계학이라는 학문에 더 깊게 들어가지 않고 단지 표준편차 값이 EDTA 환자들의 경우에는 +/-38미터와 위약 그룹의 경우에 +/- 266미터였다는 것, 즉 두 그룹 사이 걸을 수 있는 능력이 큰 차이가 있었으며 위약 그룹으로 심하게 치우칠 정도로 유리한 상황이었다는 것만 이야기하고 넘어가겠다. 표준 편차값을 보면 위약 그룹 환자 중에서 일부는 MWD가 800미터는 족히 넘었음이 분명하다. EDTA 그룹의 환자들의 파행(다리 절뚝거림)은 훨씬 더 심했다. EDTA 그룹은 훨씬 더 병들어 있었다. 따라서 이 연구는 처음부터 EDTA 킬레이션에 대해서 파국적인 편견을 가지고 설계되었다.

그러나 결국 6개월간의 연구가 끝났을 때, EDTA 그룹에서 MWD는 119미터에서 180미터로 51퍼센트만큼 증가했고 위약 그룹에서 MWD는 157미터에서 194미터로, 겨우 24퍼센트 증가했다. 있는 그대로 발표된 모든 자료를 취합해보면, 처음에 훨씬 더 심각한 상태였던 환자들, 즉 킬레이션 그룹이 위약 그룹보다 두 배 이상 좋아졌다.

나는 덴마크에서의 연구는 킬레이션의 효과를 확실하게 보여주는 것으로 해석해야 한다고 생각한다. 그 연구의 규모가 상대적으로 작지만 않았다면 나는 기쁜 마음으로 이 연구 결과를 자주 인용했을 것이다. 나는 덴마크의 외과의사들이 다섯 배가 많은 환자를 대상으로 연구를 다시 했으면 좋겠다. 다시 통계학자를 통해 연구를 설계하고 해석하도록 한다면, 그리고 이중맹검법을 위반하지 않도록 한다면, 훌륭한 연구 성과를 거둘 수 있을 것이다. 그렇게 되면 정말 감사할 것이다.

이로부터 2년 후 역시 혈관 수술 외과의사들이 진행한 연구가 뉴질랜드 오타고의과대학에서 나왔다. 이 연구의 대상들도 역시 간헐적 파행으로 고통받고 있는 환자들이어서 다리 통증과 매우 제한된 거리 밖에 걸을 수 없는 보행 장애를 가지고 있었다. 여기에서도 킬레이션 치료 환자들과 대조 환자들을 비교하였다. 그 연구는 20회의 EDTA 또는 위약을 투여한 후 3개월까지 진행되었다. 결과를 검사하면서 저자들은 킬레이션은 효과가 없다고 결론을 내렸다. 이번 연구도 결론이 잘못된 것으로 보인다.

EDTA 그룹에서 (절대적으로) 걸을 수 있는 거리는 26퍼센트 증가했고 위약 그룹에서 15퍼센트 증가했다. 이것은 통계적으로 의미가 없는 것으로 생각되었다. 그렇지만 그 연구의 규모는 너무 작아서 위약 그룹에 포함된 환자 수는 겨우 7명이었다. 이들 중 한 사람은 통계학자들이 '예외'라고 부르는 사람이었다. 즉, 자기가 속한 그룹에 있는 다른 모든 사람들과 전혀 양상을 보인 사람을 예외라고 한다. 이 예외적인 환자가 걸을 수 있게 된 거리는 거의 500미터만큼 증가하였다. 위약 그룹에서의 평균치가 올라간 것은 모두 이 한 사람 덕분이었다. 그가 없었다면 위약 그룹에서 걷는 거리는 오히려 약간 감소했을 것이다.

이것은 작은 규모의 연구의 위험성을 설명해주는 예이다. (예외를 인정해) 위약 그룹이 0퍼센트 증가했는데, EDTA 그룹에서 25 퍼센트 증가했다면 이는 통계학적으로 매우 큰 의미가 있었을 것이다.

한편 이 뉴질랜드 연구진은 EDTA 그룹의 상태가 좋지 않은 다리로 가는 동맥의 박동성(맥박의 강도의 측정)의 증가가 통계학적으로 의미가 있다는 점은 인정했다. 통계학적으로 표현하면, 상태가 좋아진 것이 EDTA의 효과가 아닐 가능성은 1,000분의 1 이하였다.

나는 여기에서 두 가지만 지적하고 싶다. 첫째, 걷기가 26퍼센트 향상되었다는 것은 결코 사소한 것이 아니며, 만약 이게 특허를 받을 수 있는 약이었다면 사람들의 관심을 크게 끌었을 것이다. 둘째, 다리를 저는 환자들은 보통 이보다 훨씬 더 증상이 개선되는 것을 경험할 수도 있다.

이 연구에서 평균적으로 나타나는 만큼 개선이 이루어지지 않고 이렇게 차이가 난 이유는 간단하다. 바로 흡연이다.

흡연을 하면 심혈관의 기능이 손상되며 특히 이미 심각한 상태로 파행을 앓고 있는 사람이 흡연을 할 경우, 킬레이션이 제공하는 많은 효과가 무효화된다. 뉴질랜드에서 진행된 연구의 경우 킬레이션을 받은 환자 중 86퍼센트가 담배를 피우는 사람들이었다. 그들은 연구를 시작할 때 담배를 피우는 것을 중단하라는 충고를 받았지만, 얼마나 많은 사람이 실제로 금연을 했을지는 의심스럽다. 애초 담배를 피우지 않는 사람이 훨씬 많이 연구대상에 포함되어 있었다면 킬레이션의 효과 수치가 올라갔을 것이다.

이 책을 막 인쇄소로 넘기려고 할 때, EDTA 킬레이션 요법을 반박하는 작은 연구가 언론을 통해 널리 퍼지게 되었다. 최근에 진행한 이 연구는 캐나다 캘거리에 있는 심장학자들이 실행한 것으로 이들은 킬레이션에 대한 편견을 숨기려 하지 않았다. 그들은 심장 질환을 앓고 있는 환자들 몇 명을 연구함으로써 자기들이 반대하는 치료법의 신용을 떨어뜨리기로 작정한 것처럼 보였다. 아직 이 연구는 과학 저널에 발표되지 않아서 의미 있는 비평을 할수는 없다. 그렇지만 내가 확신하는 것은 결국 그 연구의 설계와 자료를 상세하게 검토해보면 그 역시 최종적인 결론은 먼저 이야기한 덴마크나 뉴질랜드에서 진행된 연구 사례와 매우 비슷할 것이다. 또 손해볼 짓을 한 것이 분명하다.

인기가 없는 요법에 먹칠을 하려고 작정하고 연구를 설계하는 것과 그 연구를 표면적으로 과학적인 것으로 보이게 만드는 것은 비교적 쉽다. 미 의회는 한때 과학기술평가원에 그때까지 발표된 모든 의학적 연구의 과학적인 장점을 분석하라는 임무를 주었다. 선도적인 의학 저널들에 나오는 연구들을 신중하게 검토한 후에 기술분석청에서는 "발표된 모든 의학 연구 중에서 통계학적인 관점에서만 봐도 타당성이 없거나 근거 없는 결론을 내린 연구가 75퍼센트가 넘는다"고 결론을 내렸다. 최종 보고서에는 "발표된 임상 실험들 중에 가치 있는 결과를 얻을 수 있도록 충분히 잘 설계된 것은 많지 않다"고 선언했다.

그리고 그것은 단순히 지적 불성실만을 뜻하는 것은 아니다. 킬레이션 요법을 반대하는 많은 의사는 킬레이션이 효과가 없다고 굳게 믿는다. 귀에 박히게 그런 말을 들어왔던 것이다. 그래서 그들은 자기가 지금 공격을 하는 대상에 대해 알지도 못하면서 공격한다. 아마도 의학 저널에 발표된 연구들을 충분히 읽고 분석할 시간이 있는 의사는 매우 적기 때문에, 알지도 못하면서 막연히 두려움을 느끼는 것 같다. 그들은 대개 초록을 대충 읽은 다음에 저자가 내린 결론 부분으로 뛰어넘어 의문도 없이 결론을 받아들이고 만다.

나는 의사들이 동료 의사가 하는 검토 과정이 자주 편집자의 검열 도구로 사용된다는 것, 즉 현상을 유지하고 전문가로서의 명성과 검토하는 사람의 일자리를 보호하는 방법으로 사용된다는 것을 잘 알지 못한다는 사실을 깨달았다. 또한 의학 저널들은 큰 제약회사들의 광고에 크게 의존하기 때문에 그 제약회사의 입장에 맞지 않는 연구들은 거의 발표되지 않는다. 반면 반대되는 요법들을 공격하는 내용이 편집자에게 전달되면 그런 내용과 근거 없는 편집자의 의견은 빠르게 인쇄된다. 저널이 먹이를 주는 손을 무는 경우는 거의 없다.

강력한 심리적인 방어 장치들도 기능을 한다. 의사들이 의과대학에서 EDTA 킬레이션 요법에 대해서 배우지 않았다면(사실 가르치지 않는다), 그래서 그들이 환자들을 위해서 킬레이션 요법을 일상적으로 쓰거나 처방하지 않는다면, 그들은 다음 둘 중 하나를 믿을 것이다. 첫째, 의과대학에서의 교육이 부족하거나 의학 교육이 환자들에게 가장 좋은 치료를 가르치지 않고 있다. 또는 식약청에서 인정하지 않은 적응증에 킬레이션 요법을 일상적으로 사용하고 처방하는 의사들은 절망적인 환자들을 이용하는 '돌팔이 의사'일 것이다. 많은 의사가 신과 같이 모든 것을 아는 듯한 태도를 버리고 자기 역시 알아야 할 모든 것을 다 알지 못하는 존재라는 것을 인정하기는 쉽지 않은 듯하다.

내가 부정적인 의도로 실행되었다고 말할 수밖에 없는 어느 연구는 매우 진기하고 괴상해서 충분히 논의할 가치가 있는 연구지만 아직 문서로 발표되지는 않았다. 흔히 '하이델베르크 실험'이라고 부르는 이 연구는 1980년대 초에 티에만Thiemann이라는 독일 제약회사의 요청으로 이루어졌다. 이 연구 또한 간헐적 파행을 앓고 있는 환자를 대상으로 EDTA 주사(20회)와 벤시클랜(티에만 제약회사가 소유하고 있는 혈관확장제와 항혈소판제의 효과를 가지는 약) 주사(20회)의 효과를 비교하였다.

말할 필요도 없지만, 실제 상업적인 관점에서 보았을 때 그 제약회사가 취한 행동은 기묘했다. EDTA가 그 시험에서 좋은 성적을 거두면, 이미 만들어진 자사 약이 불리해질 뿐이었다. 그런데도 그 시험은 계속되었고 1985년 호주의 멜버른에서 열린 제7회 국제 동맥경화증 학회에서 청중 앞에 발표되었다. 그 연구 결과는 20회의 EDTA 주사 후에 바로 통증 없이 걸을 수 있는 거리가 70퍼센트만큼 증가했다는 것을 보였다. 대조적으로, 벤시클랜을 주사받은 환자들은 고통 없이 걸을 수 있는 거리가 76퍼센트만큼 증가했다. 이 두 결과값의 차이는, 물론 통계학적으로 의미가 없었지만, 또 다른 결과값은 의미가 있었다. 12주 후에 연속되는 주입을 모두 마친 후 EDTA 환자들은 평균적으로 고통 없이 걸을 수 있는 거리가 계속 증가해서 놀랍게도 182퍼센트 증가했음을 발견했다. 그렇지만 벤시클랜을 받았던 환자들은 더 이상 개선되지 않았다.

티에만사 보고서에는 70퍼센트와 76퍼센트라는 숫자만 언급되어 있다. 그리고 언론보도용 자료에는 킬레이션은 위약 효과보다 나을 게 없었다고만 하였다. 그 '위약'이 바로 간헐적 파행의 치료에 효과가 있는 것으로 증명된 약이라는 언급은 빼고……. 티에만사가 하이델베르크 실험의 실제 자료는 내놓지 않았지만, 일부 이 자료를 볼 수 있었던 독일 과학자들은 이 사기 행위와도 같은 것을 보고 못 본 척할 수 없어 미국 과학계에 있는 사람들에게 그 자료를 공개하기로 마음을 먹었다.

이 자료를 보면 EDTA 그룹에 속했던 4명의 환자들은 치료 후에 고통이 없이 걸을 수 있는 거리가 1,000미터 이상 늘었다. 이 환자들이 보인 이러한 개선 상황은 연구에 대한 마지막 결과가 발표되기 직전에 이상하게도 사라져버렸다. 그 연구의 광고주이면서 자금을 댄 티에만 제약회사는 마지막으로 나온 결과를 편집하고 그들에게 적당한 방법으로 자료를 해석할 수 있는 법적인 계약상의 권리를 가졌다. 모든 자료를 분석해보면 EDTA로 치료한 그룹의 경우 치료 3개월 후 걸을 수 있는 거리가 평균 400퍼센트 증가한 반면 벤시클랜으로 치료받은 그룹은 76퍼센트 증가했다. EDTA의 성적이 다섯 배나 더 좋았던 것이다.

위에서 보여준 것과 같이 결함 있는 연구로 킬레이션의 신용을 떨어뜨리려는 세 가지 무력한 시도는 지난 30년 동안 기성 의학이 킬레이션에 대해 보여준 태도를 상징적으로 대변해준다.

그렇지만 킬레이션에 있어 가장 어두웠던 시기는 1963년이었다. 그 당시 J. R. 키첼 박사와 L. E. 멜처 박사는 공동으로 EDTA 킬레이션에 대해 과거에 지지했던 것을 뒤집어 다시 평가하는 논문을 썼다.

킬레이션은 그때까지만 해도 비록 널리 사용되지는 못해도 이상하리만치 논란거리도 아니었다. 1953년부터 디트로이트의 프로비던스병원에서 일하던 노먼 클라크 박사와 그의 동료들은 관상동맥 질환을 치료하기 위해서 EDTA 킬레이션을 사용하기 시작했다. 1956년에는 가슴 통증으로(협심증으로) 고생하는 20명의 환자들을 치료했다고 보고하기도 하였다. 이렇게 치료한 환자 20명 중

19명의 증상은 '눈에 띄게' 회복했다.

곧 다른 의사들도 킬레이션에 관심을 보이기 시작했다. 그중에는 필라델피아에 있는 장로교 병원에서 심장병을 담당하고 있던 키첼 박사와 멜처 박사도 있었다. 1959년부터 1963년까지, 키첼 박사와 멜처 박사는 EDTA로 심혈관 질환을 치료해서 꾸준히 좋은 결과를 보았다고 발표했다. 이들이 발표한 초기 보고서들은 모두 매우 긍정적이었다.

그러나 1963년 4월에 좋은 결과에 대한 보고서를 내보낸 후 곧 킬레이션의 가치를 의심하는 '재평가' 논문을 〈심장의학저널〉에 발표하였다.

그 재평가 논문에는 전에 발표했던 자료의 대상이었던 환자 10명과 관상동맥 질환으로 나중에 치료를 받은 28명의 환자에 대한 내용이 들어 있었다. 이 보고서에서 치료를 받은 환자들은 모두 심각한 상태였다. 그 저자들은 "환자들은 심한 협심증 때문에 우리에게 의뢰되었다"라고 말한다. "환자들은 이미 의학계에서 인정된 대부분의 방법으로 치료를 받았고, 그 모든 치료가 성공하지 못한 경우였다. 환자들은 모두 치료를 시작할 때 장애를 가지고 있다고 평가되었다." 따라서 이것은 어떤 치료를 하더라도 매우 위험한 그룹에 속하는 경우였다.

치료받은 환자의 71퍼센트가 주관적으로 증상이 개선되는 것을 경험했고, 64퍼센트의 환자들은 20회의 킬레이션 치료를 받은 후 3개월에 측정한 운동 능력이 객관적으로 향상되었고, 46퍼센트의 환자들은 심전도의 패턴이 좋아졌다. 그러나 일부 환자들이 치료 후 1년이 넘은 시점에는 다시 예전 상태로 나빠졌기 때문에 키첼과 멜처 박사는 킬레이션은 효과가 없다고 결론을 내렸다. 그렇지만 환자들의 건강 상태가 매우 나빴다는 것을 감안하면 다른 치료법을 시행했더라도 결국 같은 결론이 나왔을 터였다. 치료 후 18개월 되는 시점에 46퍼센트의 환자들이 회복된 상태로 남아 있었다. 이러한 결과는 매우 양호한 것이었다. 비록 연구 발표를 한 저자들은 그렇게 결론 내리지 않았지만.

나는 이 '재평가' 논문 때문에 심혈관 질환 치료 방법으로서 킬레이션에 대한 학문적 연구가 중단되었다고 생각한다. 대부분의 의사들은 자료를 스스로 분석하기보다는 연구진이 이야기하는 잘못된 부정적 결론을 액면 그대로 받아들였다. 무슨 이유로 이 초기 연구진들이 갑자기 180도로 입장을 바꿔버렸는지 알아낼 수 없을 것이다. 단지 새로 나온 우회로조성술이 궁극적인 해결법일 것이라는 비현실적인 기대 때문이라고 추측할 뿐이다.

그 이후로 놀라운 외과적인 발명이 많이 이루어졌다. 그리고 적어도 20년 동안 수술로 치료하는 방법이 의학계를 지배했다. 그다음에 풍선을 사용하는 혈관성형술이 나왔다. 그런 외과적이고 첨단 기술적인 발견은 본질적으로 놀라웠지만, 비극적인 것은 그러한 수술을 복잡한 심혈관 질환을 치료하는 데 유일한 방법 또는 선호하는 방법으로 생각한다는 것이었다.

킬레이션의 효과는 명백하므로 이제 킬레이션에 대한 미래는 밝다. 킬레이션에 대해 편견을 갖고 있거나 잘 알지 못하는 의사들은 킬레이션이 실험을 거친 것이 아니라고 말할 수 있으나, 이 장에 있는 연구 논문들을 읽고 과학적인 정보를 얻은 사람이라면 EDTA 킬레이션 요법이 심혈관 질환을 치료하는 강력한 도구라는 것을 알게 될 것이다.

이제 이렇게 놀라운 요법으로 효과를 경험한 친구나 친척에게서 직접 들은 사람들이 킬레이션으로 치료해줄 것을 요구하고 있으며 그 수가 늘어나고 있다.

‖ 킬레이션의 최신 임상 연구 ‖

라마스Gervasio A. Lamas 박사(Columbia University Division of Cardiology, Florida, USA)가 미국 국립보건원의 연구비를 지원받아 시행하여 2013년에 발표한 TACT Study(Trial to Assess Chelation Therapy) 임상시험의 결과는 심혈관질환에 관한 긍정적인 결과가 나왔고, 더욱 심층적으로 확인하기 위해 TACT2 study가 진행 중이다.

이 임상시험의 결과, 킬레이션 요법 후에 심장질환의 발생이 18퍼센트 감소했고 뇌졸중은 23퍼센트 감소했으며, 특히 심혈관질환과 당뇨가 함께 있는 환자는 39퍼센트의 개선 효과를 나타냈다. 이러한 결과는 미국의 권위 있고 유수한 의학 저널 〈미국의사협회저널The Journal of the American Medical Association, JAMA〉에 게재되었다.

미국 국립보건원은 TACT2 연구에 소요되는 3,700만 달러를 연방정부 예산으로 지원했다. 현재 TACT2 연구는 대표 연구자 라마스 박사를 필두로 2016년에 시작하여 2021년까지 임상 연구 완료를 목표로 진행되고 있다.

임상시험은 50세 이상으로 당뇨와 심혈관 질환이 있는 지원자를 대상으로 하며, 킬레이션 요법을 무작위 이중맹검법으로 40회 투여한다.

아무도 알려주지 않은 진정한 위험

무엇을 조심해야 하는가

"최근에 의사로부터 무슨 소식이 있던가요? 전화 한 통이라도 걸어와 당신과 당신 가족이 잘 지내는지 안부라도 물어보던가요? 아니면 최근 의학계 소식이라도 전해주던가요? 자주 건강을 체크 해주어서 당신이 심한 병에 걸리지 않도록 항상 관심을 기울여주 던가요? 아니라구요?

노스캐롤라이나 주의 링컨튼에 산다면 아주 특별한 의료 서비 스를 받을 수 있습니다. 킬레이션 요법에 대한 근거 없는 위험에 대한 오보를 보기 위해 하버드 의과대학 건강 레터를 구독할 필요 도 없습니다. 그냥 킬레이션 의사와 만날 약속만 잡으면 됩니다."

적어도 바비 씨의 경우는 그랬다. 나를 만나 진료를 받기로 한 이틀 후, 그는 존 갬블 박사라고 하는 링컨튼의 의사로부터 다 음과 같은 우편물을(미국의사협회 과학실무위원회Council of Scientific Affairs에서 발행한 문서의 사본이 동봉됨) 받았다. 동봉된 그 문서의 내용은 다음과 같았다.

킬레이션 요법

질문 동맥경화성 혈관 질환을 치료하는 데 에틸렌디아민사아세
트산ethylenediamine tetraacetic acid 또는 나트륨염을 사용하는 킬레
이션 요법은 얼마나 안전하고 효과적인가?

답변 에틸렌디아민사아세트산 또는 나트륨염을 사용하는 킬레
이션 요법은 동맥경화성 혈관 질환을 치료하는 확립된 치료가 아
니라는 것에 관해 설문에 답변한 모든 사람이 일치된 의견을 보여
주었다.

협심증에 효과가 나타나는 것처럼 킬레이팅제인 나트륨염
EDTA를 반복적으로 정맥 내로 투여하면 관상동맥 질환 환자들
에게 효과가 있다는 원래의 이론은 대조군을 포함하며 설계가 잘
된 실험으로 증명된 바가 없다. 대조군이 없는 일부 연구에서 긍
정적인 효과가 있었다고 주장하고는 있지만 다른 연구들에서는
킬레이션이 의미 있는 효과를 보이지 않았다. 킬레이션이 동맥경
화증 플라크에 영향을 미친다는 사실을 증명할 만한 증거는 하나
도 없다.

더더욱 EDTA 사용시 안정성에 의문이 제기되고 있는데, 특히
관상동맥 질환을 앓고 있는 환자들에게 사용했을 때 그 안전성은
의심스러워진다. 혈장 칼슘 킬레이션은 이온화된 칼슘의 수준을
낮추어주고 테타니tetany, 심장 부정맥, 경련 그리고 호흡 정지를

일으킨다. 킬레이션은 신세뇨관 괴사와 신부전, 영구적인 신장 손상, 골수 억제 그리고 프로트롬빈 시간 연장을 일으킬 수 있다.

답을 준 대부분의 사람들은 이 치료는 동맥경화성 혈관 질환에 사용하도록 인정할 수 없거나 확립되지 않은 치료라고 느꼈다. 약 절반의 사람들이 그것은 아직도 연구를 해야 할 대상, 즉 프로토콜 아래 대조군을 포함한 시험을 해보아야 할 것이라고 생각했다.

위 조사 결과는 미국의사협회에서 제공한 것이다. 그것은 현재의 학문 및 임상 정보에 기초를 둔 것으로 미국의사협회가 어떤 특별한 진단과 치료 과정 또는 치료를 승인하는 것을 뜻하지 않는다.

그러면 이 저명한 협회가 참고로 인용했던 것은 무엇인가? 아마 짐작이 갈 것이다. 킬레이션에 대한 경험이 거의 또는 전혀 없는 의사 편집인들의 의견을 주로 실어주는 시대에 뒤지고 불완전한 리뷰였다.

텍사스 주의 코퍼스크리스티에서 의사들이 언론의 취재가 한창인 가운데 대중들에게 위험의 가능성에 대해 열렬히 경고하고 있었다. 다음과 같은 광고가 후원 단체에 대해 명시하지 않은 상태로 그냥 의사 247명 목록(알파벳 순)과 함께 그 지역 신문에 실렸다. "주의—아래에 서명한 의사들은 심장 질환 또는 동맥 경화에 사용하는 킬레이션 요법이 효과가 있다는 것을 보여주는 과학적 증거가 없다는 사실에 동의한다. 이 치료법은 그런 종류의 병에는 전혀 소용이 없는 치료법이다. 우리는 이 치료법이 미 식약청의 승인을 받지 못했다는 것을 널리 알리고자 한다."

코퍼스크리스티에서는 도대체 뭐가 어떻게 돌아가고 있었던 것일까? 우리는 호기심이 생겨 목록에 있는 의사들에게 알파벳순으로 전화를 걸기 시작했다. 연락이 닿은 11명 가운데 킬레이션을 반대하는 입장에 대해 이야기를 나눌 수 있었던 사람은 단 두 사람이었다.

그 두 사람은 우리에게 누에이서스 카운티Nueces County 의사회에 있는 잔 올리버라는 사람에게 문의하라고 하면서, 본인들은 킬레이션 또는 그 광고에 대해서 잘 모른다고 말했다. 하지만 '그것은(킬레이션)' '가치가 없고' '위험하다'고 말했다.

두 의사들 모두 그 문제에 대해 이야기를 나누고 싶어 하지 않는 빛이 역력했지만, 첫 번째 의사는 "환자가 증명되지도 않은 치료법으로 치료될 수 있다고 믿게 만드는 것이 위험하다"라고 말했다. 두 번째 의사는 EDTA는 "아마도 동맥이 아니라 뼈와 그 외 기타 다른 모든 곳으로부터 칼슘을 빼내어…… 골다공증이 생기고, 뼈가 약해지고, 골격의 강도가 약해지며, 뼈에 통증이 올 수 도 있다"라고 설명했다.

우리가 누에시스 카운티 의사회 사무실에 전화했을 때 올리버 씨는 의사회가 그러한 광고를 낸 적이 없다며 그 그룹의 회장인 마리오 유지니오 박사에게 전화해보라고 말했다. 마침내 우리는 유지니오 박사와 연락을 취할 수 있었다.

"킬레이션 요법에 관련해 코퍼스크리스티에서 무슨 일이 있었습니까?"

"몇 가지 문제들이 있었습니다."

"어떤 종류의 문제들이었습니까?"

"제가 그 문제에 대해 말할 수 있는 입장이 아닙니다."

그러다가 유지니오 박사는 마지못해 다음과 같이 말했다.

"일부 의사들이 킬레이션 치료를 하고 3,000달러를 청구하는데, 환자 아내들은 남편이 집으로 가지고 와야 할 돈을 인정받지도 못한 치료를 받는 데 쓴다고 불평하고 있었습니다. 그래서 관심을 갖고 그런 일을 한 것입니다."

그러나 유지니오 박사는 우리가 정말 킬레이션과 관계 있는 위험에 대해서 '가장 좋은 입장'에 대해 듣고 싶으면 '자료의 원천'인 미국의사협회와 연락을 해보라고 했다.

병원에 도착해서 킬레이션을 받다가 일이 잘못될 확률은 병원으로 가는 길에 사고를 당할 위험보다 훨씬 더 작다는 것은 의심의 여지가 없었지만, 엄연히 위험은 존재하고 킬레이션 치료를 받아볼까 하고 생각하고 있는 사람들은 모두 위험에 대해 알 권리가 있다.

45년 이상 EDTA에 대한 임상 기록이 남아 있기 때문에 오늘날 킬레이션 요법을 사용하는 의사들은 옛날 킬레이션 선배 의사들에게는 없었던 가치 있는 정보를 많이 확보하고 있다. 따라서 치료가 잘못될 경우를 대비해 환자라 혹시라도 잘못되는 일이 없도록 모든 조처를 취한다.

그렇게 주의를 해도 킬레이션 요법을 받는 환자의 특이 체질 때문에 극히 일부 사례이기는 하지만 예견할 수 없는 해를 미칠 가능성도 완전히 배제할 수는 없다. 극단적인 사례이기는 하지만 땅콩에 극심한 알레르기를 가지고 있는 사람이 땅콩버터 샌드위치를 먹다 죽은 사례에 대한 언급도 의학 문헌에 나온다. 그런 일이 일어날 가능성은 아마 5,000만 분의 1에 지나지 않겠지만, 땅콩을 포함하여 당신이 생각할 수 있는 어떤 물질에도 바람직하지 않은 반응을 보이는 사람들이 있다.

내가 아는 한 그리고 내가 지금까지 겪어본 바에 따르면, 적절한 주의 조처만 취한다면 안전하게 킬레이션을 받을 수 없을 정도로 알레르기가 심한 경우는 매우 드물다. 알레르기 반응을 보이는 사람이 있을지라도 그 반응이 심각한 경우는 드물며, 교육을 잘 받은 의사라면 이런 사태에 바로 대처할 수 있다. 내 경험에 따르면 바로 이와 같이 알레르기가 발생하는 경우는 EDTA 때문이 아니라 정맥 주사액에 추가하는 성분, 예를 들면 비타민과 무기질(만들 때 가끔 보존제가 들어감)에 의한 것이다. 환자가 알레르기 반응을 보이면, 환자 개인의 특성에 맞도록 EDTA 주사액을 따로 준비한다.

EDTA 주사액에는 약간의 나트륨이 포함되어 있으며 심장 상태가 매우 불안정한, 심부전이 있는 환자들에게 위험할 수 있다. 소량의 수액과 나트륨(염분)의 주사가 일시적으로 환자의 상태를 나쁘게 할 수도 있는 경우에는 우리는 조심스럽게 이뇨제를 조절해서 쓰고, 주사액이 더 천천히 들어가도록 하며, 치료 간격을 넓히고, 모든 면에서 신중하게 관찰한다. 이런 예방 조치를 취하기 때문에 대부분의 환자들은 안전하게 킬레이션을 받을 수 있다.

수년 동안 결핵종의 석회화는 결핵을 치유된 상태로 유지하고 병이 퍼지는 것을 막는 역할을 한다고 믿었기 때문에 결핵 치료를 받았던 환자들은 킬레이션을 받으면 안 된다고 생각했다. 우리는 이제 EDTA가 그런 종류의 칼슘에 미치는 영향은 아주 작아서 폐의 벽에 있는 칼슘으로 덮인 육아종에서 칼슘을 녹아 나오게 할 가능성은 아주 희박하다는 것을 알게 되었다. 이런 경우가 있었다는 사례는 아직 한 건도 없었다. 그런데도 우리는 결핵을 앓았던 병력을 가지고 있는 환자의 경우 가슴 X선 사진을 찍어 주기적으로 점검한다.

칼슘 신석을 앓고 있는 환자의 경우 EDTA가 신석을 부분적으로 녹이면 신석이 떨어져 나가서 방광으로 가는 하부 요로를 막아서 나쁜 영향을 줄 수도 있다고 생각하던 때가 있었다. 하지만 시간이 지나면서 이제 이러한 생각은 근거가 없는 것으로 밝혀졌다. 큰 신석이 신장의 내부 크게 파인 곳에서 상류혈관 쪽에 있는 사람에게만 닥칠 수 있는 위험일 뿐이다. 그런 경우에 신석은 떨어질 수 있고 언제든 킬레이션과 상관없이 요로를 막을 수 있다. 그러면 수술을 해야 할 필요가 있을 수도 있다. 이제는 고출력 초음파를 사용하는 쇄석술이라는 방법으로 이러한 돌을 수술하지 않고 녹여서 빠져 나오게 할 수 있다.

주로 칼슘으로 만들어진 신석은 EDTA에 의해서 녹는 경우도 있다. 50회에서 100회 이상의 주입 후에 신석은 부분적으로 녹았을 뿐 아니라 안전하게 몸 밖으로 빠져 나왔다고 보고된 사례들이 있었다. 대부분의 경우 신석을 가지고 있는지 여부는 킬레이션의 안전성과 거의 무관하다.

나는 한때 다낭성 신장 질환 때문에 신장이 석회화된 환자를 치료한 적이 있다. 그는 석회화 증상 때문에 신부전이 계속 발생하고 있었다. 킬레이션 시술을 받은 후 이 환자는 작은 입자 형태로 소변을 통해 칼슘을 다량 배출하였고 신장 기능이 크게 향상되었다. 킬레이션 요법을 받은 덕분에 투석이나 신장 이식의 필요성이 크게 늦춰졌거나 예방된 것이다.

더 이상 걱정하지 않아도 될 문제가 하나 더 있다. EDTA가 석회화된 동맥에 영향을 미쳐 플라크가 떨어지면서 덩어리가 물러져서 결국 플라크 색전이 되어 하류로 가는 작은 혈관을 막아버릴지도 모른다는 우려이다. 플라크가 떨어진다는 것은 동맥경화증을 가지고 있는 환자들에게 언제나 따라다닐 수밖에 없는 위험이다. 그러나 사실은 현재에 인정되는 용량과 속도로 투여했을 때 킬레이션 요법의 합병증이 보고된 적은 없다. 수년 동안 이 치료를 받은 환자 수가 엄청나게 많다는 점을 감안하면 정말 놀라운 사실이다. 그런 유형의 플라크 색전증으로 나타나는 갑작스런 증상 때문에 나에게 오는 환자들도 있지만 이런 증상들은 킬레이션 요법 후에 빈도가 감소하거나 아주 멈췄다.

아주 특이한 상황에서 EDTA 킬레이션으로 인해 일시적으로 신장 기능이 감소될 가능성이 조금은 있다. 만약 EDTA가 환자의 내성에 대해 너무 빠르게 또는 너무 많은 양이 들어가는 경우 배설된 독성 물질이 신장에 과부하를 줄 수 있고 이것이 기능 손상으로 이어진다. 이런 상황을 조기에 발견하고 다음 킬레이션 치료를 늦춘다면 이 상태는 회복될 수 있다. 이런 과부하 상태를 발견하지 못하고 킬레이션 치료를 반복적으로 행하는 경우에 장기적 신장 부전이 발생할 수 있다. 그러면 환자는 신장 투석을 받아야 할 수도 있다. 이런 일이 실제로 발생한 적이 있었다. 이를 예방할 수 있는 가장 좋은 방법은 내가 선택한 의사가 킬레이션에 대해 잘 알고 있는지를 확인하는 것이다.

적절히 표현하자면 약을 너무 많이 그것도 빠르게 투여했을 때 사람에게 해가 없는 약은 없다는 사실을 명심해야 한다. 이를 모르는 의사는 없다.

예를 들어 디기탈리스와 같은 약은 심장 질환에 일상적으로 사용되지만 반감기가 길다. 이런 약은 환자의 몸 안에 오랫동안 남아서 과용량이 되기 쉽다는 뜻이다. 치료 용량과 독성 용량의 차이는 너무 작아서 약간의 과용량이 치명적일 수 있다. 의과대학에서 내가 들었던 잊을 수 없는 이야기 중에 디기탈리스와 같은 약을 사용하면서 우연히 과용량으로 환자를 죽게 하는 경우도 종종 있다는 것이었다.

다른 모든 약에 적용되는 것이 또한 EDTA에도 적용되는데 단 EDTA는 대부분의 다른 약과 다르게 독성이 매우 낮다. 몸 안에서 반감기가 한 시간이 되지 않으며, 대사가 되지 않은 채 단순히 금속과 결합하여 빠르게 배설된다. 킬레이션의 안전 이력은 놀라운 수준이다. 미국과 기타 다른 곳에서 사용한 지 40년이 넘어 100만 명이 넘는 환자가 2,000만 회가 넘게 킬레이션 치료를 받았는데 킬레이션이 기록한 부작용은 아스피린보다 적다.

킬레이션 의사들에 대해 잘못된 치료라고 주장하며 법정 소송을 진행했던 경우가 없었다는 것보다 킬레이션의 장점을 더 잘 웅변해줄 수 있는 것은 드물 것이다. 내가 이 책 초판을 쓰고 있을 때 조지타운대학 법학대학 학생들이 전국보험커미셔너협회National Association of Insurance commissioners를 위해 이용할 수 있는 법률 사례를 충분히 검색했지만 동맥경화증 치료에 킬레이션을 사용했던 것과 관련된 법적 소송은 하나도 보고된 것이 없었다.

킬레이션에 대한 의견이 분분하다는 것과 누적된 치료 횟수가 많다는 점을 감안하면 그리고 기존 주류를 따랐던 동료 의사들이 잘못된 의료에 따른 소송으로 수많은 시달림을 받았던 사실에 비추어 킬레이션 의사들은 그런 소송에 휘말린 적이 없다는 것은 눈여겨볼 만하다.

킬레이션 요법을 하다가 신부전으로 이어지거나 심지어 신장이 완전히 망가진 사례도 있었을 것이다. 그러나 내가 아는 한 이러한 상황은 신장 기능이 손상되어 이미 위험에 있는 환자들에게 너무 많이 그리고 너무 빠르게 투여하는 경우에만 일어난다. 자격이 부족한 의사들이 치료법을 부주의하게 사용했던 것 때문에 킬레이션 요법 자체를 비난하는 것은 정신 나간 마취과 의사가 다이얼을 잘못 돌려서 환자들이 영구적인 뇌 손상을 입었거나 죽었기 때문에 수술을 할 때 마취를 하지 않겠다고 하는 것과 같다.

킬레이션을 비난하는 사람들이 많은 노력을 기울였는데도 45년 동안 킬레이션으로 해를 입은 사람은 아주 극소수였다. 부작용으로 고통을 받았던 대부분의 킬레이션 환자들은 1960년대에 부작용을 경험했는데, 그 당시에 킬레이션 개척자들은 EDTA의 적절한 양과 투여 속도를 확실히 알지 못했고 너무 많은 용량을 너무 짧은 시간에 빨리 주입했다. 그러나 그때 이후로 킬레이션 요법은 놀라운 안전 기록을 갖게 되었다.

지난 수십 년 동안 치료를 받은 100만 명이 넘는 사람 중에서 킬레이션이 부적절하게 주입되어 사망했을 환자수는 최악의 경우 25명까지 가능하다. 그것은 1퍼센트의 1,000분의 1 정도의 사망률이다. 이것을 우회로조성술로 인한 사망률 5퍼센트와 비교해보자. 킬레이션을 비난하는 사람들이 인용하는 최악의 수치와 우회로조성술의 최선의 수치를 비교해보면 킬레이션이 천 배는 더 안전하다.

마지막으로 킬레이션의 진짜 위험이 있다. 킬레이션 주창자들조차도 공개적으로 인정하지 않은 그런 위험. 이 실제 위험은 훈련을 받지 못하고 경험도 없으며 비윤리적인 의사들이 킬레이션에 참여/합류하는 경우에 나타나는 위험이다. 그럼 왜 지금 그런 의사들이 생기는 것일까? 킬레이션 요법이 좀 더 널리 알려지고 아주 많은 사람이 찾기 때문이다.

병에서 회복된 환자들은 솔직한 세일즈맨이 된다. 입을 굳게 다문 사람들조차 훌륭한 광고가 된다. 즉, 걸어다니는 광고판이 되는 것이다. 사람들이 열광적이 될수록(열광적이 되는 것이 당연한데), 탐욕스러운 기회주의자들이 경솔한 짓을 할 길을 찾는다. 이런 일은 이미 일어나고 있다.

'얌체' 같은 사람들이 오랫동안 킬레이션을 정당화하기 위해 노력하고, 사람들의 관심을 끌고 전문가들로부터 인정을 받으려고 힘들게 일한 여러 사람들의 노력의 결과에 아무것도 한 일 없이 이익만 볼 준비를 하며 무임승차하고 있다.

킬레이션 '슈퍼마켓'은 대부분은 비전문가가 소유하고 있는데, 인구 밀집 지역과 국경을 넘어서 멕시코에까지 모습을 드러내었다. 그들은 의학 치료에서 슈퍼마켓의 개념을 고집했다. 즉, 환자들을 위한 좋은 의료 서비스를 보장하는 것이 아니라 운영자들에게 재정적인 이익을 보장하는 것이다.

기업형 사업들은 전국에 걸쳐 네트워크를 형성하겠다는 큰 꿈을 안고 의사들을 고용해서, 때로는 시간제로 배치해 킬레이션을 시술하고 이익을 얻을 수 있도록 사업가들에게 독점 판매권을 준다. 비용을 최소화하기 위해 킬레이션에 대해 서툴고 경험이 없는 의사와 직원을 고용한다. 그들은 홍보 대행사를 고용해서 강력한 광고 전략을 세우고 전통적인 의학을 과도하게 비난하는 과장된 광고를 통해 병원을 키운다. 그들은 환자들에게 그들이 어떤 문제로 고통을 받는지와 상관없이 킬레이션을 하도록 권한다.

이런 종류의 조합 운영 조직에서 각각 97킬로미터나 떨어져 있는 세 곳의 킬레이션 병원에서 환자를 돌보는 것을 감독하도록 고용된 어떤 의사는 잠깐 동안 치료 과정을 관찰한 적밖에 없고 킬레이션 훈련을 받지 못한 사람이었다. 그의 경력을 살펴다보니 의심스러운 점이 있었다. 그는 전에 돈을 벌기 위한 대형 '응급' 센터를 설립하는 일에 관여했다가 지역 사회의 반발에 부딪쳐서 하루 아침에 문을 닫고 거대한 빚만 남긴 채 투자자들의 돈을 들고 그 마을에서 도망쳤다고 한다.

문을 열고 2주 만에 이 엉터리 클리닉에서는 심장마비가 있었다고 한다. 다행히 이 환자는 소생되었다. 이 책을 집필하는 현재, 아직까지 사망한 사례는 발생하지 않았지만 정통 킬레이션 의사들은 숨을 죽이고 지켜보고 있다. 환자의 안전을 위해서는 꼭 잘 교육받은 직원이 집중적으로 환자 상태를 관찰해야 하는데, 이러한 엉터리 병원에서는 주의를 기울이지 않고 서두르며 환자에게 너무 빠르게 정맥 주사를 주는 등 제멋대로 굴러가고 있다. 그들에게 영양 보충제는 거의 또는 전혀 쓰지 않았고, 식단은 어떻게 해야 하는지에 대한 설명도 해주지 않고 담배, 운동 그리고 생활 방식 개선에 대해서도 일언반구가 없다. 이 모든 것이 킬레이션을 완벽하게 시술하기 위해서는 꼭 포함되어야 하는데도 말이다. 어떤 클리닉에는 환자들이 킬레이션 요법을 받으면서 담배를 피우는 것으로 알고 있다.

분명히 이런 상황을 해결하고 막아야 하는데, 그렇지 않으면 킬레이션 요법이 보편적으로 인정을 받기 전에 파괴될 수도 있다. 킬레이션을 비난하는 사람들은 핑계거리를 꼭 붙잡아서 뉴스거리에 굶주린 언론에 한 토막을 넘겨준다.

〈60분〉(미국 CBS 시사 프로그램)의 나머지 요원들이 하루에 50명 또는 100명의 환자들이 적절한 의학적 감독을 받지 않은 상태에서 '처리되는' 킬레이션 공장에 가면 얼마나 즐거워할지 한번 상상해보라. 환자의 신장 기능이 정상인지, 신장이 하나밖에 없는지, 그 하나의 절반밖에 없는지, 또는 신부전 상태에 가까운지 여부에 상관없이 너무 빠르게 (좀 더 많은 이익을 내기 위하여 환자 회전율을 높이려고) 또는 너무 자주 킬레이션을 하는 킬레이션 센터가 언론을 통해 폭로되고 이로 인해 유발될 사람들의 반발과 간접적인 영향을 상상해보라.

그런 곳들이 진짜 있다. 내 환자 중에는 다른 주에서 전에 킬레이션을 받았던 경험이 있던 환자가 있었다. 그 환자는 내 클리닉에서 처음 치료를 받을 후에 이렇게 불평했다.

"왜 이렇게 시간이 오래 걸려요, 박사님? 전에 킬레이션을 받았던 곳에서는 훨씬 빨랐는데."

킬레이션 주입은 세 시간 이상에 걸쳐 해야 한다는 증거가 충분히 확립되어 있는데도 60분 만에 치료를 마치는 곳이 있다는 이야기도 들었다. 킬레이션 '슈퍼마켓'에서는 60분으로 치료 시간을 설정해놓고 〈60분〉 프로그램에 보도될 날을 기다리고 있는 것 같다.

우리 곁에 두 가지의 위험이 도사리고 있다. 첫 번째 위험은 세상 사람들이 직면한 위험으로 면허가 없는 사람이거나 탐욕적인 의사에게 치료를 받을 위험이다. 두 번째 위험은 킬레이션이 최후를 맞을지도 모른다는 위험이다. 킬레이션을 착취하는 시술자들이 너무 많고 또 이들이 내는 뻔뻔스러운 광고 때문에 킬레이션이 비난받을 위험이 충분히 있다. 심혈관 질환 환자들을 수술 대신 안전하고 효과적인 시술을 쉽게 받을 수 있도록 만들 수도 있는 이 치료법의 그런 인기가 오히려 팔, 다리와 생명을 구할 수 있는 이 치료법을 사라지게 할 수도 있는 것이다.

킬레이션을 합법적이고 도덕적으로 사용하도록 하는 데 관심을 가지고 있는 의사들이 모인 전문가 협회에서 자격 없는 의사들을 뿌리 뽑으려 하고 있다. 이 모임에서는 미국 의학진보학회를 설립했다. 이 미국 의학진보학회에서는 킬레이션 치료 표준을 유지하며, 의사들이 훈련 과정을 마친 후 필기 및 구술시험을 통과하고 폭넓은 경험을 쌓았다는 것을 입증할 수 있을 때에만 자격을 추천한다.

그러나 이렇게 상대적으로 적은 전문가 그룹이 독버섯처럼 빠르게 자라는 킬레이션 시술의 모든 상황을 다 감시할 수 없다. 예를 들면, 정맥용 EDTA와 비슷한 효과를 낼 수 있다고 사람들에게 광고하는 '경구용 킬레이터'에 대한 공격적 마케팅을 멈추게 할 수 없다. 그런 제품들은 대부분이 가격만 터무니없이 비싸게 매긴 비타민-무기질 보충제에 지나지 않는다. 일부에는 EDTA가 포함되어 있기는 하지만 입을 통해 흡수되는 양은 5퍼센트 미만이다. 대부분은 소화관에 남아서 필수적인 미량 원소들과 결합하고, 흡수를 막고, 심각한 결핍 증상을 일으킬 수도 있다. 최근에 나는 EDTA 직장 좌제가 광고로 나오는 것을 보았다. 연구에 의하면 아주 적은 양이라도 직장을 통해서 EDTA를 주입하면 직장 출혈이나 암을 일으킬 가능성도 있다. 약의 효과에 대해 떠든 사람들의 인용구가 광고에서 현란하게 포함되어 있어도 경구용 또는 직장용 킬레이터는 적절한 대체물이 되지 못하며 잠재적인 위험까지 내포하고 있다.

미국 의학진보학회는 완벽한 킬레이션 환경을 확립하는 데 필요한 자원도 없고 영향력도 없다. 환자는 자신이 훌륭한 방어자가 되어야 한다. 위험을 피하기 위해서는 무엇을 찾아야 하고 무엇을 물어봐야 할지 알아야 한다. 이 책에서 설명된 방법을 사용하지 않는 의사는 조심해야 한다. 이 책에 기술한 방법이 바로 미국 의학진보학회에서 공식적으로 인정하여 시술의 표준으로 사용되는 프로토콜이다. 이대로 따르지 않는 의사를 조심하라!

킬레이션 치료 경험

처음 병원에 도착해 킬레이션 치료를 시작하는 사람들은 좋은 의미에서 뜻밖의 경험을 하게 된다. 병원을 두려워하는 사람들도 편안함을 느낄 수 있으며 대부분 사람들이 긴장이 풀리고 형식에 얽매이지 않고 친근한 분위기에 저절로 빠져들게 된다.

대부분의 다른 형태의 치료와 달리 킬레이션 치료는 보통 여러 사람들과 함께 받는다. 내 집처럼 쿠션이 있는 안락의자와 편안히 기대어 앉을 수 있는 소파가 있는 방에서 치료를 받는 것이다. 주사액이 팔이나 손으로 천천히 들어가는 주사 용기를 연결한 채 잠깐 잠을 자거나, 자유롭게 이야기하거나, 책을 읽거나 또는 TV를 보는 십여 명의 사람들이 없다면 꼭 무슨 개인 클럽 모임의 거실을 돌아다니는 것처럼 보일 수도 있다.

새로 오는 사람들은 자유롭게 이야기하고 부담이 없는 분위기에 잘 적응한다. 환자들은 긴 시간을 함께 지내기 때문에 서로 쉽게 친해지며 치료 경험, 간단한 식단 비법에 대해 이야기를 나누고 손주의 사진을 보여주기도 한다. 정치와 스포츠에 대한 이야기도 하고 가족 이야기도 나눈다. 그리고 또 아주 중요한 것은 새로 들어오는 환자들을 격려해주고 도와준다는 것이다. 일부 환자들은 남과 어울리기보다는 혼자 있고 싶어 하며 책을 읽을 수 있는 조용한 분위기를 좋아한다. 이런 환자에게는 독립적인 공간이 제공된다.

환자들은 이런 말을 자주 듣게 된다.

"걱정하지 마세요. 곧 좋아질 거예요. 처음 이 치료를 받으러 왔을 때는 내가 얼마나 끔찍한 상태였는지 말해드릴게요."

"킬레이션을 받는 것은 마치 좋아하는 친척들과 모두 다시 만나는 것과 같아요."

어떤 환자는 킬레이션 치료 경험을 이렇게 간단하게 표현했다. 또 이렇게 말하는 사람도 있다. "매주 미용실에 오는 것 같아요." 또는 "단체 치료를 받는 것 같아요." 좀 더 정확하게 이렇게 표현하는 사람도 있다. "모든 사람이 매우 특별한 공통의 이익을 나누는 모임에 참석한 것 같아요."

내가 개인적으로 운영하고 환자 상담을 하는 워싱턴 주의 옐름(시애틀 인근) 소재 마운트 레이니어 클리닉과 버지니아 주의 트라우트 데일에 있는 마운트 로저스 클리닉은 내가 듣거나 방문해본 대부분의 다른 킬레이션 시설과 비슷하다.

아이러니하게도 킬레이션을 비평하는 사람들은 이렇게 긍정적인 측면, 즉 즐거운 환경과 심리적인 후원을 부정적으로 부각시키려 노력했다. 이들은 킬레이션 의사들이 일종의 단체 최면을 걸어 환자들이 스스로 건강하다고 믿도록 만든다고 주장한다. 다시 말해 환자들이 회복되는 것은 암시의 힘에 의한 것이라고 말한다.

우연히 경주마에게 EDTA 킬레이션 요법을 해보았던 수의학 분야의 뛰어난 전문가가 위와 같은 비평에 반대되는 보고서를 냈다. 로이드 맥키본 박사는 치료를 받은 동물들의 생리학적으로 관찰한 시험을 통해 킬레이션을 받은 경주마의 경주 능력이 놀랍게 변하는 것을 보았다. 킬레이션을 반대하는 사람들이 믿는 것처럼 킬레이션이 정말 단순히 위약 효과밖에 없다면 경주마까지도 바보로 만들 수 있다니 이 얼마나 놀라운 일인가!

사실 킬레이션 전문가들이 "분홍색을 생각하세요"라는 암시로 최면을 걸어 발가락이 괴사되어 까맣게 되어버린 사람을 다시 건강하게 만들 수 있다면 오히려 그 자체만으로도 놀랍고 환호할 만한 일이 아닐까?

나는 킬레이션 요법에 심리적인 효과가 어느 정도 있다는 점은 부인하지 않는다. 우리는 우리가 할 수 있는 한 최선을 다해 환자 개개인에 대해 배려해주고 서로가 격려할 수 있도록 분위기를 만들어주며 희망을 갖도록 격려한다.

왜 그렇게 치료할 때 친목적인 분위기를 강조하는 것일까? 다수의 킬레이션 환자들은 병세가 심각한 경우가 많다. 사지가 괴사되거나 심장 발작 또는 뇌졸중의 위험이 높은 사람들이다. 의사로부터 더 이상 해줄 수 있는 게 아무것이 없으니 운명을 받아들이라는 말을 들었다는 사람도 드물지 않다.

우리가 가장 먼저 해야 하는 것은 바로 환자의 불안을 줄여주는 것이다. 이미 경험한 사람으로부터 성공적인 경험담을 듣는 것보다 불안감을 해소시켜줄 수 있는 더 좋은 방법이 있을까? 하지만 우리가 친목적인 분위기를 돋우기 위해 노력하는 이유가 이것만은 아니다. 그렇게 하면 환자뿐 아니라 의료진까지 다 즐거워지기 때문이다.

이렇게 말한 환자도 있었다. "나는 원래 아픈 사람들과 함께 있는 것을 싫어합니다. 하지만 여기에서 내가 가장 놀란 것은 아무도 병든 사람 같아 보이지 않는다는 겁니다. 나중에 내가 알았지만 정말 상태가 심각한 환자들도 농담하고 웃고 있었습니다. 몇 주일 동안 치료를 받으면서 절망하거나 슬퍼하는 사람은 한 명도 못 보았습니다. 그리고 우는 사람도 본 적이 없습니다."

좀 더 현실적으로 이렇게 말하는 부인도 있었다.

"킬레이션을 받으면서 가장 나쁜 점은 너무 지루하다는 거예요. 이야기를 나눌 사람들이라도 없으면 아마 미쳐버릴 겁니다."

그렇다고 킬레이션을 치료를 받는 것이 게임을 하듯 즐겁기만 한 거란 이야기는 아니다. 킬레이션이란 결국 생화학적으로 꽤 복잡한 치료이다. 경험해보지 못한 사람에게는 단순해 보여도 무대 뒤에서는 아주 정교하고 조심스럽게 계획된 프로토콜이 환자들의 치료 과정을 조정하고 있다.

킬레이션 치료라는 것이 의사의 입장에서 그리고 환자의 입장에서 어떤 것인지를 명확하게 이해하기 위해서는 가상의 환자를 한 명 따라가 보는 것이 좋겠다. 가상의 환자를 B 씨라고 하자. 나이는 57세 심장 발작(심근경색증) 증세가 있었고 현재는 한 달에 니트로글리세린 100알짜리 한 병을 먹는데 이렇게 약을 복용해도 협심증은 부분적으로만 좀 나아졌을 뿐이다. 그는 식료품 가게에서 쇼핑하고 작은 백을 손에 들고 걸을 때 90미터도 못 가 숨을 고르기 위해 멈춰야 할 정도이다.

그가 처음 킬레이션에 대해 문의하려고 진료실에 전화를 걸어

왔을 때, 나는 B 씨에게 킬레이션에 대한 정보를 담은 작은 책자를 보냈다.

처음 우리 병원에 방문했을 때 그는 보통 사람들이 킬레이션을 시술을 받기 전에 자주 묻는 여러 가지 질문을 들고 나타났다.

뭐부터 시작할까?

치료를 하기 전에 먼저 철저하게 진찰하고 검사한다. 우선 의학적 병력을 자세히 파악하는 데부터 시작한다. 환자의 나이, 결혼 여부, 직업, 지금까지 앓았던 모든 의학적 문제뿐 아니라 가족의 병력까지 포함해 환자에 대한 모든 것을 파악해야 한다. 식단과 생활 방식, 좋은 습관과 나쁜 습관, 흡연과 음주 여부(흡연량과 음주량), 의사가 처방해준 약 또는 처방전 없이 약국에서 산 약으로 어떤 약을 복용하고 어떤 영양 보충제를 먹고 있는지, 수면 시간, 쉬는 시간, 운동 시간(량) 등에 대해 질문을 할 것이다.

또 증상에 대해서도 물을 것이다. 통증, 두통, 잠깐 동안의 어지러움, 알 수 없는 피로, 손이나 발이 붓는 증상, 심장의 두근거림, 신경과민, 심방 조동 등에 대해 물을 것이다. 다시 말해 "지금 몸이 어떠세요?"라는 질문에 답할 수 있는 모든 사항에 대해 물을 것이다. 그리고 우리는 다른 병원, 의사, 또는 다른 출처에서 환자에 대한 과거 진료 기록을 구해볼 것이다.

이것은 처음으로 킬레이션을 받으려고 하는 사람에게만 해당된다. 그다음 완전히 머리부터 발가락까지 샅샅이 진찰한다. 귀, 눈, 코, 목구멍을 검사하고, 목, 사타구니 그리고 발 부위에서 맥박이 규칙적으로 뛰고 있는지를 본다. 그다음 청진기를 사용해서 위의 맥박에 혈관에서 나오는 잡음이 있는지 듣는다. 혈관의 잡음은 플라크가 있는 동맥을 지날 때 혈류에서 들리는 소리이다.

손톱과 귓불의 색을 관찰하고 숨소리를 듣는다. 가슴도 진찰하는데, 심장 소리를 듣고, 혈압을 측정하고, 몸의 각 부분으로 흐르는 혈류가 적당한지 측정하는 도플러 초음파와 같은 비침습적인 혈관 검사도 한다.

심전도 검사도 빼놓을 수 없으며 그다음은 생화학적 건강 상태는 어떤지 그리고 당뇨병, 혈액 지질 상승 수치, 비정상적 대사, 간 질환, 신장 질환, 빈혈, 감염, 약해진 면역계 또는 다른 문제는 없는지를 알아보기 위해 일련의 혈액 검사를 진행한다. 중금속 중독 검사를 하기 위해 정해진 시간 동안 (예를 들면 24시간 동안) 소변을 채취해야 한다.

휴! 그걸 다 하는 데 얼마나 걸리죠?

대개 반나절 정도로, 네 시간이나 다섯 시간 정도 걸린다. 그리고 모든 생화학적 검사들의 결과가 모두 나오려면 하루 이상 시간이 걸릴 수도 있다. 일부 의사들은 신장 기능을 바로 검사해서 결과를 알 수 있도록 진료실에 검사 장비를 갖추고 있는 경우도 있다. 그런 경우에는 진찰을 받은 바로 당일에 킬레이션 치료를 받을 수도 있다.

그다음은?

　검사 결과 환자의 건강 상태가 킬레이션 요법을 받아서 호전될
수 있고 킬레이션 요법을 적용해서는 안 되는 비적응증이 없으면,
치료 일정을 제안하고 병이 호전되는 상태나 치료를 받을 수 있는
능력에 따라 주기적으로 치료 일정을 조정한다.

　우리 병원에는 건강한데도 킬레이션을 받으러 오는 사람들이
많다. 이 건강한 환자들은 나중에 생길 문제를 미리 예방하고자
하는 사람들이다. 미국에서 발생하는 사망과 장애의 75퍼센트가
심혈관 질환과 암이다. 이런 상황에서 나중에 뇌졸중이나 심장 발
작이 발생하는 것을 예방하기 위해 킬레이션을 받는 것은 정말 탁

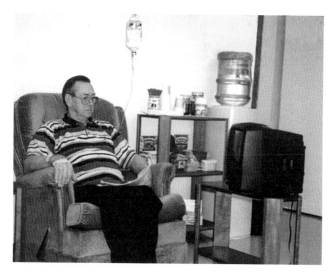

킬레이션 요법은 천천히 안전하게 진행된다. 환자들은 대부분 치료받는 동안 책을 읽거나
이야기하거나 잠을 자거나 TV를 본다. 가벼운 간식이나 과일 주스 정도는 먹어도 된다. 이
신사는 치료받으면서 TV를 보고 있다.

월한 선택이다. 나는 언제나 일이 터지고 나서 위기의 상황에 치료하는 것보다 예방하는 걸 좋아한다. 그리고 킬레이션이 암을 예방하는 기능을 한다는 증거는 있지만 일단 암이 발생한 경우에 효과가 있다는 증거는 없다.

치료가 어떻게 진행되는 것인지 알고 싶다. 시술 절차는 무엇인가? 어떻게 하나? 병 속에는 뭐가 들어 있는 것인가? 치료받는 동안 느낌은?

환자는 편안히 앉아 있으면 된다. 그러면 숙련된 간호사가 주사를 놓을 것이다. 환자의 몸무게와 배설 속도에 따라서 EDTA 주사액이 담긴 병을 준비한다. 컴퓨터 프로그램을 사용해서 적당한 EDTA 양을 계산해서 모든 환자들이 주사를 맞는 동안 같은 정도의 동일한 혈액 농도를 유지하도록 한다. 정맥 주사병은 천장 높이에 조절할 수 있는 스탠드나 고리에 매달고, 가능한 한 통증이 없게 주사액이 들어갈 수 있도록 가는 주삿바늘이 달린 수액 세트를 손등이나 팔뚝에 있는 정맥에 연결한다. 대부분 사람들이 바늘이 들어가는 잠깐 동안 약간 따끔한 느낌을 받는 정도다. 때로 수액 세트를 확실하게 고정하기 위해서 받침대 위 패드가 있는 팔목 고정대로 팔을 고정시킨다. 이것으로 환자는 좀 더 편안하고 자유롭게 움직일 수 있으며 혹시라도 바늘이 빠질까봐 걱정할 필요가 없다.

그러고 나서 간호사는 환자에 따라서 수액이 떨어지는 속도를 조절해준다. 대부분의 경우 1초에 약 한 방울씩 떨어지게 하여 3시간 동안 치료한다. 주사액이 주입되는 동안 환자의 몸이 잘 견디고 있는지 확인하기 위해서 치료하는 동안 환자를 조심스럽게 관찰한다.

치료하기 전에 주기적으로 소변과 혈액 검체를 통해 신장이 EDTA를 안전하게 배설할 수 있을 정도로 적절히 기능하는지 여부를 확인한다. 신장에 과부하가 걸릴 가능성이 있거나 신부전의 징후가 있는 경우 신장이 정상 기능을 발휘할 때까지 치료 속도를 늦추거나 치료 자체를 연기한다.

이렇게 계속 검사하는 과정은 신장 기능이 감소할 수 있는 나이가 많은 환자의 경우 더더욱 중요하다. 관찰만 잘 하면 신장에는 아무런 문제도 발생하지 않는다. 대부분의 경우 신장 기능은 실제로 치료 과정 후에 좋아진다.

킬레이팅제 주사액을 보면 주사액은 보통 EDTA가 들어 있는 수액 500밀리리터로 되어 있는데 여기에 비타민과 마그네슘이(각 환자에 필요한 성분 결정) 첨가된다(용량 조정). 우리는 보통 B-복합 비타민, B-12, 엽산 그리고 EDTA의 효과를 개선하는 데 유용한 킬레이팅제인 비타민 C를 넣는다. 또한 마그네슘은 심혈관 질환에 유용해서 자주 첨가한다. 우리는 또한 항응고제로서 아주 소량의 헤파린을 넣는데, 혈액이 묽어지거나 응고 시간이 지연되지 않을 정도, 단지 주사 부위에 혈전이 생기지 않을 정도로만 쓴다. 주사액이 들어가는 동안 통증을 막기 위해 국소마취제인 리도카인을 추가한다. 리도카인은 치과 의사들이 사용하는 마취제다. 우리는 환자가 킬레이션 시술을 받으면서 아픔을 느끼는 것을 원하지 않는다. 유럽에서 진행된 연구 결과를 보면 리도카인만으로도 동맥경화성 동맥 질환에 좋은 효과를 볼 수 있다는 것을 알 수 있다.

이제 어떤 느낌인지에 대한 문제로 넘어가보자. 사람마다 느낌이 다르다. 활동적인 사람들 그리고 쉽게 싫증을 느끼고 지루해하는 사람들은 재미있는 책이나 공부할 것, 또는 뭔가 손으로 만들 것을 가져와야 한다. 특히 다른 사람과 이야기하거나 잠깐 잠을 자거나 또는 TV를 보는 게 별로 탐탁치 않다면 따로 시간 보낼 거리를 가지고 와야 한다. 비디오로 영화를 한 편 보는 것도 좋은 방법이다.

환자들은 치료를 받는 동안 상대적으로 움직이지 말아야 한다. 화장실에 가거나 전화를 받는 경우와 같이 움직여야 할 때는 조심스럽게 움직여도 되는데, 대부분의 경우 주사가 잘 들어가도록 하려면 한자리에 그냥 머물러 있는 게 좋다.

대부분의 환자들은 치료시간을 즐거운 휴식이라고 생각하는데, 특별히 몇 번 치료를 받고 나서 효과를 느끼기 시작하면 더욱 그렇다. 여러 해 동안 나빠지기만 했던 환자들이 일단 치료가 자리를 잡기 시작하면 편히 숨을 쉬고, 걷고, 일을 할 수 있게 된다. 그러면 환자들은 킬레이션을 받는 날을 기다리게 된다.

내가 치료 과정 중에 치료를 중단할 수밖에 없는 상황일 때는 어떻게 해야 하나? 또는 이사를 간다면? 또는 그냥 중단하고 싶다고 결정하면?

언제 어느 때나 원할 때 치료를 중단할 수 있다. 그래도 그때까지 반복해서 받았던 치료의 효과는 여전히 남아 있다. 효과는 받았던 치료의 수에 비례해서 축적된다. 치료를 중단했다가 다시 받는 그 간격이 1년 이상만 넘지 않으면 다시 치료를 받기 시작하는 시점부터 효과가 다시 축적되기 시작한다.

치료를 중단했다고 해서 킬레이션에 대한 반동 효과가 나타나거나 증상이 나빠지는 일은 없다. 일단 킬레이션 치료를 시작하고 나서 꼭 주기적으로 킬레이션을 받을 필요는 없다. 사실 치료 계획표 자체가 중요한 것은 아니다. 중요한 것은 치료 횟수이다. 치료 횟수가 많을수록 치료 효과도 빠르게 나타난다. 휴가나 출장을 가는 경우 1개월 정도 중단했다가 다시 돌아왔을 때 중단했던 시점에서부터 다시 시작하면 된다.

신장 기능만 계속 정상으로 나온다면 일주일에 다섯 번까지 치료를 받을 수도 있다. 반면 한 달에 한 번 치료받는 사람도 있다. 환자 상태가 안정적이거나 좋아지고 있는 한 치료 빈도수를 줄이는 것도 도움이 되지만 그렇게 하면 시간이 더 많이 걸린다.

일단 치료를 시작한 후 다른 곳으로 이사를 가면 그 지역의 다른 의사에게 계속 치료를 받을 수 있다. 치료 프로토콜은 약간 다를 수 있으나 아주 다르지는 않을 것이다. 주성분은 EDTA이다. EDTA가 정맥으로 들어가야 효과가 나타나게 되어 있다. 다른 성분들도 어느 정도 도움이 되지만, 비타민을 경구 복용하는 것도 효과가 있다.

부작용은?

이따금 킬레이션 치료를 받는 동안 사소한 문제를 겪는 사람들이 있지만 그 가능성은 아무 낮은 편이라 걱정할 필요가 없다. 가능한 부작용들을 살펴보면 다음과 같다.

- EDTA 주사가 약간의 자극을 일으킬 수 있어서 얼얼하고 따끔한 느낌이 들거나 또는 약간의 종창이 생길 수 있으며, 또는 주사바늘이 들어간 곳에 검푸른 자국이 생길 수도 있다. 이따금 알레르기 반응으로 피부 발진이 생기는 환자도 있다. 필요하면 성분을 바꿔서 부작용을 없앤다.
- 치료 때문에 위장 장애가 생길 수 있으며, 약간 구역질이 날 수도 있는데 이런 문제는 약이나 비타민으로 바로 치료할 수 있다. 이런 부작용을 경험하는 환자는 전체 환자 중에서 1퍼센트도 채 안 된다.
- 이따금 환자가 두통을 호소하기도 한다. 두통이 생긴 경우에는 처방전이 없어도 살 수 있는 단순한 진통제를 쓰면 사라진다.
- 가끔 치료 중 또는 치료 후 갑자기 일어날 때 정신이 아득해지거나, 무력감, 머리가 멍해지는 기분, 심한 피로, 또는 현기증이 나타나는 것을 경험한다. 이것은 치료 중에 혈압이 약간 떨어질 때 나타날 수 있는 증상이다. 사실 많은 고혈압 환자들이 킬레이션 요법을 받은 후 항고혈압 약의 용량을 줄인다. 이런 부작용이 나타나면 치료 후 혈압이 정상으로 돌아올 때까지 발은 올리고, 머리는 낮춘 자세에서 잠깐 휴식을 취하면 된다.
- 저혈당증이 있는 사람의 경우 킬레이션을 받는 동안 혈당 수치가 떨어져 무력해진 느낌 또는 '멍해지는' 느낌을 경험할 수 있다. 치료를 받는 동안 과일 주스 한 컵 또는 스낵을 먹으면 저혈당증 반응을 최소화할 수 있다. 혈당 조절을 위해 인슐린 또는 경구용 약을 복용하고 있는 당뇨병 환자라면 기억하고 있어야 한다.
- 킬레이션 후에 24시간 내에 설명하기 어려운 열이 나는 경우도 있는데 이런 부작용은 약 500명 중 한 명꼴로 나타난다. 대개 치

료하지 않아도 저절로 없어지지만 의사가 잘 관찰해야 한다.

- 일시적으로 다리에 경련이 생길 수도 있다. 이런 증상은 주로 밤에 나타나며 확률은 20명 중 한 명이다. EDTA는 칼슘-마그네슘의 균형에 영향을 준다. 마그네슘 또는 칼슘을 추가하면 이 증상을 해결하는 데 도움이 된다.

- 치료를 한 후 바로 또는 다음날에 무른 변을 보거나 설사를 하는 환자가 있다. 확률은 1퍼센트. 설사약을 먹으면 해결된다. 무른 변이나 설사보다 흔히 나타나는 증상은 전보다 자주 방광을 비워야 하는 것이다. 어떤 사람들은 밤에 한 번 또는 두 번 일어나 화장실에 가야 한다고 말한다. 주사 후에 몇 시간 동안 EDTA가 약한 이뇨제 작용을 할 수도 있다. 킬레이션 요법은 전체적으로 조직 개선 효과가 있으며, 부종을 줄이고, 축적된 체액이 순환계로 들어가서 배설되도록 한다. 이 덕분에 필요 없이 누적되었던 체액이 나가 몸무게가 1~2킬로그램 정도 감소한다.

- 당뇨병 환자들은 혈당을 잘 모니터링해서 부주의로 인한 고인슐린 혈증이 생기는 것을 막아야 한다. 인슐린을 사용하는 환자들은 대개 킬레이션 치료 후 혈당조절이 예전보다 쉬워지는 것을 발견할 것이다. 킬레이션 치료 중과 치료 후에 인슐린 양을 줄일 수 있으며 때로는 중단해도 될 정도로 좋아지는 경우도 있다.

몇 번이나 치료받고, 치료 기간은 얼마나 걸리는가?

환자 개개인에 대한 의학 검사 결과가 나올 때까진 이런 질문에 답할 수가 없다. 검사 결과를 보지 않고서는 단지 경험으로 예측할 수 있을 뿐이다. 치료 횟수나 기간은 사람에 따라 다르다. 병의 증상이 나타나기 전에 예방적으로 킬레이션을 받는 사람의 경우는 치료 횟수가 상대적으로 적다. 첫해에 20회 정도 받고, 그 이후 효과를 유지하기 위해서 매년 5~6회 정도 치료를 받는다. 동맥경화증 병력이 있거나, 협심증 발작 또는 기타 동맥 질환을 앓고 있는 경우에는 치료 시작 후 초기 3~6개월 동안 30회 정도 치료하며 그 이후에는 호전된 상태를 유지하는 데 필요한 만큼 치료를 받으면 되며 이 횟수는 사람에 따라 다르지만 한 달에 한 번 정도이다.

결과를 보증할 수 있는가?

킬레이션 치료 효과 기록을 보면 훌륭하기 그지없다. 하지만 그렇다고 누구나 꼭 치료된다고 보장할 수는 없다. 치료를 받은 환자들 중에서 75퍼센트가 넘는 환자들이 동맥경화성 질병으로 나타났던 증상들이 줄어드는 것을 경험하지만, 그렇다고 킬레이션이 노화 과정에서 동반되는 모든 건강 문제를 해결할 수 있는 만병통치약은 아니다. 킬레이션은 '노령'을 치료해주진 못한다. 킬레이션이 노화를 어느 정도 되돌리고 앞으로는 노화를 늦출 수도 있겠지만, 노화 과정을 완전히 멈출 수는 없다.

킬레이션은 대부분의 사람들이 더 오래 그리고 건강하게 살 수 있도록 도와주지만, 이건 환자가 스스로 생활 방식을 바꿀 때만 가능한 일이다. 유전적 특징에 따라 85세에서 120세 사이에 결정되는 유전적 한계에 다다랐을 때 그런 한계점을 연장하는 방법이 현재로서는 없다.

충분한 치료 효과를 보려면 담배부터 끊어야 한다. 어떤 형태로든 담배를 계속 피우는 사람은 치료 효과가 상쇄된다. 나는 자주 환자들에게 이렇게 말한다. 킬레이션 치료를 받는 동안 담배를 계속 피우는 것은 불 좀 꺼달라고 소방대에 전화하는 동안 불에 등유를 붓는 것과 비슷하다고. 흡연으로 치료 효과가 원천 봉쇄되는 것은 아니지만, 호전 정도가 크지 않고 치료 효과가 오래 지속되지 않는다. 금연 자체가 불가능한 환자들이 있다는 것도 안다. 나는 그런 사람들에게 킬레이션 치료를 거부하지는 않지만 투자한 시간과 돈에 비해 치료 효과는 그리 크지 않을 것이라고 말해준다.

신체적으로 활동적이지 않은 경우도 치료 효과가 작아질 가능성이 있다. 환자들은 추천 영양소를 가능한 섭취해야 한다. 이 점 역시 흡연만큼 중요하다. 식단에 대해서 광신도가 될 필요는 없지만, 14장에서 자세히 기술한 것처럼 상식 수준에서 영양소를 섭취해야 한다.

킬레이션이 효과가 있는지 어떻게 알 수 있는가?

병이 심각한 환자들, 진행된 형태의 동맥경화증을 앓고 있는 사람들은 그런 질문을 할 필요가 없다. 이런 환자들은 하루가 다르게 정상에 가까운 쪽으로 회복되어가는 것을 느낄 수 있다. 대표적인 예로 D 씨의 경우 킬레이션 치료를 받기 전에는 거실 소파에서 부엌 식탁으로 걸어가는 것도 힘들었다. 치료를 시작한 지 6개월이 지났을 때 그는 영하의 날씨 속에 혼자 지붕 타일을 다시 깔왔다.

 전기 기사인 L 씨의 경우 40대 중반 때 하지에 순환 장애가 시작되어 견딜 수 없는 삶이 시작되었다. 혈관성형술 두 번을 받고 그 뒤 몇 차례 수술을 거친 후 그는 거의 한 블록도 걸을 수 없게 되어버렸다. 걸어다니는 일, 서서 일하는 것도 매우 힘들고 괴로웠다. L 씨의 위기는 전기 발전소에 단전 수리를 해달라는 전화를 받았을 때였다. 발전소의 주차장은 고속도로를 가로질러 맞은편에 있었고 그 주차장에서 발전소로 가려면 육교를 건너야 했다. L 씨는 동료들의 부축을 받아 겨우 육교를 건널 수 있었고 다음날 병가를 내고 말았다.

 몇 개월 뒤에 그는 처음으로 킬레이션 시술을 받았다. 다섯 번째 치료를 받을 때쯤 전에 아무런 감각이 없었던 다리가 따끔거리는 것을 느꼈다. 20회 정도 치료를 받고 나자 다시 직장에 복귀할 수 있을 정도로 회복되었다. 그 후 2년이 지났는데 L 씨는 더 이상 다리나 발에 통증을 느끼지 않으며 일주일에 5일이나 6일씩 일하고 있다.

 예방적으로 킬레이션을 받는 환자들은 D 씨와 L 씨가 경험한 경이로운 변화가 아니라 미묘하게 좋아지는 것을 느낄 것이다. 피부는 더 젊어져서 윤기가 흐르고 혈액순환이 좋아지며 주름이 조금씩 줄어든다. 이런 현상은 자유라디칼에 의한 손상에 따라 생겼던 횡단 연결 부분이 줄어들어 나타나는 것이다. 머리카락도 색이나 짜임새가 좋아지는 경우가 많다. 그것은 EDTA에 덕분에 항산화제가 증가하고 자유라디칼이 감소하면 때로 탈모를 예방하는 데 도움이 되고 회색 또는 흰색이 된 머리카락을 원래의 색에 가깝게 되돌려놓을 수도 있기 때문이다.

킬레이션이 효과가 있다는 증거를 하나만 더 말해보겠다. 나이 먹은 것을 너무나 적나라하게 보여주는 검버섯, 특히 손등에 생긴 반점이(노화 반점이라고 부르면 적절할 것이다) 사라지기 시작한다. 우리 피부, 조직, 동맥 그리고 기관의 노화를 촉진하는 그 자유 라디칼 반응이 옅은 갈색 기미와 같은 '기미 반점'(손등에 잘 나타남)을 유발한다. 이런 반점은 세포의 노폐물이 우리 몸에 축적되어 있다는 것을 보여주는 증거이다. 킬레이션 치료를 받다 보면 몇 개월에 걸쳐 서서히 그런 세포 노폐물이 줄어들고 보기 흉한 노화 반점들은 점점 사라진다. 따라서 킬레이션은 상업 광고를 통해 피부를 깨끗하게 '표백하는' 효과를 가져온다고 하는 '기미 제거 크림'보다 피부 문제를 해결하는 데 훨씬 더 좋은 방법이다.

더 이상 물어볼 것이 없다.

질문에는 없었지만 다음과 같은 중요한 문제도 짚고 넘어가야 한다. 내가 선택한 킬레이션 의사가 능력 있는 사람인지 여부는 어떻게 알 수 있나 같은 것 말이다.

여타 의학적 시술을 받을 때와 마찬가지로 본인이 선택한 의사의 지식, 경험 정도 그리고 신뢰성을 알아보아야 한다.

스스로를 보호하기 위해서는 지금 염두에 두고 있는 의사가 킬레이션 요법 전문 의사들로부터 교육을 받았는지 물어야 한다. 수줍어 할 필요 없다. 물어봐야 한다. 무엇보다도 안전하다는 확신이 서지 않을 때는 치료 동의서에 서명해서는 안 된다.

'킬레이션 슈퍼마켓'의 희생자가 되지 않도록 본인 스스로를 보호하기 위해서는 다음과 같은 과정이 생략되지 않는지 주의 깊게 살펴보아야 한다.

- 적절한 병원 기록을 포함하는 완전한 병력, 최근 X선 판독, 심전도, 동맥 혈관촬영 또는 기타 실험 검사.
- 최근 다른 곳에서 진찰을 받은 적이 없고 기록도 없는데 진찰을 완벽하게 하지 않는 경우. 여기에는 식습관, 흡연, 운동, 음주와 같은 생활 습관에 대한 일대일 질문, 포괄적인 혈액 검사, 소변 검사 그리고 비침습적 혈관 검사가 포함되어야 한다.

일단 킬레이션 치료를 받기 시작한 이후에는 다음과 같은 사항을 잘 지켜보아야 한다.

- 치료하는 동안 소변과 혈액 검사를 통해 신장 기능을 정기적으로 관찰하는가
- 시험 결과에 대해 알려주는가, 시술 과정, 증상 또는 진행 상태에 대한 질문에 답변을 잘 해주는가
- 환자 개개인에게 개별적으로 관심을 기울이고 보살펴주는가

치료는 담당하는 의사의 자질에 좌우된다. 불행하게도 우리 주변에는 엉터리 킬레이션 의사들이 있는데, 이는 여타 의학 전문 분야에도 기회주의자들이 있는 것과 같다.

다른 의사들은 사용할 수 없는 특허받은 비밀스런 방식을 사용하고 있다고 주장하며 현재 기존 EDTA 킬레이션 비용의 두세 배의 비용을 청구하는 의사가 있다는 이야기를 들은 적이 있다. 하

지만 분석해보니 그도 다른 모든 의사들과 똑같은 EDTA를 사용하고 있었음이 밝혀졌다.

스스로를 보호하기 위해서는 알아야 한다. 의사가 질문에 답해주지 못할 때는 다른 의사를 찾아야 한다.

킬레이션 요법에서 중요한 성분은 EDTA이다. 의사가 적당한 양의 EDTA를 정맥에 쓴다면 효과를 기대할 수 있다. 다른 방식의 치료를 추천할 수도 있으나 전체 EDTA 과정을 충실히 잘 이행하는 것이 이 요법에서 가장 중요한 부분이다.

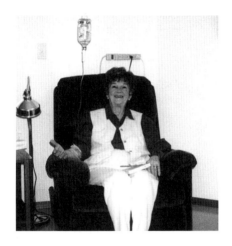

이 여성은 킬레이션 치료를 받으면서 독서를 즐기고 있다. 주사병은 위에 걸려 있고 튜브를 통해 팔에 있는 작은 바늘로 연결되어 있다. 치료 도중 때때로 일어서거나 다리를 펼 수도 있으며 주사병을 가지고 화장실까지 갈 수도 있다.

대안

우회로조성술 대신에 선택할 수 있는 대안에는 무엇이 있나? 당장 답을 찾아야 할 급박한 순간이 닥치면 대안을 찾고 말고 할 여유가 없다.

광고회사 이사인 48세의 리처드 씨는 매년 150만 명의 미국인들이 겪는 것처럼 어느 날 갑자기 경고도 없이 심장 발작을 일으켰다.

리처드는 그날 고객과 점심 식사를 하고 사무실로 돌아가는 길에 가슴에 끔찍한 통증을 느꼈다. 과체중에 스트레스를 많이 받고 활동량은 적고 점심 식사 때마다 마티니 두 잔을 꼭 마시며 흡연을 하는 리처드는 구급차에 실려 병원으로 가면서 최악의 상황이 온 것이 아닌가 하고 생각했다.

그의 아내인 앨리스가 도착했을 때 이미 진단이 나온 상황이었다. 진행된 동맥경화증과 세 개의 혈관에 문제가 생긴 관상동맥 질환. 치료방법은 곧바로 우회로조성술을 받는 것이었다.

그 심장 전문의는 보호자를 안심시키려고 노력하였다.

"운이 좋으셨습니다." 의사가 말했다. "남편분은 심장 발작이었습니다. 이제 진정된 상태니까 안심하십시오. 어디가 문제인지 찾았습니다. 사진을 보면 동맥이 막힌 것을 알 수 있습니다."

"이제 그럼 어떻게 해야죠?"

"내일 첫 수술로 시간을 잡았습니다. 우물쭈물하실 시간이 없습니다. 여기 서명하십시오."

앨리스는 우회로조성술에 대해서 어디선가 읽은 기억이 어렴풋이 났지만 어떤 내용이었는지 기억할 수 없었다. 그녀는 딕의 친구들이 생각났다. 수술용 테이블 위에서 죽은 그의 골프 친구와 5년 전에 우회로조성술을 받고 지금은 좋아 보이는 예술 감독이 머릿속을 스쳐갔다.

"지금요?"

"시간이 없습니다." 그 외과의사는 심각하게 말했다. "지금 남편분은 걸어다니는 시한폭탄입니다. 지금 곧 죽느냐 아니면 영원히 사느냐 하는 기로에 서 있습니다. 저기 동맥이 막혀서 산소가 심장으로 가질 못하고 있습니다."

당신이 이런 상황이라면 어떻게 하겠는가. 이런 상황에서도 내 입장을 고집하고 시간을 달라고 할 수 있을까? 아니면 의심스런 마음을 떨쳐버리고 그냥 수술이 잘 되기를 기도할 것인가?

수술과 다른 침습적인 치료 프로그램(16장에 상세하게 기술함)의 장점과 위험을 비교할 수 있도록 모든 방법에 대한 정보를 볼 수 있고 선택할 기회가 주어진다면 나는 대부분의 사람들이 우회로조성술을 우회하여 충분히 시간을 갖고 신중하게 결정할 것이라고 생각한다.

그러나 사람들에겐 그런 기회가 잘 주어지지 않는다. 한 예로, 우회로조성술 중에 죽은 환자의 가족이 반격을 했다. 환자 가족은 병원에서 준 작은 책자에는 수술 후 사망률이 높은 사실을 찾아볼 수 없어 제대로 된 정보를 제공받은 상태에서 서명된 것이 아니기 때문에 수술 승낙서는 타당성이 없다고 주장하며 환자가 죽은 대학 병원에 집단 소송을 걸었다. 비슷한 예로 아버지가 우회로조성술 도중 사망할 때까지 킬레이션에 대해서는 들어보지 못했다며 고소를 한 사례도 있다.

의사는 본인 스스로 인정하는 치료법뿐 아니라 본인이 인정하지 않는 치료법에 대해서도 모든 정보를 주어야 할 의무가 있을까? 윤리적으로는 그렇다. 하지만 법적으로는 항상 그런 것은 아니다. 물론 몇몇 주에서는 법으로 그렇게 하도록 규정하고 있는 곳도 있다.

어떤 의사들은 현대 의학은 너무 복잡해서 보통 사람에게 말로는 이해시키기 힘들다고 생각한다. 또 다른 의사들은 어려운 의학 용어에 심취되어 보통 사람이 이해할 수 있는 단순한 영어로는 아예 설명을 하지 못한다. 또한 환자나 그 가족이 의학적으로 긴급한 상황에서 충격과 혼란에 빠져 스스로 생각할 수 있는 능력이 없다고 생각하고 환자 가족 대신에 스스로 의사 결정을 해버리는 의사들도 있다.

어떤 의사들은 자기 분야에 너무 빠져 경쟁 치료법을 사용하여 더 큰 효과를 얻을 수 있는 가능성 자체를 무시해버린다. 한편 어떤 의사들은 단순히 의학 발전과 새로운 연구 결과에 관심이 없다. 현실을 직시하면, 어떤 의사들은 자기 전문 분야에 너무 많이 투자를 해버린 후여서 다시 훈련을 받아야 할 요법에는 아예 관심을 가지지 않는다.

그런데도 지난 15년 동안, 의학은 심장병 정복을 향해서 큰 진전을 이루었다. 여러 분야에서 예방부터 치료까지 과학적 돌파구가 없었다면, 10년 전에는 죽었을 몇십만 명의 미국인들이 오늘도 살아 있다는 사실에서 의학이 어느 정도까지 진보했는지 알 수 있다. 오늘날 의사들은 사람들의 병을 치유하는 데 도움을 주는 방법들을 더 많이 알고 있고, 사람들도 건강을 유지할 수 있는 방법에 대해 더 많이 안다.

인생의 주인이 되려면 중대하고 심각한 결정을 해야 하는 상황

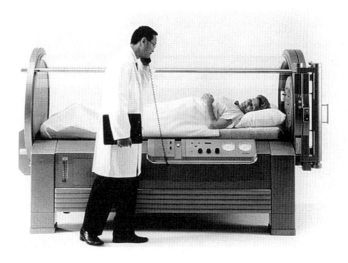

이 환자는 세크리스트 1인실 챔버Sechrist monoplace chamber에서 고압산소 요법을 받고 있다. 대기압의 두 배 상태에 있는 100퍼센트 산소 속에 있으면 우리 몸의 조직은 산소가 열 배 증가한 상황에 접하게 되는 것이다. 보통 한 시간 정도 걸리는 치료 시간 동안 환자와 산소실 밖에 있는 사람은 서로 의사소통이 가능하다.

이라도 스스로 결정할 수 있는 특권을 버리지 말라. 질문하고, 충분히 읽고, 마음을 열고 그리고 스스로 정보를 찾아야 한다.

우회로조성술을 거부하는 경우 그 대안으로는 무엇이 있을까? 당신은 수술받는 것이 수술을 받지 않는 것보다 더 위험한 환자군에 속하는가(16장에 정의되어 있다)? 여러분은 이미 킬레이션 요법에 대해서 많은 것을 배웠다. 이제는 대안에 관심을 가져보자.

고압산소 요법

고압산소 요법Hyperbaric Oxygen Therapy, HBOT은 대기압의 두 배 상태에 있는 100퍼센트 산소로 전신을 치료하는 것을 말한다. 우리를 둘러싸고 있는 대기는 약 5분의 1 정도가 산소로 되어 있다. 100퍼센트 산소라면 산소량이 보통 때보다 다섯 배 증가했다는 의미이다. 100퍼센트의 산소를 정상적인 대기압 상태의 두 배로 올리면 몸은 열 배의 산소에 노출되는 것이다.

일부 고압산소 요법의 작용 기전은 아직 발견되지 않았지만, 지금까지 밝혀진 것은 다음과 같다. 고압산소 요법은 첫째, 몸 안에 있는 모든 조직에서의 산소 농도를 크게 증가시킨다. 둘째, 동맥이 막힌 곳의 주변으로 측부 순환을 제공하고, 혈류가 줄어든 곳에서 작은 새 혈관이 자라게 한다. 셋째, 반사적인 동맥 확장을 일으켜 치료를 시작할 때보다 혈관의 직경이 더 커지고 혈액순환이 줄어든 기관으로 혈류가 잘 흐른다. 넷째, 몸 안에서 만들어지는 자유라디칼을 청소하는 초과산화물디스뮤타아제superoxide dismutase, SOD가 적당히 늘어난다. 그리고 마지막으로 백혈구의 활동을 향상해서 감염 치료를 크게 돕고 항생제의 기능을 보강해준다.

새로 나온 치료법은 아니지만, 고압산소 요법은 최근에서야 동맥경화증, 노망, 뇌졸중, 뇌 손상, 말초혈관 질환 그리고 다른 혈액 순환 질환들과 관계가 있는 만성 퇴행성 건강 문제들을 치료하는 치료법으로 인정받기 시작했다. 비록 동맥경화증 때문에 매우 중요한 기관으로 공급되는 산소량이 줄어도, 처음 나타나기 시작하는 괴사와 같은 폐쇄성 동맥 질환의 증상은 고압산소 요법으로 빠르게 역전시킬 수 있다.

연구에 의하면 고압산소실을 사용하지 않더라도 매일 두 시간 동안 단순히 순수한 산소를 호흡만 해도 동맥 치유를 가속화시킬 수 있다고 한다. 시카고의 베셀리노비치 박사는 동맥경화증에 걸린 토끼에게 매일 '산소 시간'을 주어 산소를 호흡할 때 동맥이 치유되는 효과를 입증했다. 그렇지만 더 많을수록 더 좋은 것은 아니다. 산소 요법은 안전 한계를 넘으면 독성이 있을 수 있다.

고압 의학의 세계적 권위자로 꼽히는 에드거 엔드Edgar End 박사는 위스콘신 의과대학 환경 의학의 임상 교수로 뇌졸중 치료에 고압산소 요법이 얼마만큼의 가치가 있는지 다음과 같이 말했다. "나는 부분적으로 마비된 환자들이 (고압산소 요법) 산소실로 거의 운반되다시피 들어가는 것을 본 적이 있습니다. 한 번의 치료를 받고는 걸어서 나오더군요. 이런 사람들에게 신속하게 이 치료를 해줄 수 있다면, 상당한 손상을 예방할 수 있을 것입니다."

고압산소 요법은 대개 길이는 약 2.4미터, 직경은 90센티미터 정도인 두껍고 투명한 아크릴로 만든 원기둥 모양의 산소실에서 투여된다. 환자가 폼 매트리스 위에 아늑하게 자세를 취하고 구르듯 산소실로 들어가면, 산소실의 문은 밀봉된 상태로 닫힌다. 마이

크와 스피커가 갖추어진 산소실 안에 있으면서, 환자는 TV도 보고 라디오도 듣고 책도 읽고 잠도 잘 수 있으며 산소실 밖에 있는 운영자 또는 친척과 이야기를 할 수도 있다. 한 시간 정도 걸리는 치료를 받는 동안 환자는 주변을 둘러싸고 있는 순수한 산소를 마시는데 산소실 안의 압력은 바깥 압력의 두 배로 증가한다. 이것은 수면 9미터 아래로 들어갔을 때 압력과 같다. 치료가 끝나면 환자는 정상적인 압력이 될 때까지 천천히 감압된다.

고압산소 요법이 킬레이션 요법과 함께 사용된 것은 겨우 지난 20년밖에 안 된다. 결과는 감동적이었다. 이 두 치료를 병행하면 뇌혈관 질환을 앓고 있는 환자가 뇌졸중의 합병증에서 좀 더 빠르게 회복되는 것을 볼 수 있었다. 알츠하이머병을 앓고 있는 사람들을 포함한 노인 환자의 경우 한 가지 치료만 하는 경우보다 두 가지 치료를 모두 같이 했을 때 반응이 더 좋았다. 혈액순환이 차단되어 다리와 발에 괴사가 발생한 경우도 똑같다. 킬레이션 요법으로 혈액순환이 조금씩 개선되는 동안 고압산소 요법은 통증을 신속하게 완화시키고, 감염을 제거하는 데 도움을 주며 위협을 받은 조직들을 죽지 않고 살아남을 수 있도록 해준다. 최근 고압산소 요법은 뇌성마비와 뇌 손상 환자의 회복을 돕는 데 성공적으로 사용되고 있다.

고압산소 요법의 주된 단점은 산소실이 있는 고압산소 요법 시설이 부족해 치료를 받기가 어렵다는 점이다. 전 세계에 이런 시설이 약 1,000개 정도 있다고 추정하고 있는데, 이중 대부분이 러시아에 있다. 미국에 있는 시설은 대형 수술실 정도의 크기이며 여러 사람이 들어가도록 되어 있는데, 이런 형태는 산소실을 운영하는 엔지니어와 기사까지 필요하여 비효율적이고 비싸다.

약물

기본적인 건강 문제가 협심증, 부정맥, 고혈압 또는 관상동맥 혈류의 손상과 관계가 있는 기타 질병일 때, 장기간 처방약으로 치료를 하는 것은 큰 도움이 될 수 있다.

다음과 같은 약물을 추천한다.

항응고제 일차적으로 혈액이 응고되었다가 부서져 떨어질 위험이 있는 혈전성 정맥염과 같은 정맥 질환이 있을 때 유용하다.

항응고제는 혈액을 엷게 해주는 역할을 하는데(가장 잘 알려진 항응고제 약으로는 쿠마딘Coumadin과 와파린warfarin이 있다) 출혈을 유발하지 않도록 신중하게 사용해야 한다. 이 약은 분명히 위험한 약으로, 항응고제 중 가장 흔한 약인 와파린의 경우 철물점에서 쥐약으로 팔기까지 한다. 쥐가 와파린을 많이 먹으면 내출혈로 사망한다.

항응고제는 치료의 결과로 발생할 수 있는 출혈의 위험보다 심장 벽에 있는 혈전이 떨어져 색전증을 일으킬 위험이 크지 않는 한 협심증 또는 동맥경화성 질환 환자에게 처방하기에 적당한 약이 아니다. 만약 의사가 그런 약을 추천하는 경우, 다른 의사의 의견을 한 번 더 들어보는 것이 좋다. 그러나 심방 세동이라는 리듬 장애를 가지고 있는 환자 가운데 일부는 항응고제를 꼭 써야 하는 경우도 있다.

혈전의 가능성을 줄여주면서도 덜 위험한 약물이 있다. 하지만 그만큼 약효 또한 약한데, 이것은 혈소판의 '끈적도'를 줄여주는 아스피린이나 혈소판 억제제 약물이다. 매일 아스피린을 소량 복용하면 심장 발작과 뇌졸중의 위험이 감소한다는 연구 결과도 나온 바 있다. 비타민 E를 포함하는 비타민 보충제도 비정상적인 혈액 응고를 예방하는 데 도움이 된다.

또 다른 접근법으로는 식단을 바꾸는 것이 있다(14장 참조). 그러나 다음과 같은 사항은 명심해야 한다.

현재 항응고제를 복용하고 있다면 의사와 상담하지도 않고 자유라디칼 억제 식단을 쓴다든가 식습관을 바꾸거나 아스피린이나 다른 새로운 약을 써서는 안 된다. 만약 그렇게 한다면 안전한 용량이 치명적인 용량이 되어버릴 수도 있다. 항응고제를 사용하려면 응고 능력을 측정하는 프로트롬빈 시간이라는 혈액 검사를 규칙적으로 해야 한다. 식단, 약, 비타민 또는 생활 습관의 변화에 따라 적절한 용량이 바뀔 수 있다.

혈관 이완제 오랫동안 사용된 예비약인 니트로글리세린은 협심증을 완화시키는 데 사용되어왔고 지금도 유용하다. 최근에 개발된 단시간 작용 또는 장시간 작용 질산염처럼 혈관 경련을 경감시키고 심장에 대한 부담을 덜어준다. 심장이 힘들게 일할 필요가 없을 때 또는 관상동맥 경련이 회복되면 협심증이 완화될 수 있다. 이 범주에 속하는 약들은 원인이 되는 병을 치료해주지는 못하지만 때로 심장 발작 위험을 줄이고 증상을 완화시켜준다.

오랫동안 사용되어온 이 약이 새로운 형태로도 나왔다. 니트로글리세린 피부 연고뿐 아니라 니트로글리세린으로 적신 피부 패치로도 나온 것이다. 이 연고나 패치에서 천천히 방출되는 질산염은 성교를 하거나 걷거나 운동을 하는 것과 같은 활동을 하기 전에 유용하게 사용할 수 있다.

임시적인 미봉책으로나 또는 장기간에 걸쳐, 질산염이 매우 효과적으로 사용될 수도 있지만 이 약에는 어두운 면도 있다. 흔히 나타나는 부작용으로는 두통, 일시적 어지러움과 허약감 그리고 이따금 생기는 피부 발진들이 있다. 만약 약을 천천히 감량하지 않고 갑자기 끊으면, 협심증이나 심하면 심장 발작이 나타날 수도 있다.

베타 차단제 현재 십여 개 상표명으로 시장에 나와 있는데(인데 랄Inderal, 블로카드렌Blocadren, 테노민Tenormin, 로프레서Lopressor, 아테 놀롤Atenolol), 이 약들은 신체가 스트레스를 많이 받는 상황에서 심장과 혈관의 활동성을 자극하는 것과 연관되어 있으며 아드레날 린과 관계가 있는 신경계에 작용한다. 이 약들은 베타 수용체를 자극하는 신경 임펄스의 전달을 방해하고 동맥을 이완시키고 심장의 산소 요구량을 줄여준다.

일부 환자의 경우 베타 차단제가 심장 발작 빈도와 심각성을 줄여준다는 것을 보여주는 연구 결과도 나와 있다.

새로 나온 베타 차단제나 좀 더 최근에 합성된 베타 차단제는 유용성의 범위가 넓어지고 있다. 단독으로나 병용으로 다른 약과 함께 사용할 때 베타 차단제는 협심증과 고혈압을 모두 효과적으로 조절할 수 있다.

상당 수의 환자가 불면증, 악몽, 성욕 감퇴, 활력 감소 등 여러 종류의 불쾌한 부작용을 경험하기도 한다(새로 출시된 베타 차단제의 경우 부작용이 현저히 줄었다).

일부 베타 차단제는 천식 환자들과 폐에 있는 기도가 좁아지는 호흡기 문제를 앓고 사람들에게 문제를 일으킬 수도 있다.

칼슘 채널 차단제 칼슘이 심장과 동맥의 근육 세포로 들어가는 것을 방해하여 칼슘 차단제는 심장의 수축 강도와 리듬 장애를 줄여준다. 수축 강도가 줄어들면 심장은 약간의 휴식을 취할 수 있고 산소 필요량이 줄어든다. 동시에 칼슘 차단제는 관상동맥 경련을 줄여주면서 심장으로 흐르는 혈류와 산소 공급량은 늘려준다.

칼슘 길항제라고 불리기도 하는 칼슘 차단제는 거의 30년 동안 전 세계에서 성공적으로 사용되었다. 의사들은 칼슘 차단제가 협심증을 줄여주고, 심장 리듬 장애를 치료하고, 고혈압을 완화하며 심장 발작을 줄여주는 데 놀라울 정도로 도움이 된다는 것을 발견했기 때문이다.

약효가 강력한 그룹에 속하는 이 칼슘 차단제는 여타 약제보다 더 안전하고 부작용도 더 적은 것처럼 보인다. 일부 칼슘 차단제들은 고혈압 치료에서 베타 차단제만큼 효과적이고 폐에 영향을 주지 않는다는 장점이 있다.

칼슘 차단제는 칼슘이 세포 안으로 들어갈 때 발생하는 손상을 감소시키는 능력이 있다는 점에서 킬레이션의 여러 가지 치료 작용 중 하나와 비슷하다. 차이점은 킬레이션의 경우 일련의 과정에 있는 주사를 모두 맞으면 효과가 오랫동안 지속되지만, 처방약은 계속 복용해야 한다는 것이다.

콜레스테롤 또는 지질 수치를 떨어뜨리는 약물 이 종류에 속하는 약은 저콜레스테롤의 식단과 마찬가지로 병 자체가 아니라 증상을 목표로 공격하는 것으로, 말 앞에 마차를 놓는 것처럼 본말이 전도된 것이다. 이 종류의 약은 때로 백내장, 간 기능 손상, 담석과 암의 발생 위험 증가 등을 포함하여 끔찍한 부작용을 불러일으킨다. 그렇지만 이런 약물은 유전적으로 혈액 내 콜레스테롤 수치가 매우 높은 일부 환자들에게는 사용될 수 있다. 일부 전문가들은 콜레스테롤을 떨어뜨리는 약의 효과는 항산화 및 항혈소판 활동과 관계가 있고, 그런 면에서 볼 때 영양 보충제가 더 효과적이라고 생각한다.

디기탈리스 디기탈리스는 심장 부정맥을 완화시키는 역할을 하는 경우도 있다. 하지만 동시에 상황에 따라 디기탈리스가 심장 부정맥을 유발하기도 한다. 일부 환자들에게 쓸 경우 디기탈리스는 협심증을 완화시킬 수 있다. 하지만 동시에 협심증을 악화시킬 가능성도 있다.

디기탈리스가 관상동맥 질환을 치료한다는 건 매우 의심스럽다(심부전의 증상들을 완화시킬 수 있을지는 모르지만). 디기탈리스를 일상적으로 사용해서는 안 된다. 의사가 디기탈리스를 처방하면, 다른 의사의 의견을 물어보는 것이 좋다. 디기탈리스의 독성 용량은 치료 용량과 매우 비슷해서 이 약을 쓸 때는 약의 효과가 위험보다 큰 경우로 제한해야 한다. 정기적인 혈액 농도의 측정으로 환자별 안전 용량을 확인할 수 있다.

혈전 용해 효소 스트렙토키나아제 그리고 더 최근에 새로 나온 혈전 용해 물질은 배양 배지에 있는 연쇄구균을 사용하여 만든 다음 정제하거나 새로운 생물 공학적 방법으로 만든다. 이 효소는 혈전을 용해하는 화학 물질인데 이를 주사하면 진행 중인 심장 발작이 정지되거나 정맥 또는 동맥에 있는 혈전이 제거된다. 이 효소는 또한 혈소판의 끈적도를 줄이고 동시에 동맥 경련이 이완되도록 돕는다.

심장 발작을 효과적으로 멈추게 하려면 혈전 용해 효소를 즉각 사용해야 한다. 그러려면 환자는 병원에 가까운 곳 어딘가 적당한 곳에 있어야 하고, 적당한 시각에 일이 터져야 하며 훈련을 받은 의사가 대기하고 있어야 한다. 대부분의 경우에 혈전의 위치를 찾아내기 위해 카테터를 삽입해야 한다. 이 효소를 쓰면 출혈 위험이 증가한다. 심장 발작이 발생한 응급 상황에서는 혈전 용해 효소로 치료하는 것이 큰 도움이 될 수 있지만 혈전 형성과 관계 있는 동맥경화성 과정에는 아무런 영향을 주지 못한다.

어떤 약이건 남용하면 위험하다. 여러분 스스로를 약의 오용으로부터 보호해야 한다. 숙련된 의사에게 도움을 청하고 적절하게 약을 사용하기 위해 해야 할 것과 하지 말아야 할 것을 지켜야 한다.

- 몸이 좋아진 게 느껴진다고 사용하던 약을 중단하지 말 것. 해당 약을 처방한 원인이 되는 증상이 더 이상 없는 경우에도 의사와 상담한 후 약을 중단해야 한다.
- 복용 빈도, 시간 그리고 용량에 대해서는 약병에 붙어 있는 지시를 따를 것. '식후'라는 말이 있으면 아무 때나 또는 공복에 약을 먹으면 안 된다(또는 이와 반대의 경우도 마찬가지이다). 한 회 용량을 복용하지 못하고 놓친 경우 그 다음 번에 약을 '두 배'로 사용하지 말 것. 먼저 의사와 상의해야 한다.
- 담당 의사가 안전하다고 하지 않는 한, 약을 복용하는 동안 술은 마시지 않는다.
- 남거나 오래된 약은 바로 버려라. 시간이 지나면 효력이 떨어지는 약도 있고 또 어떤 약은 위험할 정도로 효력이 강해진다.

- 비슷해 보이는 약을 같은 곳이나 같은 색 또는 같은 크기의 병에 두지 말 것. 비슷비슷해 보이는 약은 특히 밤이나 피로할 때, 아플 때, 또는 스트레스를 받았을 때 헷갈리기 쉽다.
- 의사가 새 약을 처방해줄 때 의사와 약사에게 당신이 현재 사용하고 있는 모든 약(처방된 약이든 처방전 없이 산 약이든)에 대해 자세히 알려줄 것. 의사 모르게 허락도 받지 않고, 여러 가지 약을 섞어먹으면 안 된다.
- 과도한 열이나 추위, 빛, 또는 습기 때문에 약이 손상될 수 있는 곳에 약을 보관하지 말 것. 덥고 습기 찬 침실 캐비닛은 피해야 한다.
- 약의 부작용을 경험하거나, 평상시와 다른 증상이 생기거나 이상한 느낌이 들면 바로 의사에게 알린다.

우회로조성술 이외의 다른 수술

우회로조성술에 대한 경쟁적인 치료법이 크게 발전하고 있다. 이런 수술법은 대부분 비용이 훨씬 적게 들고, 단순하고 더 안전하다. 여기 유망한 수술법을 몇 가지 실어본다.

경피적 경혈관 관상동맥성형술(풍선혈관성형술) 이 시술에서는 끝에 아주 작은 풍선이 달린 얇은 튜브 또는 카테터를 관상동맥이나 다른 동맥으로 넣어서 막힌 영역까지 접근한다. 카테터가 어디로 가고 있는지는 TV와 같은 스크린을 통해 눈으로 볼 수 있는데 이렇게 보면서 막힌 곳까지 가는 것이다. 플라크로 막힌 영역을 관

통해 풍선이 삽입된 후 팽창하면서 혈관을 늘려준다. 혈관은 그리 탄력적이지 않아서 다시 원래 상태로 좁아지지 않는다. 따라서 처음보다 더 큰 통로를 생긴 상태가 유지되어 혈류가 자유롭게 흐르는 것이다.

플라크가 부서지거나 팽창 과정 중에 혈관 벽이 찢어지는 위험이 있지만, 이 두 가지 위험 모두 수술에 따른 부작용을 상쇄해버릴 만큼 크지 않다.

혈관성형술도 우회로조성술에 대한 대안으로 환영받고 있는 새로운 치료법인데, 역시 그 효과는 제한적이다. 막힌 동맥이 카테터가 들어갈 수 있을 정도로 크고, 막힌 부위에 접근할 수 있을 때는 매우 효과적인 방법이다. 수술과 마찬가지로 이 시술은 병에 걸린 동맥의 일부만 뚫어줄 수 있을 뿐인데, 병이 상당히 진행되었거나 막힌 부위까지 접근할 수 없는 경우에는 유용하지 않다.

최근에는 혈관이 다시 닫히는 것을 막기 위해 풍선혈관성형술을 한 후 동맥의 내부에 스텐트(와이어나 그물 또는 새장과 같은 장치)를 설치하는 경우가 흔해졌다. 이 시술이 장기적으로 보았을 때 성공적일지 여부는 아직 알 수 없다.

레이저 수술   레이저 수술은 이론적으로는 전망이 밝지만, 아직 초보 단계에 있다. 모든 기술적인 문제들이 해결될 수 있다면 잠재력은 엄청나다.

이 기술이 완벽하게 실현만 된다면, 매우 가는 유리 섬유가 들어 있는 튜브를 통해 레이저 빔이 나와 막혀버린 혈관 내부에 전달되면서 막힌 곳을 하나씩 증발시켜버릴 수 있다. 이 시술을 개발하고 있는 사람들은 각 플라크에 맞게 레이저 빛을 정확하고 안전하게 겨냥하고 강도를 조절할 수 있을 것이라고 말한다.

섬유광학 수술fiber optic surgery이 아직도 시험 단계에 있긴 하지만 섬유광학 전문가들은 레이저가 미래의 수술 도구가 될 것이라고 믿으며 곧 임상에서 레이저를 사용해 플라크를 증발시킬 수 있을 것이라고 기대하고 있다. 그러나 하행 혈류에서 플라크 조각이 색전증을 일으키는 문제도 해결되어야 한다. 그렇게만 된다면 레이저 수술은 비교적 가벼운 시술이 될 것이고 입원을 하지 않고서도 가능할 것이다. 그러나 이 레이저 수술에는 혈관성형술과 똑같은 단점, 즉 쉽게 접근 가능한 플라크 밖에 치료할 수 없다.

회전하는 칼날을 사용해서 플라크를 깎아내는 회전 루터roto-rooter와 같은 시술에 대한 연구도 진행되고 있다.

동맥경화성 질병을 치료하는 효과는 없지만 생명을 구하는 다음 두 가지 시술 방법을 짚고 넘어가야겠다.

박동기pacemakers   40년도 더 된 옛날에 이식된 촌스러운 초기 장치와 오늘날 50만 명의 미국인들이 심장이 불규칙하게(심장이 너무 빠르게, 너무 느리게, 또는 전혀 뛰지 않는 경우가 있다) 뛰는 것을 막기 위해 의지하고 있는 박동기(규칙적으로 전기 임펄스를 내 보냄) 사이에는 큰 차이가 있다. 이렇게 생명을 구하는 장치들 중 최신 제품들은, 환자의 가슴에 있는 피부 아래에 삽입되며 심장과 연결되는 와이어를 가지고 있는데, 주의해야 할 것이 거의 없다. 이 장치는 5년 이상 쓸 수 있는 아주 작고 강력하며 거의 스스로 생각까지 하는 리튬 배터리에 의해 작동된다. 이 장치에는 소형 컴퓨터가 내장되어 있어 심장 리듬 장애와 신체 요구 조건에 따라 자동적으로 조절이 된다.

심장 질환 환자 중에서 박동기가 필요한 환자 수는 적다. 이들에게는 박동기가 놀라운 발명품이지만 동맥경화증을 앓고 있는 대부분의 사람들에게는 거의 매력이 없다.

심장 이식 심장 이식은 초기 심장을 받았던 사람들이 대부분 얼마 살지 못하고 죽었기 때문에 수술하지 않고 단념하는 경우가 많았다. 수술은 성공했지만, 이식된 장기에 대한 거부 반응 또는 광범위한 감염 때문에 수술받은 지 몇 주 또는 몇 개월 만에 환자들이 죽었다. 오늘날에는 신약도 많이 나오고 더 나은 조직을 찾아서 짝을 짓는 기술도 도입되고, 거부 반응에 대한 관리를 잘 해 생존율이 80퍼센트 이상으로 올라갔다. 이제 심장 이식은 일부 환자들이 생존하기 위해 선택할 수 있는 선택 사항이 되었다.

하지만 의학적 성취라는 행복감에 빠져, 어둡고 정신이 번쩍 나는 현실을 간과해서는 안 된다.

우선 장기를 확보하는 것 자체가 힘들다. 죽음에까지 이르는 사고를 입고도 무사히 손상되지 않고 잘 보존된 젊고 건강한 심장 수는 제한되어 있다(흥미로운 부수 정보가 있다. 처음에 심장 이식 연구에 대한 연구가 진행되었을 때, 외과의사들은 EDTA가 들어 있는 수용액에 담지 않고서는 제공된 심장을 건강하게 유지할 수가 없었다).

이식을 열광적으로 지지하는 사람들은 더 많은 사람들이 장기 제공 프로그램에 참여하도록 권장하고, 이종 이식을(돼지, 가축, 양과 같은 동물의 장기를 사람에게 이식하는 것) 완성하고, 기능이 뛰어난 인공 심장을 개발하여 장기 부족 문제를 극복할 수 있기를 기대한다.

그렇게만 된다면 심장 이식은 많은 사람이 선택할 수 있는 적절한 치료법이 될 수 있을까?

먼저 비용 이야기부터 해보자. 심장 이식술이 완벽하다고 가정해도 시술당 7만 5,000~15만 달러가 들고 매년 진료비가 8,000~2만 달러나 드는 상황은 개인이든 공공 자금이든 파산하기에 충분한 금액이다.

재정적인 문제를 극복할 수 있다고 가정하자. 그러면 평균적인 미국 사람들이 기존 심장 대신에 새 심장을 이식해주는 완벽한 기술 덕분에 더 오래 살게 될 것이라고 기대할 수 있을까? 아니다.

새 심장을 이식 받아도 대부분 심장 이식을 받는 사람이 가지고 있는 단점은 여전히 해결되지 않고 남아 있다. 이 사람들의 동맥은 여전히 나이 들고 병든 상태이다. 진짜 심장이든 인공 심장이든 새 심장이 한없이 뛸 수 있지만 환자들의 병이 근본적으로 치료되지 않는다면 그것이 무슨 소용이 있겠는가? 새 심장에 있는 관상동맥들도 다시 동맥경화증의 영향을 받을 것이다.

지금까지 이식 기술 개발에 투입된 2억 달러 이상의 돈은 헛되이 낭비되고 말았다. 큰 문제에 대한 단편적인 해결책 밖에 제시하지 못했기 때문이다. 동맥경화증은 단지 일부 장기 또는 동맥의 한 부분에만 영향을 주는 것이 아니라 몸 전체에 영향을 미친다. 관상동맥우회술과 마찬가지로 심장 이식은 문제를 해결해줄 수도, 진행되는 과정을 역전시켜줄 수도 없다.

동맥경화증 없이 심장 근육만 마비되는 심근병증이라는 병을 앓고 있는 환자들이 심장 이식 수술에 가장 적절한 후보일 것이다.

생활 습관 개선

식단 개선, 규칙적인 운동, 영양제 섭취, 스트레스 관리 그리고 흡연과 과도한 음주 회피……. 이런 습관은 습관만 개선하거나 다른 요법과 함께 실시했을 때 모두 효과가 있음이 증명되었다. 대부분의 신중한 연구진은 심장과 관련된 사망률이 최근 몇 년 동안 상당히 감소한 요인 중에서 심장 질환 치료법의 발전이라고 하는 부분은 작은 부분만 차지하고 있음을 인정한다. 이보다 중요한 것은 생활 습관을 건강하게 바꾸는 것이다. 엄청난 수의 미국인들이 '건강광'이 되었다. 이제 미국인들은 조깅하고, 더 좋은 것을 먹고, 영양 보충제를 복용한다. 이 책에서 과학적으로 설명한 바와 같이 수많은 비타민, 무기질 그리고 미량 원소는 우리 몸에서 자유라디칼 반응을 안전하게 조절하는 데 필수적이다. 비타민 C와 E, 베타카로틴 그리고 다른 항산화제는 자유라디칼을 청소한다. 자유라디칼에 의한 손상을 늦추거나 조절하면 퇴행성 질환의 진행과정도 늦추어지는 것이 분명하다(식단과 영양 보충에 대한 더 자세한 정보는 14장에 실려 있다).

대부분의 심장 전문의들은 어떤 처방을 하든 항상 환자들에게 좀 더 건강한 습관을 가져야 한다고 말한다. 내 경험으로는 생활 습관이 남보다 좋은 환자는 확실히 더 건강하고 어떤 요법으로 치료를 하든 성공 확률이 높다.

자격을 가진 킬레이션 의사들은 모두 생활 습관의 변화가 킬레이션 프로그램의 일부라고 생각한다. 나는 그 믿음이 아주 강한 편이어서 내 환자들에게는 생활 습관도 바꾸겠다는 동의서까지 받아놓는다. 물론 동의서를 받기 전에 생활 습관이 얼마나 중요한

지도 꼭 알려준다.

이런 범주에서 실천해야 할 '올바른' 습관은 많고, 이 올바른 습관 중에 해가 되는 것은 없다. 건강 습관이 건강에 미치는 효과에 대해서는 충분한 증거는 없지만, 그렇다고 내 동맥을 구하고 생명까지 구할 수 있는 것이 무엇인지 모든 전문가가 다 동의할 때까지 기다려야 할 이유는 없다.

생활 습관 변화가 병세를 역전시키고 예방하는 데 얼마나 중요한지 강조하기 위하여 이 책에서는 두 장章에 걸쳐 습관을 바꿀 수 있는 실제적인 방법에 대해 다룰 것이다.

그런 방법 중에서 특별히 주목할 만한 방법이 있다. 프리티킨 프로그램과 딘 오니시 박사의 프로그램에서 모두 제시하고 있는 이 방법은 식단과 운동, 지방의 철저한 감량 섭취가 주된 내용이다.

수십만 명의 심장병 환자들이 이제 저지방 식단을 믿고 따른다. 초기 저지방식으로 성공했다는 주장이 이제는 여러 가지 연구 발표와 사람들의 증언으로 증명이 되고 있으며 이들 중 많은 사람이 애초 계획했던 우회로조성술을 취소하고 저지방식과 운동 프로그램을 시도했다.

그런데 저지방식을 그대로 따라 하기는 것은 쉬운 일이 아니다. 저지방식은 엄격한 스파르타식으로, 복합 탄수화물이 많고 지방 비율이 적은 식단으로 구성되어 있어 환자들에게 하루 칼로리의 10~15퍼센트만을 지방으로 섭취하도록 허용하고(평균적인 미국인은 하루 칼로리의 40퍼센트를 지방에서 섭취함) 있다. 또한 식사와 운동에 굉장히 엄격하여 '좋아하는 음식들'을 멀리 하고 담배를 끊어야 하며 엄청나게 운동을 해야 한다.

저지방식 프로그램에서는 다음과 같은 음식을 모두 금한다. 지방과 기름, 설탕, 지방이 많은 고기, 기름에 튀긴 음식, 새우, 달걀 노른자, 지방이 포함된 거의 모든 유제품, 잼과 젤리, 견과류, 마른 과일 또는 감미료가 들어간 과일 주스, 흰 밀가루와 흰 쌀로 만든 제품, 콜라 같은 청량음료, 커피, 차, 술.

이러한 프로그램에 따라 열심히 생활한 사람은 이에 대한 보답으로 건강을 되찾고 통증과 증상이 사라질 것이라는 희망을 가질 수 있다.

일부 사람에게 이러한 프로그램이 효과가 있었을지는 몰라도 극도의 저지방식은 모든 사람을 위한 것은 아니다. 너무 엄격하게 제한된 식단을 적용하기 때문에 오랜 인내를 요구하는 이런 식생활을 유지할 수 있는 사람은 얼마 안 된다.

나는 영양 보충제와 함께 양질의 음식을 먹는 것이 지방 대 단백질 대 탄수화물의 비율보다 더 중요하다고 믿는다(이에 대해서는 14장에서 더 자세히 다룰 것이다).

그렇긴 해도, 저지방식을 전파해준 네이선 프리티킨과 딘 오니시 박사에게 감사를 표한다. 이들은 우리가 수정된 형태로나마 따를 수 있는 지침을 제공해주었다.

식단에 포함된 지방과 기름은 산화되었을 때만 해롭다. 나는 분해되어 냄새와 맛이 변한 지방 그리고 수소가 첨가된 지방과 기름을 피하고, 과학적으로 균형 잡힌 영양 보충제를 섭취하고 식단에 포함된 지방을 신중하게 조절하면 식사를 통해 섭취하는 지방의 폐해를 크게 예방할 수 있다고 믿는다. 나는 30퍼센트 또는 훨씬 더 많은 칼로리를 순수한 지방과 기름으로 섭취하는 것에도 반대하지 않는다. 적절한 영양 보충제를 매일 섭취하기만 한다면 말이다. 내 생각에 프리티킨과 딘 오니시 박사가 강력한 여러 가지 비타민-무기물 보충제를 프로그램에 넣었다면, 조금 덜 엄격한 스파르타식의 식단으로도 더 나은 결과를 얻었을 것이라고 생각한다.

그리고 마지막으로 선택할 수 있는 대안이 하나 더 있다.

무치료 요법

휴식과 이완은 몇몇 사람들이 바로 심장 발작 또는 협심증에 의한 통증이 있기 전과 똑같이 사는 데 필요한 모든 것일 수도 있다. 물론 병에 대해서 손을 쓰지 않는 방법을 선택하는 사람들이 얼마나 되는지, 이에 대한 통계는 없지만, 나는 이런 방식을 취한 사람이 가장 공격적인 방법을 택한 사람만큼 잘 살고 있는 경우도 있을 것이라고 생각한다.

나는, 내가 가장 좋은 치료법이라고 알고 있고 많은 환자가 그 치료법으로 호전되는 것을 눈으로 확인한 그런 요법을 분명 편애한다. 그러나 다른 치료 수단을 선택하고 사용하는 사람들과 싸우지는 않는다. 나는 또한 분명한 적응증을 가지고 있는 환자에 대한 수술을 반대하지 않는다. 내 환자 중에서도 수술 적응증이 있는 환자들은 우회로조성술 또는 혈관성형술을 하도록 계속 의뢰해주고 있다. 그러나 나는 모든 비수술적인 요법을 시도해보고 이제는 더 이상 다른 방법이 없을 때까지, 우회로조성술은 남겨두어야 한다고 생각한다. 우회로는 다른 방법은 다 써보고 나서 마지막으로 선택하는 최후의 방법이 되어야 한다.

이것이 장수 식단이다

항산화 장수 식이요법

 심혈관 질병에 걸리지 않기 위해서 지켜야 할 식단은 거의 모든 사람에게 적용할 수 있으며, 오랫동안 건강하게 살기 위해 설계한 식단과 똑같다. 대부분 건강에 좋은 식단에는 공통적으로 적용되는 일반적인 원칙이란 게 있기 때문이다. 그리고 이 식단을 지키면 나타나는 장기적인 결과도 유사하다. 대부분의 사람들은 바른 먹을거리를 먹으면 피부와 머리카락이 건강해지고 균형 잡히고 활력 있는 모습으로 살 수 있다는 것을 잘 알 것이다. 긴 인생을 살아가면서 식습관이 올바르면 활기차고 졸리지 않으며 머리가 맑은 날들이 이어질 것이다. 하루하루가 멋지고 에너지로 가득차게 되는 것이다.

 사람들에겐 나름대로 육류와 생선, 과일과 채소, 감자, 곡물, 파스타, 쌀 등 각자에게 맞는 식단이 있다. 그러나 여러분의 식단에 이번 장에서 소개할 기본적으로 하지 말아야 할 것들이 있으면 안

된다. 이번 장에 기술한 내용을 보고 실천하면 그만큼 몸에 좋다.

음식은 우리의 몸을 변화시켜준다. 음식이 당신에게 어떻게, 무슨 영향을 끼치는지 생각해보자.

첫째, 음식은 특별하고, 엄청난 에너지를 소비하며 움직이는 우리 몸을 구성하는 물질을 제공한다. 분명 우리의 몸이 최적 수준에서 기능하려면 영양분들로 구성된 건강한 조합/스펙트럼이 필요하다. 간단히 말해 우리 몸의 대사계 순환을 극대화하기 위해서는 고품질 식단을 통해 비타민과 무기질, 단백질, 지방 그리고 탄수화물을 섭취해야 한다.

그런 음식들은 우리에게 광범위한 항산화제들을 제공하는데, 이들 항산화제라는 분자 방어팀이 없으면 사람은 살지 못한다. 그것은 분명 음식 섭취의 긍정적인 면을 보여준다. 올바른 먹을거리는 우리 몸을 튼튼하게 해주고 몸에 생길 수 있는 수많은 작은 문제로부터 우리를 보호해주고, 몸이 제대로 기능할 수 있도록 연료를 제공해준다. 그러나 어떤 방법으로든 최적의 건강을 유지하기에 필요한 모든 필수 영양소를 음식만으로는 얻을 수 없다는 것을 명심하라(이에 대해서 더 많은 이야기가 다음 장과 부록2에 나와 있다). 또한 영양 보충제는 매우 중요하다. 최근의 연구를 보면 그런 주장에 대한 과학적인 증거를 볼 수 있는데, 내가 수십 년 동안 환자들에게 설파했던 내용이다.

둘째, 물론 나쁜 음식을 먹지 않는 것이 중요하다. 나쁜 음식으로 분류되는 것은 정제설탕, 흰 밀가루, 마가린, 냄새와 맛이 변하고 수소를 첨가한 기름 등으로, 이런 음식은 누가 어느 때 먹어도 거의 항상 해롭다고 할 수 있다. 이런 종류의 음식을 많이 섭취하는 것은 나 자신을 파괴하는 행위이다. 한편 심하게 비판받는 음식 중에서 적당히 섭취하면 좋은 것들이 있다. 바로 육류, 생선, 가금류, 달걀, 버터이다. 동물로부터 비롯되는 이런 음식을 얼마나 먹어야 하는지는 개인의 대사와 기호에 따라 다르다.

고단백질, 저탄수화물 식단으로 아주 건강하게 지내는 사람들도 있다. 지방과 콜레스테롤을 많이 섭취한다는 것은 그만큼 단백질도 많이 섭취한다는 뜻이지만 항산화제를 보충하면 문제가 되지 않는다. 체중 감량과 식단에 대한 대중서를 많이 쓴 뉴욕의 로버트 앳킨스Robert Atkins 박사는 수십 년 동안 이런 접근법을 주장했다(우리나라에서는 흔히 황제 다이어트로 불린다—옮긴이). 이 방법은 다수의 사람들에게 최고의 시스템인 것 같다. 이 방법을 쓰면 몸무게 조절하기가 쉽고, 에너지도 넘치고, 건강하단 느낌도 강해진다. 사람들이 뭐라고 떠들던 동맥경화증에 대한 내 경험에 비추어보았을 때 이런 종류의 식단 때문에 위험 요소가 증가하지는 않는다.

나이가 들면서 췌장에서 인슐린 분비가 증가하는 것은 아마 심장 질환에 지방이 위험한 것만큼 큰 위험 요소일 것이다. 지방과 콜레스테롤은 산화되었을 때에만 문제를 일으킨다. 항산화제를 보충하면 산화 문제를 예방하는 데 도움이 된다.

특히 몸무게가 늘어난 사람들은 나이를 먹으면서 인슐린에 대한 저항이 생긴다. 췌장은 식단 속에 있는 녹말, 당 그리고 기타 탄수화물에 반응하여 혈액 내로 인슐린을 분비한다. 탄수화물은 인슐린이 없으면 세포 내로 들어가고 이용될 수 없다. 세포가 인슐린에 대해 저항성을 가지게 되면, 췌장은 인슐린을 더 많이 생산해야 한다. 이렇게 되면 혈액 내 인슐린 양이 계속 증가할 수밖에 없다. 그러면 지방 분해가 억제되어 몸무게가 증가하고 비만이 생긴다. 또한 인슐린이 과도하면 고혈압이 생기기 쉽고 콜레스테롤과 중성지방의 비율이 비정상적으로 변하며 심장 질환과 뇌졸중의 위험이 증가한다. 그런 상태를 새로운 용어로 'X 증후군'이라고 부른다.

인슐린에 대한 세포의 저항이 점점 더 커지면서 췌장은 혈당을 조절할 만큼 인슐린을 충분히 생산하지 못할 수 있다. 그러면 혈액 내의 당 수치 또는 포도당 수치가 너무 높아져 당뇨병 진단을 받게 되는데, 이를 제2형, 성인형 당뇨병이라고 한다. 췌장이 인슐린을 생산할 수 있는 능력을 완전히 상실하면 제1형, 인슐린 의존형 당뇨병이 생길 수 있다. 성인들의 경우에 이 양극단 사이의 중간에 있는 경우가 많다. 정상보다 인슐린을 많이 만들지만 혈당은 여전히 정상적인 범위 내에 유지하고 있는 경우도 드물지 않다. 이런 사람들은 탄수화물이 적고 단백질이 높은 식단을 하는 것이 좋다.

반대로 어떤 사람들은 저단백, 저지방, 고복합 탄수화물 식단으로 몸이 좋아지는 것을 느낀다. 이것은 프리트킨 박사가 프리트킨 식단으로 처음 제안한 방법이고, 딘 오니시 박사의 오니시 식단으로 최근에 좀 더 대중화된 방법이다.

배리 시어스 박사는 이런 식단들 중간에 속하는 식단을 제안하면서 인슐린 요구량이 적은 종류의 탄수화물을 섭취할 것을 강조한다. 시어스 박사는 이것을 '영역 다이어트'라고 부르며 췌장에 의한 인슐린 분비를 적게 자극하는 혈당 지수가 낮은 탄수화물을 섭취해야 한다고 강조한다.

엄격한 식물성 식단을 좋아하는 사람들도 있는데, 이런 사람들은 채식 식단으로도 건강하게 잘 지낼 수 있다.

어떤 식단이든지 이번 장에 실린 일반적인 지침들만 잘 따른다면 괜찮은 식단으로 인정받을 수 있고 건강하게 사는 데도 도움이 된다.

단, 두 가지 방법을 동시에 취할 수는 없다는 점에 주의해야 한다. 애킨스 박사가 주장하는 고단백질, 저탄수화물 식단을 따르는 사람들은 반드시 탄수화물 섭취량을 줄여야 한다. 그렇게 하지 않으면 몸무게가 늘 수밖에 없다. 탄수화물은 중독되기 쉬운 음식으로 포기하기가 아주 힘들 수 있다.

칼로리가 비만을 일으키는 능력은 다 같지 않다. 하루에 칼로리 섭취량이 1,000칼로리도 안 되는데도 비만인 사람이 있는 반면, 이보다 다섯 배를 더 먹어도 날씬한 사람이 있다. 내가 보기에 중요한 차이는 혈액 내의 인슐린 수치와 세포막에서의 인슐린에 대한 저항성의 차이이다. 췌장의 인슐린 분비를 촉진하는 탄수화물이 많은 음식을 적게 먹으면 인슐린이 줄어든다. 보통 미국인은 20세부터 70세까지 1년에 0.5킬로그램씩 몸무게가 증가한다. 그러다 70세를 넘으면 평균 몸무게는 감소하기 시작한다.

이번 장에서는 내가 보았던 대부분의 환자들에게 좋았던 것으로 생각되며 이를 지지하는 과학적인 증거까지 상당히 있는 그런 식습관을 제안하겠다. 이 식습관을 따르면서 더 나아가 매일 활력 있고 건강하다고 느낄 수 있는 방향으로 이를 수정한다면 장수를 위한 강력한 식단을 만들 수 있을 것이다. 그리고 그런 식단에 나는 다음과 같은 이름을 붙여보았다.

자유라디칼을 방지하는, 장수를 위한 식단
─항산화 장수 식이요법

이 지구에서 사람을 포함한 포유동물들이 이렇게 놀라울 정도로 활동적인 삶을 살 수 있는 비결은 바로 높은 에너지를 가진 연료인 산소를 사용하고 있기 때문이다. 나무가 불에 타는 모습을 한번 관찰해보자. 나무는 불에 타면서 나무 자체뿐 아니라 연료인 산소를 소비한다. 또한 더 엄격히 조절된 방식이기는 하지만 우리도 산소를 소비한다. 그리고 세포, 효소, 유전자 그리고 염색체에 미칠 수 있는 산화에 의한 손상이라는 대가를 치른다.

다행스럽게 우리 몸은 연료를 태우며 거의 폭발적으로 반응하는 물질에 대한 강력한 방어막을 구성하고 있다. 우리 몸은 산소의 자유라디칼 형성을 억제하고 이미 형성된 자유라디칼을 중화하는 물질인 항산화제로 포화된 상태를 유지하기 위해 최선을 다한다(사실 어느 정도의 자유라디칼은 생명과 건강을 위해 필요하다). 그런데도 24시간 동안 충분한 수의 자유라디칼이 우리 몸에서 나와서 세포 하나하나가 각각 전자를 벗겨내는 이 불안정한 분자 조각으로부터 1,000번의 공격을 받는다고 한다. 전쟁과도 같은 상황인 것이다!

병리학적으로 병을 일으킬 수 있는 활동적인 자유라디칼을 유발하는 일차적 근원 중에서 식단 조절을 통해서 피할 수 있는 것이 많다는 사실이 밝혀졌다. 예를 들어 가공한 지방과 기름(특별히 냄새와 맛이 변한 것은 더욱이 피해야 한다. 이 부분에 대해서는 나중에 다룰 것이다), 여러 가지 공정을 거치고 정제된 식품은 피해야 한다. 이러한 식품에는 우리의 몸을 보호하는 데 필수적인 항산화제와 여러 가지 미량 영양소가 다 사라지고 없다.

이것은 심혈관 질환의 위험을 최소화하기 위하여 널리 시행되었지만 구식 방식이 되어버린 '달걀은 빼고, 동물성 지방은 더 적게'라는 식단과 뚜렷한 차이가 있다.

자유라디칼을 방지하는 식단에서는 자유라디칼에 대항해 벌어지는 우리 신체 내 전쟁에 다섯 가지 방식으로 접근한다.

1. 아주 쉽게 과도한 자유라디칼로 대사되는 음식의 소비를 줄인다.
2. 자유라디칼을 먹어 치우는 영양분을 적정량 공급한다.
3. 치유, 면역 그리고 항산화 효소들의 생산을 위해, 건강한 대사를 위해 영양분을 충분히 제공한다.
4. 섭취하기 전에 지질의 과산화를 최소화할 수 있도록 음식을 준비할 때 산화가 덜 되는 방법을 사용한다.
5. 칼로리가 높은 고지방 음식의 섭취를 줄이면 비만을 피할 수 있고 지질 과산화물 자유라디칼의 근원 섭취가 줄어든다. 지질은 '지방'을 뜻하는 의학적인 말이고, 지질의 과산화는 자유라디칼이 몸의 세포 내에 있는, 세포를 둘러싸는 지방과 지질막을 손상시키는 과정, 즉 세포를 파괴하는 과정이다. 내가 먹는 음식이 나를 해치는 것을 원하는 사람은 아무도 없을 것이다. 너무 많이 먹어서는 안 되는 그런 음식의 나쁜 점이 과산화이며 이에 대해 이 책에서 자주 언급하겠다.

일부 엄격하게 제한한 영양 식단과 달리 자유라디칼을 방지하는 장수 식단은 음식을 먹으면서 맛볼 수 있는 모든 즐거움을 빼앗지는 않는다. 치명적일 정도로 나쁘다고 오랫동안 잘못 생각했던 고콜레스테롤 음식, 즉 달걀, 버터, 새우, 스테이크 그리고 다른 음식들을 먹지 않겠다고 맹세할 필요가 없다. 적어도 적절하게 조리를 한다면 말이다.

이것은 따라야 할 식사 계획이 없으므로 전통적인 의미에서 식단은 아니다. 먹는 법, 요리법 그리고 음식 선택법을 설명한 프로그램으로 구성되어 있으며, 현명하게 먹을 수 있도록 그리고 자유라디칼이 유발하는 병과 영양 결핍을 최대한 예방할 수 있도록 설계된 것이다.

나와 내 환자들이 장수를 하기 위해 지키고 있는 지침은 다음과 같다. "지방과 기름, 특히 가공되거나 수소가 첨가된 지방과 기름 섭취를 총 칼로리의 30~35퍼센트 이하로 낮추어 그 수준에서 적당히 섭취하라."

필수 지방산은 건강한 피부, 동맥, 혈액, 선, 신경 그리고 사실 모든 세포를 위해 필요한 것이지만 대부분의 건강 전문가들은 미국인이 칼로리의 45~50퍼센트를 지방으로 섭취하며 이를 낮추어야 한다는 데 동의한다. 그러나 얼마나 낮추어야 하는지에 대해서는 의견이 분분하다. 어떤 사람들은 10퍼센트가 최적이라고 주장하는데 이건 정말 스파르타식 요구이다. 나는 훨씬 쉽게 실천할 수 있는 30~35퍼센트 범위를 추천하며 동시에 어디에서 나온 지방과 기름인지, 가공 과정 그리고 품질을 신중하게 살피라고 권하고 싶다. 나는 지방이 겨우 10퍼센트의 칼로리를 차지하는 식단을 오랫동안 하려고 하거나 할 수 있을 정도로 극기 훈련이 잘 된 환자를 본 적이 거의 없다.

여기에서 약간 주제를 벗어나서 식단에서 지방을 제한하는 이유를 논의하겠다. 콜레스테롤(지용성이고 지질과 같은 스테롤) 그리고 식단에 포함되는 다른 지방과 기름은 산소와 산소라디칼에 의해서 손상을 받은 후에야 해로운 것으로 변한다는 것은 과학적으로 인정되는 사실이다. 이 결과로 산화되고 과산화된 지질은 자체로 독성을 가질 뿐 아니라 자유라디칼의 전파의 연쇄 반응을 일으키는 전구물이다.

병을 일으키는 이러한 영향은 다음과 같은 두 가지 방법으로 피할 수 있다.

1. 지방과 신체 조직은 항산화제로 보호할 수 있다.
2. 지방과 콜레스테롤을 제한하여 산화에 필요한 연료를 공급하지 않는다.

대부분의 영양학자들은 후자를 추천한다. 이 방법이 노화와 연관된 병을 예방할 수 있다는 사실이 이미 증명되었기 때문이다. 하지만 유감스럽게도 이 방법은 또한 몸에서 필수 지방산과 콜레스테롤(몸의 항산화제 방어에 필수적인 많은 기능들을 위해 필요한 요소)도 빼앗아가는 역할을 한다. 그리고 음식을 먹는 즐거움도 상당 부분 빼앗간다. 지질과 콜레스테롤은 또한 원료 물질로 지방과 콜레스테롤에서 수많은 호르몬과 비타민 D가 생성된다.

최근에는 항산화제 결핍이 과도한 양의 지방과 콜레스테롤보다 훨씬 더 중요한 병의 원인으로 작용한다는 것을 보여주는 과학적인 증거가 상당히 축적되고 있다.

세계보건기구의 연구를 보면 혈액 내 비타민 E 수치가 낮은 것이 혈액 내 콜레스테롤 수치가 높은 것보다 동맥경화증 그리고 심혈관 질환과 100배 더 의미 있는 관계라고 하였다. 캘리포니아대학의 연구에 따르면 광범위 복합 비타민제를 매일 먹는 경우(내가 환자들에게 처방하는 것과 비슷하다), 6년 정도 생명을 연장할 수 있다고 한다.

모든 성인을 위해 추천하는 최소한의 복합 보충제는 15장에 열거되어 있다. 동맥경화증과 노화에 따른 병을 앓게 될 위험이 있는 나잇대 사람들에게는 항산화제를 추가할 것을 권한다.

비유적으로 말해서 화롯불이 벽을 뚫고 나와서 집을 태워 전소시켜버릴 위험이 있다면, 다음과 같은 두 가지 방법으로 싸울 수 있을 것이다.

1. 연료를 제거함으로써 불을 끄는데, 이것은 저지방 저콜레스테롤 식과 유사하며 콜레스테롤 수치를 떨어뜨리는 약을 복용하는 것이 포함된다.
2. 집을 방화 처리를 하고 화로의 벽을 좀 더 견고하게 만들어서 지속적으로 연료 공급을 받으면서도 (더불어 이로부터 얻을 수 있는 장점을 누리고) 구조물이 손상되지 않도록 보호한다.

후자가 훨씬 더 상식적이고 내가 추천하는 방법이다.

예외적으로 높은 콜레스테롤(때로 400mg/dL 이상)에 반응하는 치명적 유전자를 물려받은 극히 소수의 사람들을 제외하면, 필수적인 지방과 콜레스테롤을 포함하는 음식을 즐기는 즐거움을 박탈하는 것보다 음식과 영양 보충제를 통해서 항산화제를 섭취량을 증가시키는 것이 더 의미 있다. 이 방법이 옳다는 것을 보여주는 연구 결과가 최근 다수 발표되었다.

제약회사들은 매년 콜레스테롤 강하제를 수십억 달러씩 팔면서 영양 보충제에 대항하는 공격적인 광고를 하고 있다. 제약회사의 세일즈맨들은 일상적으로 의사들에게 콜레스테롤을 낮추는 여러 종류의 비싼 처방약의 효과를 성가실 정도로 선전하며 권유한다. 제약회사는 콜레스테롤을 낮추는 약이 항산화 효과와 항혈소판 효과를 가지고 있으며 약에서 보고된 효과가 혈액 내의 콜레스테롤 강하보다는 항산화와 항혈소판 효과 때문에 나타났을 가능성은 의사들에게 알려주지 않는다. 비타민, 무기질 그리고 보충적인 항산화제의 효과에 대해서는 특허를 내서 막대한 이익을 낼 수 없기 때문일 것이다. 그럴 수만 있다면 비타민, 무기질 그리고 보충적인 항산화제의 효과에 대한 의사 교육 프로그램을 보조하기 위해 자금을 보조해줄 텐데…….

아직 하지 못한 이야기는 지방의 양을 줄이는 것이 나쁜 종류의 지방을 제거하는 것만큼 결정적인 역할을 하지 못한다는 것이다. 사람들이 보통 생각하는 것과 달리 꼭 포화(동물성) 지방은 '나쁜 녀석', 다중불포화된 지방(식물이나 씨앗으로부터 나오는 액체 기름)은 '좋은 녀석'이라고 할 수 없다. 때로 그 정반대일 수도 있다.

버터, 달걀, 소고기, 양고기 그리고 돼지고기와 같은 포화 지방은 적절하게 조리만 하면 더 먹어도 안전하다. 여기 나열한 음식에 포화된 지방산은 정상적인 조건에서는 세포를 손상하는 지질의 과산화 과정을 쉽게 밟지 않는다.

이와 대조적으로 상업적으로 팔리고 있는 다중불포화된 지방은 분자 구조를 손상시키는 광범위한 지질의 과산화 반응에 자주 착수한다. 이런 과정은 기름이 씨앗이나 그 외 원래 자리잡고 있던 곳에서부터 바로 추출될 때 시작될 수 있다. 그렇게 화학적으로 처리된 기름을 섭취하면 이 기름은 우리 몸 안에서 몸의 정상적인 대사를 방해하고, 세포막의 통합성을 손상시키며, 암의 원인이 되는 돌연변이 과정과 동맥에서 플라크 형성을 유발한다.

기름에 다중불포화된 지방산이 많을수록(결합되지 않는 금속 원소를 미량 포함) 그리고 그것이 열, 빛, 대기 중 산소에 노출되어 있는 시간이 길수록 건강에 더 큰 위협이 된다. 품질이 가장 떨어지는 기름은 샐러드드레싱과 마요네즈를 만들 때 흔히 사용된다. 그러면 냄새가 나고 맛이 변한 것을 숨길 수도 있기 때문이다.

건강식품 가게에서 비싼 가격표를 붙이고 있는 냉동 가공과정을 거쳤다는 기름도 과도하면 동맥에 손상을 일으킨다. 콩, 땅콩, 옥수수 알, 호두, 참깨 씨 등에서 뽑아낼 때부터 기름의 산화 과정이 시작된다. 기름을 가장 잘 보관하는 방법은 냉동해서 밝은 빛이 닿지 않도록 하는 것이다.

음식을 튀길 때 식물성 기름을 가열하면 문제가 복잡해진다. 기름의 산화 속도는 가열하면 급속히 증가한다. 온도가 섭씨 10도씩 올라갈 때마다 산화 속도는 두 배씩 빨라진다.

마가린, 식물성 쇼트닝 그리고 유제품이 아닌 크림 대용물과 음식 위에 장식하는 재료와 같은 제품을 상업적으로 만들 때 수소가 첨가되는데, 이 때문에 다중불포화지방과 기름이 위험한 트랜스지방산으로 전환된다. 트랜스지방산은 꼬인 모습을 하고 세포막을 약하게 만든다. 구운 제품과 정크 푸드라고 하는 제품 대부분이 수소화된 기름을 다량 함유하고 있는데, 이 기름은 유통기간을 연장시켜주는 기특한 특징이 있다.

그렇다면 버터 대신에 마가린을 사용하면 건강을 지킬 수 있을까? 결코 그렇지 않다.

마가린은 분명 독성이 더 강하다. 옥수수 기름 마가린이 우리 집 식탁 위에 도착했을 때쯤이면 마가린에는 원래 자연 상태의 조건이 하나도 없다. 이 마가린의 성분들이 철저하게 변했을 뿐 아니라 유리된 지방산은 조악한 화학물과 결합되고 석유에서 만든 용매로 처리과정을 거쳤다. 1993년에 월터 윌레트 박사와 팀 연구원들은 8만 5,000명의 간호사들의 건강상태를 수십 년 동안 추적했던 연구 프로젝트인, '하버드 간호사 연구Harvard Nurses Study'에서 발견한 새로운 사실을 발표했다. 매일 네 찻숟가락 이상의 마가린을 먹었던 여자들은 마가린을 매우 적게 먹거나 전혀 먹지 않는 여자들보다 심장병에 걸릴 위험이 66퍼센트 더 컸다. 버터의 경우 버터를 섭취한 여자들이 심혈관 위험이 증가했다는 증거는 없었다.

하지만 여기에 너무 집착할 필요는 없다. 정말 중요한 것은 어쩌다 먹는 것이 아니고, '언제나' 먹는 것이다. 아무도 광신자를 좋아하지 않는다! 여기에 실린 이 사항들을 실천하면 지방의 섭취를 최적화하고 수명과 삶의 질이 모두 극대화하는 데 도움이 될 것이다.

• 소고기, 양고기, 돼지고기 또는 송아지고기를 먹을 때 언제나 가장 신선한 것을 고르고, 가장 지방이 적은 고기를 고른다. 오래된 고기는 지방이 변질되고 맛도 달라진다. 눈에 보이는 과도한 지방은 요리하기 전에 잘라버린다. 고기를 먹고 싶을 때 구운 고기 또는 스테이크보다는 고기가 조금 들어간 캐서롤 또는 스튜와 같은 요리를 선택하라. 햄버거를 요리하려면, 지방이 적은 고기를 사서, 미리 요리해서 빵에 넣기 전에 지방을 빼낸다. 키친타월을

여러 겹으로 만들어 햄버거를 싸서 지방을 짜낼 수도 있다. 지방이 적고 덜 비싼 소고기의 절편을 압력 용기로 요리하면 고기가 아주 부드러워진다.

- 고기 대신에 생선과 지방이 적은 가금류를 이용한다. 가장 지방 함량이 적은 소고기일지라도 껍질 벗긴 하얀 닭고기, 칠면조 고기, 또는 생선보다 총 지방 함량이 두 배 이상 많다. 가금류를 요리하거나 먹기 전에는 반드시 껍질과 눈에 보이는 지방을 제거해야 한다.

- 가능하다면 식단에서 튀긴 음식을 제외한다. 기름 없이 요리하는 방법을 터득하라. 기름이나 지방이 없어도 음식이 달라붙지 않는 요리 도구(테프론은 대중적이고 쉽게 구할 수 있는 브랜드이다)를 사용한다. 고기, 생선 그리고 가금류를 천천히 구워먹는다.

- 지방 함량이 1퍼센트인 코티지치즈나 저지방 또는 무지방 우유처럼 지방 함량이 적은 유제품을 사용한다. 지방 함량 1퍼센트라고 표시된 코티지치즈와 우유에 포함된 지방 칼로리는 총 칼로리의 10퍼센트나 된다. 지방 함량을 낮추지 않은 우유의 경우는 이 수치가 40퍼센트이다. 가짜 유제품을 조심하라. 예를 들어 가짜 사워크림은 종종 수소를 첨가한 기름으로 만든다. 지방이 없는 그리고 지방이 적은 크림치즈, 요구르트 그리고 사워크림을 이제 쉽게 구할 수 있다. 그러나 꼬리표를 잘 읽어봐야 한다. 무지방 제품은 그만큼 맛이 없어진 것을 상쇄하기 위해서 많은 양의 설탕을 넣는다.

- 샐러드기름과 드레싱에 더 많은 식초, 레몬주스, 마늘, 양파 또는 허브를 사용하고, 풍부한 소스와 고기 소스를 준비할 때는 토마토와 다른 과일 주스를 사용하라. 마늘과 양파를 쓰면 식단에 항

산화제가 많은 재료가 추가되는 장점이 있다.

- 수소가 첨가된 것이거나 변형된 숨은 지방 섭취를 제한한다. 식품 표시를 잘 읽는다. 파이, 케이크, 푸딩, 아이스크림, 비슷한 디저트 류를 조심한다. 무지방 아이스크림이 나왔다지만 설탕 함량은 여전히 매우 높다.

이러한 지방 섭취 조절 방법을 준수하고 그 위에 영양가가 최대가 되도록 식품을 선택한다. '하얀 사고뭉치'들은 피한다. 즉, 흰 밀가루, 백미, 정제된 하얀 설탕은 가능하면 피한다. 극단적으로 실천할 필요는 없지만, 이런 하얀 것들은 덜 먹을수록 좋다.

많은 미국 사람이 이제 '과섭취 영양 장애'에 시달리고 있다. 미국인의 식단에는 칼로리가 너무 많고 식품 공장 가공과정 중에 적절한 동화나 외부와 내부에서 분해되는 것을 막기 위한 미량 영양소 대부분이 떨어져 나가 없어진 상태의 식품을 섭취한다. 밀가루, 쌀 그리고 옥수수와 같은 낟알들을 고속으로 제분하면 필수 지방산과 대부분의 무기질, 필수 미량 원소를 포함해 20개 이상의 영양분이 줄거나 없어진다. 정제된 탄수화물의 섭취를 제한하는 것이 이상적이다. 편리한 식품, 즉 흰 밀가루로 만든 빵, 크래커, 시리얼, 파스타 또는 많은 공정을 거쳐 영양분이 사라진 녹말로 만든 과자를 적게 먹어야 한다. '영양 성분 강화'라는 표시가 있으면 조심해야 한다. 제거된 영양 성분이 영양 강화 과정에서 다시 첨가되는 경우는 거의 없다.

밀에 자연적으로 존재하는 영양분과 비교할 때, 하얀 빵을 만드는 동안 제거되는 영양분의 백분율은 다음과 같다.

비타민 A, 90%

비타민 B1, 77%

비타민 B2, 80%

비타민 B3, 81%

비타민 B6, 72%

비타민 B12, 77%

판토텐산(pantothenic acid, B5), 50%

비타민 E, 86%

엽산folic acid, 67%

칼슘, 60%

크롬, 40%

코발트, 89%

철, 76%

마그네슘, 85%

망간, 86%

인, 71%

칼륨, 77%

셀레늄, 16%

콜린, 30%

아연과 구리, 78%

기껏해야 이들 중 비타민 B1, B2, B3, 철 등 4개 영양소만 이른
바 영양 강화 과정에서 다시 첨가된다. 그리고 결핍증이 존재하지
않는다면, 첨가된 철은 우리 몸에서 노화와 관계된 자유라디칼 손
상을 가속화시킬 가능성도 있다.

정제된 하얀 설탕도 역시 대사에 필요한, 크롬과 같은 성분을 포함해 많은 종류의 필수적인 영양분이 부족하다. 우리가 소비하는 설탕 한 숟갈마다 그 설탕을 이용하는 데 필요한 만큼의 필수 영양분이 우리 몸 안 저장소에서부터 빠져나간다. 인슐린은 적절한 크롬이 없으면 설탕을 대사시키지 못한다(이에 대한 더 상세한 내용은 이 책의 부록2에 실려 있다). 미국인 한 명이 1년에 섭취하는 설탕과 옥수수 시럽(과당 다량 함유)은 62킬로그램이다. 거의 자신의 몸무게만큼의 설탕을 매년 소비하는 것과 같다.

자유라디칼을 막는 데 포함되는 많은 효소들, 즉 우리 몸 안에서 만들어지는 카탈라아제, 초과산화물디스뮤타아제, 글루타티온 페록시다제를 포함하는 항산화 팀은 정제 과정에서 사라진 영양분인 위에서 열거된 영양분들을 필요로 한다. 이런 조절 효소들이 없으면, 자유라디칼은 훨씬 빨리 생성된다.

원치 않는 자유라디칼을 중화하는 분자에는 베타 카로틴, 비타민 E, 비타민 C, 미량 원소들인 셀레늄, 아연, 구리, 망간 그리고 아미노산들인 메티오닌과 시스테인이 포함된다. 이런 물질들이 없으면—가공할 때에 거의 없어지는데—우리 몸은 스스로를 보호할 수 없다. 정제된 탄수화물 소비를 줄이는 가장 좋은 방법은 정제되지 않은 자연 상태의 음식을 많이 섭취해야 하는 것이다. 특히 낟알을 깎지 않은 상태의 식품과 녹색 및 황색 채소를 하루 동안 섭취하는 총 칼로리의 약 50퍼센트 이상이 되도록 구성하는 것이 좋다. 여기에 정제되지 않은 건강한 식단을 구성하기 위한 참고 사항들이 있다.

• 라벨에 표시된 내용을 잘 읽어본다. 정제하지 않은 시리얼에 설

탕이 첨가되지 않은 것 그리고 통밀 등 정제하지 않은 밀가루나 곡식으로 만든 빵을 고른다. 현미와 통밀, 메밀, 또는 콩이 들어간 파스타 제품을 먹는다. '영양 강화된'이라고 표시된 제품을 피하라. '영양 강화'란 말을 솔직히 옮기면 바로 '품질이 아주 형편없는'이란 뜻이다.

- 가공식품을 쓰지 않고 원재료 상태로 요리하는 횟수를 늘린다. 통조림에 든 채소, 샐러드드레싱, 케첩, 비스킷 믹스, 티브이 디너 TV dinner, 마요네즈 그리고 스테이크 소스와 같이 가공되어 바로 먹을 수 있는 많은 음식 중에서 우리가 보통 설탕을 넣었다고 생각하지 않는 음식들 안에는 첨가물과 정제된 설탕이 숨어 있다. 또한 수소를 첨가한 지방과 기름은 공장에서 생산해서 간편하게 먹을 수 있게 만든 가공 식품 안에 들어 있을 가능성이 아주 높다.

- 정제된 설탕이 포함된 식품을 피한다. 이런 식품은 종종 수크로오스, 포도당, 옥수수 감미료, 옥수수 시럽, 맥아당, 전화당, 원당/조당, 갈색 설탕, 중백당turbinado, 과당fructose과 같은 이름을 써서 정체를 감추려 한다. 이른바 대부분의 정제하지 않은 설탕과 갈색 설탕은 바로 정제한 흰 설탕을 어둡게 보이도록 약간의 당밀이나 캐러멜로 색을 낸 것이다. 바로 통밀빵이라는 것도 똑같아 색을 낸 흰 밀가루다(좋은 빵의 구성 성분에 대해서는 부록2를 볼 것).

- 무설탕 소프트드링크 또는 이른바 다이어트 드링크, 그중에서도 특히 콜라맛 나는 음료를 조심한다. 여기에는 인산염을 포함된 경우가 많으며 인산염이 과도하면 칼슘 대사를 방해할 수 있다. 또한 인공 감미료인 아스파탐이 몸에 나쁜 영향을 주는 원인이라는 증거가 축적되고 있다.

- 신선한 과일과 채소, 낟알 곡류, 깍지 또는 꼬투리를 포함하는 완두콩 그리고 콩과 깍지처럼 가능하다면 분류되지 않은 상태로 모든 걸 포함하는 식품을 주로 먹는다. 음식의 원형 상태로(주스 대신에 과일), 채소를 전체 다(감자는 껍질째) 먹는다. 슈퍼마켓의 주변을 더 많이 찾도록 한다. 바깥 쪽 복도에는 신선한 농산물, 유제품, 고기, 생선을 판다. 이미 많은 공정을 거친 음식을 담은 밝은 색 포장물은 피한다. 판지 상자들은 내용물보다 더 많은 영양을 포함하고 있다고들 하는데 어느 정도 맞는 말이다.
- 식단에 섬유질을 늘린다. 식품 중에 포함된 섬유질은 담즙산과 결합하며 소화관이 좀 더 빠르게 움직이도록 만든다. 따라서 부패, 산화 그리고 재흡수 시간이 단축된다. 섬유질이 없다면 간에서 생성되는 산화 LDL 콜레스테롤의 양이 증가할 수 있다. 다음과 같이 하면 식단에서 섬유질을 쉽게 늘릴 수 있다.

1. 감자, 파스닙, 얌/고구마, 비트, 당근, 순무 등과 같은 뿌리 채소를 더 많이 먹어라. 그 외 섬유질이 많은 채소로는 시금치, 양배추, 싹양배추, 콜리플라워, 브로콜리 그리고 가지가 있다.
2. 통밀이나 통곡식으로 만든 빵과 파스타를 먹는다. 제분된 흰 밀가루로 만든 빵에는 섬유질이 거의 없다.
3. 섬유질이 많은 시리얼 아침 식사로 하루를 시작하라. 예를 들면 오트밀, 현미, 통밀/통곡식 시리얼 그리고 압력 밀이 있다.
4. 밀이나 귀리 기울을 좋아하는 요리에 넣는다. 그러면 질감과 맛이 그리 나쁘지 않은 것을 느낄 수 있다.

● 소금 섭취량을 줄인다. 이미 이 말을 자주 들었다 해도 계속 반복해서 염두해야 할 말이다. 아주 조심을 한 식단이라도 많은 음식에는 이미 소금이 들어 있고 따라서 소금 결핍증에 걸릴 염려는 거의 없다. 과도한 소금을 줄여라. 나트륨의 섭취와 고혈압이 관계가 있을 뿐 아니라 자유라디칼 때문에 파괴된 세포막은 적절한 나트륨 농도 차이를 유지할 능력을 상실하기 때문이다. 과도한 나트륨이 이미 위험에 처한 세포 안으로 새어 들어갈 수 있고, 그러면 신진 대사는 더 손상을 받게 된다. 자유라디칼 때문에 손상된 작은 모세혈관의 벽을 통해 혈장이 연부 조직으로 빠져나갈 수 있고 종창과 부종이 생긴다. 자유라디칼에 의해서 약해진 나트륨 펌프는 세포 안에 있는 과도한 나트륨을 제거하는 능력이 떨어진다(여기에서 주의할 점은 소금을 제한하면 기운이 떨어진다고 느끼는 사람도 일부 있다).

1. 소금 섭취량을 줄이는 것은 말만큼 쉽게 실천할 수 있는 것이 아니다. 식품회사들은 거의 짠맛이 나지 않도록 소금을 넣는다. 예를 들어 켈로그 콘푸레이크에 소금이 들어 있을 것이라고 생각하는가? 젤로 푸딩은? 저지방 코티지치즈는? 이 세 식품에는 모두 소금이 들어갔지만 정말 놀라운 것은 얼마나 들어갔느냐는 것이다. 한 개의 푸딩에는 404밀리그램의 염화나트륨이 들어 있을 수 있다. 이것은 소금물에 푹 담근 피클의 3분의 1에 해당하는 양이다.

2. '소금을 넣지 않았다'라는 특별한 표시가 없는 한 가공된 어떤 음식에는 소금이 있을 것이기 때문에 다음과 같이 하는 것이 소금 섭취를 줄일 수 있는 가장 실제적인 방법이다.

a. 요리할 때 첨가하는 소금량을 줄인다. 테이블에 있는 소금 병을 아껴서 사용한다. 요리할 때 소금을 넣으라는 요리에 소금 대신 마늘, 양파 가루, 다시마 가루, 허브 그리고 천연 양념을 사용한다.

b. 소금 함량이 많은 양념은 피한다. 예를 들면 간장이나 가공된 스테이크 소스, 그레이비(고깃국물로 만든 소스) 그리고 여러 가지 양념을 피한다.

c. 소금 범벅인 음식 섭취량을 조절한다. 훈제 생선, 먹을 수 있도록 미리 준비된 고기식품, 통조림통에 담아 파는 수프, 피클, 프레첼, 감자칩 그리고 이와 비슷한 스낵류.

자유라디칼을 막는 방식으로 요리하는 것을 몸에 익혀라. 건강에 문제를 일으키는 것은 무슨 음식을 요리하느냐가 아니고 어떻게 음식을 요리하느냐이다. 일반적으로 음식을 빠르게 요리하고 열을 더 높게 가열할수록 건강에 좋지 않은 변화가 초래된다. 열은 과산화라는 화학 반응을 가속화시키는 효과가 있다. 열은 또한 수많은 비타민을 파괴해버린다.

여기에 자유라디칼을 막는 요리법 네 가지 규칙이 있다. 물론 이 규칙에 대해 광신할 필요는 없지만, 현명하게 선택하길 바란다.

뜨거운 숯 위에 바로 굽는 방법은 제한한다

집이 교외에 있고 뒤뜰에서 요리해 먹는 것을 즐기는 수백만 명의 사람들에겐 반갑지 않은 소식이다. 당신이 소중히 생각하는 숯

브로일러는 자유라디칼을 만들어내는 공장이다. 숯불로 음식을 요리하면 음식이 산화되면서 자유라디칼 전구체가 만들어진다. 숯불로 구운 식품이나 훈제 식품이 암을 유발할 수 있단 말도 여기에서 나온 것이다. 칙칙 소리가 내면서 익는 스테이크(햄버거, 핫도그 그리고 닭가슴살)는 소금과 양념이 들어가고, 완벽한 맛을 위해 석쇠 위에 굽는다. 그러면 담배의 타르에서 발견되는 것과 비슷한 다핵성 방향족 탄화수소라고 하는 화합물로 덮이게 된다. 이 화합물은 과도한 자유라디칼을 만들어낼 가능성이 있는데 여기에는 단일 산소singlet oxygen(활성화된 산소)가 포함되며, 우리 몸은 이 단일 산소에 대한 방어 방법이 거의 없다. 사실 스테이크 한 점에서 떨어지는 기름방울에서 나오는 연기에는 약 세 벌, 즉 600개비의 담배에서 나오는 연기와 같은 양의 발암제인 벤조피렌이 포함되어 있다. 다행히 영양 보충제를 적절히 섭취하면 이를 막으면서 오래 버틸 수 있다.

　석쇠로 굽는 햄버거에는 특별한 큰 문제가 있다. 지방 함유량이 높고 공기와 열에 노출되는 면적이 넓어서, 햄버거는 모든 고기 중에서 가장 쉽게 산화되는 음식이다. 여기에, 고기를 가는 과정에서 철과 구리는(강력한 자유라디칼 촉매) 고기의 세포 밖으로 나와서 지방과 고기즙으로 들어가는데, 이로 인해 산화에 가속도가 붙는다. 고기는 우리 몸에 더 안 좋은 영향을 주고 특히 갈은 고기가 며칠 지나면 더 나빠진다. 또한 햄버거는 처리하는 과정에서 일어났을 수 있는 세균 오염이 빠르게 전파되는 사육장과 같다.

　해결 방법은 햄버거를 만들 때 금방 갈은 신선한 고기를 사용하고 지방을 바싹 걷어내고 바로 먹는 것이다. 또 요리하기 전까지 냉동실이나 냉장실에 잘 보관해야 한다. 패스트푸드점에서 파는 햄버거는 피한다. 그렇지 않으면 적어도 햄버거가 잘 요리되었는지 확인한다. 그리고 집 뒤뜰에 있는 석쇠를 포기할 수 없다면 스테이크, 잘게 자른 고기, 갈비를 요리할 때 눈에 보이는 지방을 모두 제거하고 닭고기의 껍질과 지방을 떼어낸다. 무엇보다도 항산화적 방어를 위해 비타민을 섭취해야 한다.

음식을 튀기는 횟수를 줄여라

튀길 때에 사용하는 지방과 기름의 산화는 음식 자체에 있는 지방의 산화와 함께 이중으로 영향을 미친다. 보통 포화 지방만 포함하는 것으로 생각하는 닭, 자른 돼지고기, 생선, 또는 달걀에도 불포화지방산과 콜레스테롤이 들어 있고 모두 쉽게 산화된다.

동물 실험에 의하면, 산화된 콜레스테롤은 대단히 위험해서 식단 안에 1퍼센트만이라도 콜레스테롤이 들어 있고, 이 콜레스테롤이 산화된 형태로 소비되면 동맥경화증이 악화될 수 있을 정도로 몸에 손상을 준다는 것이 밝혀졌다.

우리 일상에서 이는 다음과 같은 것을 뜻한다.

뜨거운 기름 속에서 튀기지 않는 한 계란은 좋다. 자연 그대로의 상태 또는 신선한 달걀을 껍질과 함께 또는 껍질을 깨서 노른자가 공기에 노출되지 않게 삶으면, 콜레스테롤은 산화되지 않은 상태로 남고 그 자체가 자유라디칼을 해치우는 데 뛰어난 역할을 하며 우리 몸의 영양분이 된다. 달걀을 마구 뒤섞어 익히거나 가루로 만들거나 또는 어떤 요리법에서 섞여서 요리된다면 상황은 딴판이 된다. 그러면 콜레스테롤은 가열되고 산소에 노출되어 부분적으로 산화되어 세포를 파괴시킬 수 있는 독성이 있는 부산물이 많이 생긴다. 동물성 육류 제품도 똑같아서 이미 생성된 콜레스테롤이 들어 있다. 대부분의 육류, 여러 종류의 조개, 가금류 그리고 해산물이 여기에 포함된다. 이런 종류의 식품은 눈에 보이는 대부분의 지방을 제거한 상태에서 신선할 때 건조한 열로 굽거나 물에 넣어 삶거나 또는 증기로 익힐 때 아주 좋은 음식이 된다. 하지만 튀긴다면 이야기가 다르다.

식당에서 튀긴 음식은 더욱 조심해야 한다. 식당에서는 매우 산화된(냄새와 맛이 변한) 지방을 깊은 프라이팬 속에 넣고 계속해서 사용한다.

지나치게 요리하지 않도록 하라

전기냄비crock-pot 또는 냄비에 투자하라. 두 방법 모두 음식이 물의 끓는점인 100도를 거의 넘지 않도록 해준다. 이 온도보다 낮을 때는 지질의 과산화가 훨씬 더 천천히 일어난다. 냄비를 사용할 때, 음식이 너무 뜨거워지는 것을 막기 위하여 약간의 물을(그리고 기름을 아주 적게) 넣어라.

알루미늄 요리 도구를 피하라

보통 사람의 몸은 많은 알루미늄을 많이 흡수하지 않기 때문에 알루미늄 요리 기구를 사용해도 그리 큰 문제가 되지 않는다. 하지만 특정한 병에 걸린 사람들의 경우 몸에 알루미늄이 쌓인다는 연구 결과들이 나오고 있다. 동맥경화증 환자들의 동맥에서 그리고 알츠하이머병과 일부 파킨슨병 환자의 뇌에서, 알루미늄이 축적된 것을 볼 수 있다는 것이 증명된 바 있다. 따라서 아직 증명되진 않았지만 알루미늄 섭취를 제한하는 것이 좋다. 알루미늄이 이미 음식 첨가제, 마시는 물, 약, 화장품이나 화장실 용품에 이미 널리 사용되고 있다는 것을 감안할 때 더욱 그렇다.

통밀이나 통 곡식 상태의 신선한 식품 그리고 채소를 충분히 먹는다. 그리고 구입한 후 신선할 때 바로 먹는다.

음식을 어떻게 저장하건 영양분은 천천히 없어지는데, 여기에 조금 더 좋은 방법과 훨씬 더 나쁜 방법의 차이는 있다. 식품을 얼리면 상하는 것은 지연되지만 대부분 영양분이 얼리기 전 음식을 데칠 때 손실될 수 있다. 오랫동안 보관하면, 얼렸다고 하더라도 비타민이 소실되고 점진적 산화가 일어난다.

예를 들어 3일 동안 냉동하지 않고 그대로 둔 아스파라거스(아마 슈퍼에서 사서 집에 들고 오기 전)의 경우 대부분의 B군 복합 비타민이 손실되고 없다. 정도는 다르지만 다른 채소도 마찬가지이다. 신선할수록 더 좋다. 가능하다면 농산물 가게와 시장에서 농장에서 직송된 농산물을 먹을 수 있는 양만 사고, 구입한 후에 바로 먹는 것이 좋다. 이보다 더 좋은 방법은—오늘날 대부분의 사람들이 실천하기는 좀 힘들지만—직접 먹을 것을 길러먹는 것이다.

나는 신선하고 가공하지 않은 자연의 상태에 가까운 상태의 식품을 강조하는데, 그 이유는 이런 식품에 넓은 범위의 비타민들과 미량 영양들이 건강한 수준으로 남아 있고, 인위적인 것을 넣지 않았기 때문이다. 유기농법으로 기른 농산물이 더 바람직하지만 비싸고 파는 곳이 많지 않다.

피망, 브로콜리, 싹양배추, 딸기, 시금치, 오렌지, 양배추, 자몽, 콜리플라워에서 고농도 비타민 C를 얻을 수 있다. 식단에 베타 카로틴의 양을 강화하기 위해서는 당근, 고구마, 캔털루프 멜론, 살구, 복숭아, 체리, 토마토 그리고 아스파라거스를 선택하라. B군의 비타민이 많은 다른 과일과 채소에는 완두, 옥수수, 감자, 리마빈, 아티초크가 있다.

여기에 신선한 음식을 고르고 먹기 위해 지켜야 할 일반적인 규칙들이 있다.

신선함을 제일 중요하게 생각하라

신선함 다음으로 선택할 수 있는 대안은 (데치거나 녹이고 다시 얼리지만 않았다면) 냉동식품이다. 세 번째는 건조된 음식이다. 건조된 음식은 아주 천천히 품질이 떨어지지만, 건조되는 과정에 사용되는 열 때문에 대부분의 비타민 C 그리고 비타민 A를 잃는다. 마지막이 통조림에 담은 음식이다. 과일과 채소를 통조림 처리하면 영양 손실이 가장 커서 50퍼센트 이상이 손실된다. 또한 통조림에 담는 과정에서 과도한 설탕과 소금이 들어간다.

언제나 채소를 그대로 먹어라

좋아하는 향료, 허브, 양념을 무지방 요구르트, 무지방 버터밀크 또는 지방 1퍼센트의 코티지치즈와 섞어서 저지방 샐러드드레싱을 직접 만든다. 요즘 나온 대부분 요리책에는 향 좋고 지방 뺀 샐러드드레싱을 만드는 법이 여러 가지 나온다. 채소를 꼭 요리해야 한다면 채소의 바삭한 맛이 남아 있을 정도로만 한다. 물에 끓이는 것보다 증기로 요리하는 편이 훨씬 좋다. 전자레인지로 요리하면 높은 열을 사용하는 방법보다 영양이 좀 더 보전되지만, 전자레인지가 분자 구조와 에너지 구조를 얼마나 흩뜨려놓는지는 모르겠다. 나는 바쁠 때 가끔 전자레인지를 쓴다. 자주 사용하지는 않는다.

구입한 후에 가능하면 바로 먹어라

개봉했을 때 녹았던 것을 다시 얼린 증거(얼음 결정들이나 얼음 박편이 덮인 식품)가 보이는 얼린 식품은 반품해야 한다. 냉동실에 보관된 음식을 주의 깊게 추적하라. 용기에 '언제까지 먹을 것'이란 표시를 확인한다(사람들은 이 표시를 잘 보지 못한다. 열심히 찾아야 보인다).

과도한 카페인, 소다, 알코올을 피하고, 화학물을 포함한 염소로 처리한 식수도 피하라. 간단하게 말해 카페인을 과도하게 섭취하지 않아야 건강하게 살 수 있다. 하루에 두세 잔 이상의 커피를 마시면 병이 생길 위험이 증가할 수 있다.

탄산음료 특히 콜라맛이 나는 음료는 (무설탕이든 아니든) 몸 안에서 칼슘과 인의 정교한 균형을 깨버린다. 이미 대표적인 미국인의 식단에는 최적의 비율인 일 대 일의 균형이 깨어지고 인이 칼슘보다 두 배가 많아 문제가 되고 있다. 그럼 이 여분의 인은 모두 어디에서 오는 것일까? 붉은 고기에는 칼슘보다 인이 몇 배나 많이 들어 있다. 양질의 단백질을 섭취하기 위해서는 가금류나 생선류에 더 많이 의존해야 하는 이유가 하나 더 늘었다. 탄산음료에는 이산화탄소가 탄산으로 변하는 것을 막기 위해 인산 완충제가 들어간다. 또한 보존제로 처리된 음식에서도 인이 많이 흡수된다. 보존제가 대부분 인산염으로 구성되어 있기 때문이다.

칼슘과 인의 비율이 그렇게 중요한 이유가 무엇일까? 칼슘과 인의 비율이 균형을 잃으면 칼슘이 세포 안으로 너무 많이 들어가는 경향이 있고, 연부 조직에 쌓이게 되고, 노화를 촉진한다. 세포는 칼슘에 압도당하면 죽는다.

임산부, 심각한 병을 앓고 있는 사람, 알코올 중독의 성향을 가진 사람을 제외한, 대부분 사람들이 안전하게 마실 수 있는 알코올음료는 하루에 한두 잔 정도이다. 알코올은 대사되어 아세트알데히드가 되는데, 이는 강력한 자유라디칼의 전구체이고 교차 결합·연결에 참여한다.

식수가 어디에서 공급되는 것인지도 관찰한다. 물은 음식만큼이나 우리 몸에 중요하다. 따라서 공급되는 물의 질과 안전도 염두에 두어야 한다. 공공 공급 식수에는 해로울 수도 있는 화학물이 많이 포함되어 있다. 인위적으로 물을 연수로 만들면, 과도한 염분과 강력한 독성분인 납과 카드뮴이 많이 들어 있어 위험할 수 있다.

우물물을 마시는 경우 우물이 상업적인 독성 폐기물의 근원으로부터 멀리 떨어져 있다고 확인한 때에만 우물에서 나오는 물을 마실 것을 권한다. 또 우물물의 품질이 의심스러운 경우 검사를 해볼 것을 권한다. 보통 병에 담긴 샘물이나 증류된 물을 마시거나 검증되고 효과적인 정수기를 수도에 연결해 쓴다. 역삼투압 방식의 정수기가 아주 좋은데 특별히 활성탄과 함께 사용하는 것이 좋다. 활성탄 필터는 단독으로 사용해도 효과가 있고 설치하는 것도 괜찮다.

이런 자유라디칼을 방지하는 장수 식단에 맞게 식사를 준비할 때, 다음과 같은 식품을 매일 섭취하면 좋다.

● 채소　여러 종류의 신선한 채소들 중에서도 중요한 항산화제인 베타 카로틴, 비타민 C, 비타민 B 복합체가 많은 식품이라고 특별히 알려진 녹황색 채소를 적어도 두 그릇 정도 먹는다. 채소에는 우리가 아직 확인하지 못한 필수적인 영양소가 많이 들어 있다. 영양이 많은 채소에는 다음과 같은 것이 포함된다. 아티초크, 아스파라거스, 비트, 깍지까지 먹는 콩, 리마콩, 흰 강낭콩, 브로콜리, 싹양배추, 양배추, 당근, 콜리플라워, 콜라드, 근대, 노란 옥수수, 케일, 콜라비, 렌즈콩, 버섯, 녹색 완두, 호박, 소금에 절인 양배추, 눈콩/스노우 피 깍지, 시금치, 호박, 사우어 크라우트sauerkraut(독일식 양배추 절임으로, 신맛이 난다), 서코태시succotash(옥수수, 콩 그리고 토마토를 넣은 스튜), 겨울호박, 고구마, 얌, 토마토, 순무 어린 잎, 순무, 마름(속), 주키니 등이 있다.

● 샐러드　요리하지 않은 채소 여러 가지를 넣어 하루에 두 그릇 먹는다. 치커리, 배추, 오이, 꽃상추, 에스카롤, (양)상추, 파슬리, 피멘토, 산파, 고추 및 피망, 민들레, 물냉이, 무, 골파/부추/셜롯, 마늘, 양파 그리고 리크를 많이 먹으면 자유라디칼 방지 능력이 증대된다. 샐러드를 레몬주스, 허브, 또는 기름이 없거나 지방이 적

은 드레싱으로 맛을 낸다. 샐러드에 들어가는 올리브기름은 단일 불포화지방이기 때문에 산화될 가능성이 적다.

● 과일 작거나 중간 크기의 신선한 것으로 하루에 두세 그릇을 먹는다. 단, 통조림에 담겨 있거나 요리하거나 주스로 만들지 않은 것으로 개인의 기호와 계절에 따라 나는 과일 중에 선택한다. 항산화제가 많은 과일에는 살구, 바나나, 캔털루프 멜론, 모든 종류의 메론, 오렌지, 귤, 파파야, 복숭아, 서양자두/플럼 프룬prune(플럼을 부분적으로 말린 것), 레몬, 라임, 파인애플, 토마토, 까막까치밥나무, 라스베리, 장군풀/대황rhubarb, 딸기가 있다.

● 단백질 식품 다음과 같은 식품 두 그릇을 먹는다. 살코기로 된 소고기, 돼지고기, 송아지고기 또는 양고기의 110~170그램 정도. 붉은 고기를 닭, 칠면조 또는 생선과 함께 교대로 섭취한다. 통조림을 물로 채운 참치도 괜찮다.

● 달걀 하루에 한두 개를 물에 삶아 먹는 것이 바람직한데, 노른자는 온전하게 보전하도록 요리하며, 튀기지 말고 다른 재료에 섞여 들어가지 않는 방식으로 요리한다.

● 시리얼과 빵류 정제하지 않은 통밀/통곡식 제품으로 하루에 두 그릇에서 네 그릇 정도 먹는다. 여기에는 오트밀, (밀)기울 그리고 자르거나 찢은 밀과 같은 아침식사용 시리얼, 파스타, 빵, 머핀, 또는 돌로 간 통밀로 만든 크래커 그리고 현미가 포함된다. 버터를 빵에 조금씩만 발라 먹는다. 절대 마가린은 안 된다.

● 유제품 주로 저지방 또는 무지방 우유를 마신다. 저지방 또는 무지방 치즈와 기타 저지방/무지방 유제품을 사용한다. 두유는 영양이 풍부한 대용식품이다.

● 음료 카페인을 제거한 커피는 좋다(카페인을 제거하지 않은 커피는

하루에 3~4잔만). 우유 섭취는 하루에 세 잔 이하로 한다. 알코올 음료는 56그램, 와인은 220그램, 또는 맥주는 340그램짜리 두 캔으로 제한한다. 대부분의 탄산음료를 제한한다. 자연 상태에서 탄산수가 된 물은 마음껏 마셔도 좋다.

● 디저트와 스낵 신선한 과일, 마른 과일, 푸딩, 셔빗, 설탕을 넣지 않고 집에서 만든 젤라틴을 디저트나 간식으로 한다. 특별한 경우에는 소금을 넣지 않은 바로 깐 견과류 한 줌, 바로 구운 밤, 건포도, 집에서 만든 무지방 스펀지케이크 또는 엔젤 푸드 케이크를 한 조각 먹는다. 건조 과일은 대부분 설탕물에 담갔다가 말린다는 사실을 알아야 한다. '이퀄Equal' 또는 '뉴트라스위트NutraSweet' 같은 아스파탐은 가능하면 피해야 한다. 인공 감미료를 써야 하는 경우, 내 생각에는 사카린이 덜 해롭다.

자유라디칼을 방지하는 장수 식단은 어렵지 않고 쉽고 매우 기쁘게 즐기면서 지킬 수 있다. 지금 섭취하는 음식이 노년을 건강하게 지켜주도록 장을 보고, 요리하고, 먹기 바란다. 이것은 기쁘고 짜릿한 모험이 될 수도 있다. 그렇게 하면 더 오래, 더 건강하게, 더 행복한 삶을 살 수 있다.

마지막으로 다음 장에서 다루겠지만 단순히 식사를 통해서는 적절한 양의 비타민, 무기질, 미량 원소 그리고 항산화제를 섭취할 수 없다. 규칙적으로 영양 보충제를 사용해야 자유라디칼로 나타날 수 있는 문제를 최소화할 수 있다.

킬레이션 후의 생활

더 건강하게 오래 살기 위한 여덟 가지 방법

"얼마나 더 오래 살고 싶습니까?"

"10년, 12년, 15년? 영원히?"

"얼마나 건강하게 살고 싶습니까?"

현재 건강 상태가 어떻든지간에 건강한 삶을 연장할 수 있다는 것을 깨닫는다면, 위 질문이 그리 경박하게 들리진 않을 것이다.

얼마 전까지만 해도 노화와 관련된 병을 막거나 이미 진행된 병을 역전시킬 수 있을 것이라고 거의 생각하지 못했다. 하지만 이제는 상황이 달라졌다. 동맥경화증 환자 80퍼센트 이상이 환자 자신 때문에 병이 유발되며, 병을 예방할 수도 있고, 부분적으로 역전시킬 수 있다는 것을 알게 되었다. 암을 포함하여 '사람의 목숨을 앗아가는 병들'은 옛날에 생각했던 것처럼 나이, 유전적인 배경 또는 환경 노출로부터 비롯되는 피할 수 없는 결과가 아니다.

건강을 해치고 수명을 단축시키는 생활 습관만 개선해도 더 잘 살고 더 오래 살 수 있다. 의사가 당신을 위해 무엇을 해줄 수 있는지 묻지 말고(J. F. 케네디의 말을 바꿔 말하면), 나 스스로 나를 위해 무엇을 해야 할지 물어볼 때가 왔다.

여기 수명을 최대로 늘이기 위해 할 수 있는 일이 여덟 가지가 있다. 이 중에서 하나를 선택하든 또는 모든 것을 채택하든, 더 나은 쪽으로 변화를 시작하면 더 튼튼한 몸으로 살아갈 수 있다.

담배를 끊어라

흡연이 병을 유발하며 생명을 단축시키는 습관이라는 말을 들어보지 못한 사람은 아마 지난 50년 동안 잠만 잔 립 반 윙클Rip van Winkle(워싱턴 어빙의 《스케치북》이라는 책에 나오는 주인공, 잠만 자고 있는 사람을 가리킴—옮긴이) 밖에 없을 것이다. 담배에 대해 발표된 수많은 경고가 있지만, 아직 담배의 해악이 모두 다 알려진 것은 아니다. 담배를 피우는 사람에게 영향을 주는 것은 타르와 니코틴 성분만이 아니라, 그 외에 수많은 독과 독성 반응들이 있다. 너무 많아서 만약 포장에 이런 내용을 모두 표시한다면, 상표명을 쓸 자리가 없을 것이다. 아직도 내 말을 믿지 못하겠다면, 가장 최근에 나온 다음의 증거를 읽어보길 바란다.

- 담배를 피우면 몸 안의 자유라디칼 생산이 크게 증가한다.
- 연기 입자에서 고도로 농축된 방사능 동위 원소들, 그중에서도 특히 폴로늄-210(담배 재배에 사용되는 저렴한 인산 비료에서 발견)과 납의 방사능 동위원소들을 발견했던 매사추세츠대학 의사들

에 의하면, 담배를 하루에 한 갑 피우는 사람은 1년 동안 가슴 X
선 검사를 200회 받은 것과 같은 정도의 이온화 방사선을 흡수할
수 있다. 방사능은 과도한 자유라디칼을 만들어 조직 손상을 일
으킨다.

- 담배 연기에는 타르가 들어 있는데, 이 타르는 자유라디칼을 만
  드는 다핵성 방향족 탄화수소로 유전적인 변이를 일으켜, 암과
  동맥경화성 플라크가 생기게 할 수 있다. 자유라디칼은 담배에서
  나와 입 점막을 통해서 흡수되는데, 담배를 피면서 연기를 흡입
  하지 않아도 흡수된다. 씹는 담배와 코담배는 더 해롭다.
- 담배 연기에는 아세트알데히드가 포함되어 있는데, 이로 인해 위
  험한 화학적 교차 결합, 즉 자유라디칼 반응을 통한 큰 분자들 사
  이의 바람직하지 않은 결합이 일어난다. 비정상적인 교차 결합이
  생기면 피부에 주름이 지고 동맥이 탄력을 잃고 경화된다. 알데
  히드 중에는 방부액에 사용되는 것도 있다. 그런 점에서 담배는
  죽기도 전에 우리 몸에 방부 처리를 하는 것과 마찬가지이다.
- 담배 연기에는 독성이 있는 중금속, 즉 납, 카드뮴, 비소가 들어
  있다. 이러한 중금속은 항산화 효소의 활성을 제한하여 자유라디
  칼에 의한 병리 현상에 기여하고, 그 외의 방법으로 직접 대사를
  억제한다.
- 담배 연기에는 혈액의 산소 운반 능력을 감소시키는 일산화탄소
  와 자유라디칼 생산을 증가시키는 아산화질소가 들어 있다.
- 담배는 또한 알레르기 반응을 유발하고 흡연하면 심장 발작으로
  인한 급사 위험이 늘어난다. 코넬 의과대학 과학자들은 흡연자와
  비흡연자들이 모두 담배의 잎과 담배의 연기에서 발견된 항원인
  담배의 당단백질에 대해 알레르기 피부 반응을 보이는 것을 발견

하였다. 알레르기 반응은 심장 리듬을 방해하고, 심장 수축력을 약화시키고, 관상동맥 혈류를 방해할 수 있다.

- 담배에는 니코틴이 들어 있어 이로 인해 혈관이 수축된다. 니코틴이 몸에 들어가면 혈압이 올라가고 관상동맥과 다른 중요한 장기로 흐르는 혈류가 감소된다.
- '마리화나'를 피우는 사람들은 파라콰트paraquat로 처리된 캐너비스(마리화나)를 피우는 추가적인 위험도 있으므로 더 해롭다. 파라콰트 독성은 교차 결합 과정을 가속시킨다.

내 임상 경험을 추가해보자. 킬레이션 요법을 했지만 건강이 개선되지 않았던 거의 모든 환자들의 경우, 해당 환자는 계속 담배를 피우고 있었다. 담배를 피우는 사람들 중에 치료를 받은 후 초기에 잠깐 좋아지는 사람도 있었지만, 치료를 멈추면 담배를 피우지 않는 사람들과 비교해 상태가 급속도로 나빠졌다.

흡연자들은 흡연 습관을 포기해야 손상을 역전할 수 있다. 캘리포니아에서 진행된 심장 발작 환자 대상 연구에서는 금연을 한 사람 대부분의 경우 금연 후 18개월부터 2년이 지난 시점에서 동맥의 플라크의 줄어든 것을 발견하였다. 스웨덴에서 진행된 한 연구는 첫 번째 심장 발작에서 살아남은 사람들 중 담배를 '끊은 사람들'과 '끊지 않은 사람들'을 대상으로 비교했더니 담배를 끊은 사람들의 사망률은 담배를 끊지 않은 사람들의 사망률의 거의 절반 수준이었음을 보여주었다. 그 외 연구에서도 비슷한 결론을 볼 수 있었다. 마지막으로 담배를 피운 후 금연기간이 길면 길수록 관상동맥 질환의 위험률은 담배를 전혀 피우지 않는 사람에 더 가깝게 접근할 것이다. 금연 후 약 10년쯤 지나면 흡연 그룹과 비흡연 그룹의 위험은 비슷한 수준에 도달하는 것으로 보인다.

담배 연기로 가득한 환경을 피하라

'지나가는' 연기도 역시 치명적이다. 다른 사람이 피우는 담배 연기를 들여 마셔도 심장 박동이 빨라지며, 혈압이 올라가고, 혈액 내 일산화탄소의 농도가 상승한다. 채 다 타지 않은 담배꽁초에서 나오는 연기에는 담배를 피우는 사람이 들여 마시는 것과 거의 같은 양의 카드뮴, 타르, 니코틴이 들어 있을 수 있다.

내 주변 가까운 곳에서 담배를 피울 권리를 주장하는 사람들은 목숨에 대한 나의 권리를 침해하고 있는 것이다. 최근 환경보호청에서 발표한 연구에 따르면, 담배를 피우지 않고 옆에서 맡기만 해도 하루에 네 개비 이상의 담배를 피울 때와 똑같은 손상을 입는다고 한다. 부모가 담배를 피우는 집의 아이들은 부모가 담배를 피우지 않는 집의 아이들보다 두 배 정도 더 많은 질병을 앓는다. 특히 호흡기 질환을 많이 앓는다. 흡연자와 같이 살거나 같이 일하는 사람의 폐, 심장, 순환계는 흡연자와 같다. 담배를 피우지 않는 일본인 아내들에 대한 연구 결과, 이 비흡연자 여성들의 건강 상태는 남편의 흡연 여부와 밀접한 관계가 있었다. 흡연자와 결혼한 여자들은 비흡연자와 결혼한 여성보다 두 배나 많이 병과 폐암에 시달렸다.

그러면 어떻게 해야 할까?

● 고용주, 브리지 클럽, 전문적인 협회에 '금연' 규칙을 채택하고 시

행하거나 흡연자들은 별도의 방에 격리하도록 권장한다.

- 호텔, 레스토랑, 또는 비행 좌석을 예약할 때, 금연석을 달라고 한다.
- 배우자가 금연을 하도록 설득할 수 없을 때는(또는 흡연자들을 접대하는 그런 직업에 종사하고 있다면), 실내 공기정화기를 설치하라.
- 어쩔 수 없이 담배 피는 사람들 사이에 둘러싸여 있다면, 담배를 피는 사람보다 바람이 불어오는 방향으로 가라.

규칙적으로 운동하라

미국 사람들이 매일 가장 많이 하는 운동은 슈퍼마켓에 아주 가깝게 주차한 후에 차 문을 쾅 닫는 것이다.

그러나 점점 더 많아지고 있는 운동광들은 그 반대의 철학을 신봉한다. "달릴 수 있으면 걷지 말라." 어떤 사람들은 조깅에 너무 중독이 된 나머지 허리케인, 가뭄, 전염병, 또는 외계인의 침입을 포함하여 난리가 나도 하루에 8킬로미터 이상을 달려야 한다.

어느 정도의 운동이 심장에 도움이 될까? 아주 격렬하지 않을 정도의 운동을 했을 때 심장 발작을 막는 데 도움이 된다는 것에 대해 상충되는 증거가 있다. 몇몇 연구에서는 '땀'을 흘릴 정도로 운동을 해야 심근경색증의 위험을 상당히 감소시킬 수 있음을 암시하기도 한다.

습관적으로 평생 동안 운동을 하는 것이 좋다는 것에 대해서는 이견이 없다. 꾸준히 운동을 하면 여러 가지로 삶의 질이 향상된다. 운동을 하면 지방이 연소되고, 식욕이 억제되며, 혈액순환이 좋아지고, 불안과 우울증이 줄어들며, 전반적으로 건강 상태가 좋아진다.

신체 활동 정도가 중간 정도이며 30대 후반인 사람은 마라톤을 하는 정도의 매우 힘이 드는 활동을 하기 전에 처음에는 천천히 시작하는 것이 현명할 것이다. 모든 돌연사의 절반 정도가 심한 운동 또는 중간 정도의 운동을 한 바로 후에 또는 운동하는 도중에 일어났다는 결과를 보여주는 연구 결과가 최소한 하나 이상 나와 있다. 마이어 프리드먼Meyer Friedman 박사에 따르면, 한 번이라도 심장 발작을 겪은 사람이라면 지나치게 힘든 운동을 해서는 안 된다. 조깅을 하거나, 뛰거나, 미식 핸드볼, 라켓볼 또는 테니스를 쳐서는 안 되는 것이다.

언제나 책상에 붙어 앉아 있으면서 운동을 싫어하고 힘들게 뭔가를 한다는 생각 자체만 해도 매우 끔찍한 그런 사람이라면? 시작하기에 너무 늦었을까?

캐나다 연구진에 의하면 앉아서 운동을 거의 하지 않던 60세 이상의 남녀를 운동 프로그램에 참여시켰는데, 이들이 40대에서 50대의 보통 사람 수준의 건강 상태로까지 좋아지는 데 겨우 7주 걸렸다고 한다.

그러면 가장 좋은 운동은 무엇일까? 지금부터 해보겠다는 생각을 하고 있는 사람이라면 나는 '워깅wogging'(뉴저지 주의 포트리에 사는 토머스 패트릭 주니어 박사가 창안한 표현)을 추천하고 싶다. 이름이 뜻하는 것처럼, 워깅은 충분한 운동이 되지 않는 걷기walking와 너무 힘들고 관절이 삐걱거리는 달리기jogging 사이의 만족스러운 타협점이다.

워깅으로부터 가장 많은 효과를 얻으려면(패트릭 박사는 워깅을

'활발하게부터 빠르게까지의 여러 가지 속도로 즐겁게, 운동 삼아, 신체적인 건강을 위해 빠르게 걷는 것'으로 정의한다) 처음에는 짧게 한다. 한두 블록 정도만 걷다가 나중에는 하루에 30분 또는 그 이상을 워킹한다. 이렇게 중간 강도 정도의 운동을 최소한 하면 더 많은 산소가 더 많은 세포로 공급되고, 자유라디칼에 대한 신체 방어력이 커진다.

그 외 여러 가지 계단 오르기 운동 기계, 보트 젓기 운동 기계, 자전거 타기 기계도 뛰어난 실내 운동 기구이다. 하루에 30분에서 40분 정도의 에어로빅/유산소 운동을 매주 몇 차례씩 하면 심혈관 건강을 유지하는 데 매우 좋을 것이다.

규칙적으로 운동하는 것만큼 중요한 것은 움직임이 없이 가만히 있는 것을 피하는 것이다. 앉아서 편하게 TV를 보는 것은 당신이 좋아하는 오락거리겠지만, TV를 보면서 오랫동안 움직이지 않아서 혈전이 생기는 사례들을 입증한 연구진이 둘이나 있다. 그들의 제안을 한번 들어볼까? 약 20분마다 일어나서 TV 수상기 주위를 걸어다녀라. 똑같은 조언이 앉아서 일하는 사람들에도 해당되는데, 주로 앉아서 일하는 사람들의 심장 발작률은 몸을 움직여서 일을 하는 사람들보다 두 배나 높았다.

뉴욕병원 코넬의료원의 심혈관센터의 원장인 존 라라프 박사는 어떻게 하면 몸을 좋게 유지할 수 있느냐는 질문을 받았을 때 이렇게 답했다.

"형식에 얽매이지 않고 일정한 체계 없이 그냥 하는 운동으로 근육을 부드럽고, 생기 있고, 활동적으로 유지할 수 있다고 믿는다. 누구든 발로 서서 돌아다닐 수 있다면 사무실에서도 그냥 앉아있지 말고 움직이면 된다. 나는 글을 쓰지 않으면 거의 책상에

앉지 않는다. 나는 되도록이면 엘리베이터 대신 계단을 사용한다."

운동은 지루해서는 안 된다. 라라프 박사가 말한 것처럼 투사가 되려고 운동을 하는 것은 아니다. 즐기며 운동하고 비교적 단순하고 즐겁게 준비 운동 정도 하는 그런 방법을 선택한다. 몸을 움직이며 운동하는 게 즐겁다면, 규칙적으로 계속 운동을 하게 될 것이다.

활동 수준을 올리기 위해 할 수 있는 일로는 반려동물 키우기, 춤추기, 볼링 치기, 건강 온천가기, 에어로빅 수업 참가하기, 수영 클럽 가입하기, 박물관과 미술관을 방문하기, 전화하는 동안 서서 걸어다니기, TV 리모콘 없애기, 음악에 맞춰 집안일 하기, 차는 세워놓고 걸어다니기, 일주에 한 번 자원해서 걸음마하는 아기 돌보아주기, 친구와 하이킹 가기, 골프 코스 걷기, 집에 있는 전화 확장선 뽑기 등이 있다.

알코올 소비량을 제한하라

건강의 위험을 피하기 위해서는 순수 에탄올을 기준으로 하루 알코올 소비량을 28그램(맥주로 환산하면 기껏해야 220그램 잔으로 둘, 와인은 작은 잔으로 둘, 또는 독한 술은 작은 40그램 잔으로 둘 정도)으로 제한해야 한다. 비교적 건강한 성인은 정상적으로 자유라디칼을 조절할 수 있는 범위를 넘기지 않고 이 정도의 알코올을 해독할 수 있다.

실제로 미국 국립심폐혈연구소National Heart, Lung, and Blood

Institute에서 진행한 연구 결과 하루 28그램까지의 알코올은 심장에 좋을 수도 있다고 한다. 이 연구소에서는 오랜 기간에 걸쳐 수천 명의 성인들을 대상으로 전국적인 연구를 실시했다. 이 연구 결과 알코올 소비량을 일정량으로 제한하면 HDL 콜레스테롤 수치가 좋아지는 양자 간의 긍정적인 관계가 있음이 확인되었다. 또한 붉은 포도주에는 자유라디칼을 막는 항산화제가 포함되어 있다.

그러나 그보다 더 많이 마시면 좋지 않다. 알코올은 간에서 아세트알데히드(포름알데히드 또는 방부제와 긴밀한 연관이 있음)로 전환되는데, 불포화 지질이 존재하는 몸 안에서 자동으로 산화되어 파괴적인 자유라디칼을 폭발적으로 늘어나게 해서 세포막을 손상시킨다. 우리의 몸에는 아세트알데히드를 대사하는 특별한 효소들이 충분히 있지만, 이런 내부의 해독 장치는 너무 많은 알코올을 한 번에 또는 너무 빠르게 소비하거나 오랫동안 소비량이 심해서 자유라디칼이 간의 효소 생산에 손상을 주면, 감당하지 못한다. 일단 아세트알데히드가 자유롭게 떠돌아다니면 위험한 자유라디칼이 더 많이 생성되어 신체 내부에 있는 해독 장치를 더욱 방해하고 파괴적인 연쇄 반응을 불러일으킨다. 바로 이런 기제 때문에 간경화증이 나타나는 것이다.

만성적인 질병을 앓고 있거나 심각한 퇴행성 병으로 고통을 받고 있는 사람은 알코올을 아예 입에 대어서도 안 된다.

과학적으로 균형 잡힌 영양 보충제를 섭취하라

적절한 성분을 조합한 영양 보충제는 특히 식사와 함께 취할 때 몸의 자연적인 항산화 능력과 자유라디칼을 제거하는 능력을 강화해준다. 식사 시간에는 소화 과정으로 인해 자유라디칼의 생산이 증가할 수 있다. 영양 결핍을 막아주고 동시에 노화를 방지하며 해로운 자유라디칼에 의한 손상을 막는 데 필요한 적당하고 균형에 맞는 여러 가지 비타민, 미량 원소, 기타 영양소를 제공해주는 영양제를 선택해야 한다. 이런 영양소들은 단순히 음식만 먹는다고 그 적절량을 취할 수 없다. 좀 더 구체적으로 말하면 내가 환자들에게 권하는 제품을 한 번에 3정씩, 하루 6정을 하루 두 번 아침과 저녁 식사 후에 먹으면 다음과 같은 영양소를 확보할 수 있다.

영양 보충제	
	하루 6정
비타민 A (생선 간유 추출)	10,000IU
베타 카로틴 (자연적인 D. 살리나)	15,000IU
비타민 D-3 (생선 간유 추출)	400IU
비타민 E (d-알파 토코페릴 숙신산)	400IU
비타민 K-1 (피토나디온)	60mcg
비타민 C (L-아스코르빈산, 저자극성)	1,200mg
비타민 B-1 (티아민)	100mg
비타민 B-2 (리보플라빈)	50mg
니아신 (비타민 B-3)	50mg
나이아신아미드 (비타민 B-3)	150mg
판토텐산 (d-칼슘 판토텐산)	400mg
비타민 B-6 (피리독신)	50mg
엽산	800mcg
비타민 B-12 (이온교환수지)	100mcg
비오틴	300mcg
콜린 (바이타트레이트)	150mg
칼슘 (구연산, 아스코르브산)	500mg
마그네슘 (아스파르트-아스코르브산, 킬레이트)	500mg

칼륨 (아스파르트-아스코르브산)	99mg
구리 (아미노산 킬레이트)	2mg
망간 (아미노산 킬레이트)	20mg
아연 (아미노산 킬레이트)	20mg
요오드 (다시마)	150mcg
크롬 (크로메이트®)	200mcg
셀레늄 (복합 아미노산)	200mcg
몰리브덴 (아미노산 킬레이트)	150mcg
바나딜 설페이트	200mcg
붕소 (아스파르트-구연산)	2mg
PABA (파라아미노 안식향산)	50mg
이노시톨	50mg
시트러스 바이오플라보노이드	100mg

(이스트, 옥수수, 밀, 설탕, 기타 감미료, 인공 색소, 조미료, 방부제가 없어야 하며, 제품번호와 제조년월일이 표기된 라벨로 밀봉되어 있어야 한다.)

이 성분표는 내가 20년도 더 전에 처음으로 영양학자들로 구성된 팀의 도움을 받아 만든 것인데 그때 참가했던 사람 중에는 대사 기능에서 비타민, 무기질 그리고 미량 원소의 복잡한 상호관계를 알고 있는 생화학자들도 있었다. 여기 영양 성분 조합은 최신 연구 결과를 반영하도록 수시로 수정하였다.

이 성분표는 기초가 된다. 여기에는 생리학적인 균형에 맞는 미량 영양소들을 광범위하게 포함하고 있고 다른 음식이 추가되었을 때 불균형을 예방할 것이다. 나이에 따라 여러 가지 다른 영양 성분이 이 성분표에 추가될 수 있다. 40세 이상 환자 대부분은 또한 보조효소 Q-10, 추가적인 비타민 C와 E, 그 외 여러 다른 성분을 증상에 따라 섭취한다.

영양제는 적당한 양을 보충하는 정도가 좋다. 더 많이 먹는다고 꼭 더 좋은 것이 아니라는 뜻이다. 과도하게 섭취하면 해가 되는 것도 있다. 철과 같은 물질은 독성을 가질 뿐 아니라 지질의 과산화를 촉매해서 자유라디칼에 의한 손상을 가속할 수 있다. 건강과 생명을 위해 필요한 원소들이 동시에 건강을 해칠 수도 있는 것이다. 철 보충 영양제는 철이 결핍되어 있다는 증거가 있을 때에만 섭취해야 하고 충분히 긴 시간 동안만 몸에 필요한 곳들에 저장되도록 보충해야 한다.

영양제를 과잉 섭취할 위험이 큰 사람은 영양제를 과잉 신봉하는 '비타민학자'들이다. 이런 사람들은 여러 잡지 기사에 나오는 '이달의 만병통치약'이란 게시를 열렬히 따른다. 실험적으로 영양제를 보충하면 위험하다. 우리가 섭취하는 미량의 영양소들은 서로 조화를 이루어야만 효과가 있다. 어떤 영양소는 부족하고 어떤 영양소는 지나치면 대사를 방해할 수 있다. 예를 들어 구리는 빼고 아연만 높은 용량으로 섭취하면 구리 결핍증이 생길 수 있고, 셀레늄 없이 아연을 섭취하면 암 발병 위험이 커질 것이다. 부록2에 보면 세부적인 내용이 실려 있다.

미량 원소 보충은 아마추어가 할 수 있는 일은 아니고 교육을 받은 영양학자 또는 건강 분야에 정통한 전문가의 감독을 받아서 해야 하는데, 이 전문가들은 식단 이력, 의학적인 평가, 생화학적 검사를 기초로 하여 개인에 따라 추천량을 조절할 수 있다.

긴장을 풀어라

늘 시간에 쫓겨서 전속력으로 열심히 앞만 바라보고 달리는가?

항상 열심히 일하고, 야심이 크고, 목적을 향해 매진하고 있는가? 말할 때마다 "꼭 해야 한다", "기필코 해내야 한다", "무슨 일이 있어도 해야 한다"란 말을 입에 달고 사는가? 어려운 과업이 있을 때, 누구보다 먼저 참여하는 편인가?

성격과 관상동맥 질환 사이의 연관관계는 아직 충분히 밝혀지지 않았지만, 심장 발작이 일어날 가능성이 많은 유형의 사람(마이어 프리드먼 박사와 레이 로젠먼 박사가 A 유형으로 처음 기술한)은 있는 것 같다.

연구자들에 따르면 대표적인 'A 유형'은 매우 경쟁적이고 성취욕이 큰 사람으로 현재의 상황에 절대 만족하지 않고 언제나 이루기 힘든 목표를 향해 더 열심히 노력을 하는 유형이다. 이른바 A 유형은 가장 극단적인 경우 공격적이고, 적대적이고, 참지 못하고, 쉽게 화를 내고, 충동적이고, 논쟁을 좋아하고, 어디서든 좌지우지하려는 경향이 있다. 이 범주에 속하는 사람들은 아드레날린 분비가 많고 스트레스를 받았을 때 혈압이 더 크게 올라간다.

심장 질환은 또한 분노와 관계가 있다. 가슴 속에 품은 분노가 많으면 많을수록 심장 질환이 더 많이 나타난다. 이런 분노는 숨어서 내부로 향할 수도 있어서 종종 우울증으로 나타나기도 한다.

월급을 많이 받고 무거운 책임을 떠맡아 압력을 많이 받으며 일하는 경영 간부들만이 A 유형은 아니다. 연구에 의하면 집에서 일하는 전업 주부 중 15퍼센트가 A 유형이었고, 이들은 B 유형의 여성들보다 관상동맥 질환 발병률이 두 배나 높았다.

동물에 대해 연구를 했던 연구진들은 토끼도 A 유형이 있음을 발견했다. 이들은 열네 마리의 토끼를 작은 스트레스에 반응했던 방식에 따라 두 그룹으로 나뉘었다. 미 사우스캐롤라이나주립의과대학에서 나온 보고서에 따르면 동맥경화증을 유발하는 식단을 먹였을 때, '스트레스를 많이 받는' 토끼들은 '스트레스를 적게 받는' 토끼들보다 동맥경화성 플라크가 훨씬 더 많이 생기는 것이 발견되었다. 스트레스성 토끼들의 경우 혈압도 약간 더 높았다. 이보다 최근에 실시된 연구에서는 콜레스테롤과 지방이 낮은 식단을 먹인 영장류를 스트레스성 그룹과 비스트레스성 그룹으로 나누었다. 그 결과 비스트레스성 동물은 건강한 식단이 동맥경화증에 도움이 되었지만 스트레스성 그룹은 그렇지 않았다.

본인이 A 유형이라면, 아마 본인 스스로 그 사실을 알고 있을 가능성이 크다. 주위의 친구, 친척, 아이들, 배우자가 항상 긴장 좀 풀고 느긋하게 살라고 말을 할 테니까.

본인 스스로 나는 A 유형이라고 생각한다면 그럼 무엇을 할 수 있을까? 기본적인 성격은 쉽게 바뀔 수 있는 것이 아니지만 행동은 바꿀 수 있다. 행동 변화 전문가들은 다음과 같은 방법들을 시도해볼 것을 권장한다.

- 어떤 형태든 긴장 푸는 법을 연습한다. 체계화된 방법을 좋아하지 않는다면, 하루 20분 동안 더운 욕조에 들어가서 마음을 비우고 즐거운 상상을 한다. 종교가 있다면 기도하는 것도 좋은 방법이다. 명상 강좌를 듣는 것도 좋을 것이다.
- 불필요하고 비생산적인 활동은 없앤다. 의무나 책임을 다른 사람에게 위임한다. 거절하고 싶은 일에 대해서는 '아니오!'라고 말한다. 앞으로 내 인생이 6개월 남았다고 생각하고 일과 놀이에 우선순위를 새로 정한다.
- 본인 스스로 놓은 시간의 덫에서 벗어나 자유로워진다.

일을 마칠 시간이 충분하지 않아 '조급증' 때문에 고통을 받고 있다면, 분명 문제는 본인에게서 나오는 것일 가능성이 많다. 시간에 얽매이지 않고 벗어나기 위해서는 시계를 차지 않고 다니며, 시간 여유 없이 빽빽하게 약속하는 것을 피하고, 여러 가지 일이 숨 가쁘게 이어지지 않도록 계획하는 것이 좋다. '내일' 철학을 가져라. 해야 할 일들이 쌓이면 '내일도 있으니까'라고 생각한다.

분노와 긴장 풀기의 상관관계는 전반적인 태도 변화에서 나타난다. 마요 클리닉에서 진행한 최근 연구에서는 낙관적인 사람들이 비관적인 사람들보다 오래 살고 병이 적다는 것을 보여주고 있다.

사회 활동망을 넓히고 소중히 하라

오랫동안 사람들은 심장 건강이 감정과 정서에 크게 의존한다고 추측해왔다. 이러한 생각이 이제 과학을 통해 서서히 증명되기 시작했다. 정신과 몸이 서로 상관관계가 있다고 계속 생각은 해왔지만 최근에 들어서야 끈끈하고 친밀하며 만족스런 개인 관계를 유지하는 것이 심장 발작을 예방하는 좋은 방법이라는 게 밝혀지고 있다.

아주 놀랍고도 설득력 있는 사례 중 하나가 바로 '심장마비 없는 마을'로 유명한 펜실베이니아 주의 로세토 마을 이야기이다.

그 사례는 17년 동안 그 지역에서 일했던 의사가 그 마을 사람들 중에서 55세 이하의 경우 심장 질환 환자가 하나도 없다고 동료들에게 이야기하지 않았다면 절대 밝혀지지 않았을 것이다. 이

의사 이야기를 들은 템플대학 연구진들은 로세토 마을을 조사해 보고 이 마을의 심근경색증 사망률이 인접한 다른 지역과 그 외 나머지 미국 전역의 절반 수준에도 미치지 않는다는 특이한 사실을 발견하였다.

과학자들은 그 원인을 찾으려고 그 마을에 들어가서 19년 동안 연구를 하기 시작했다. 먼저 5년 동안, 보건 전문가들은 클리닉을 세우고 로세토 마을에 사는 25세 이상 주민 대부분을 검사하여 병력, 혈액 검사, 소변 검사, 혈압 그리고 심전도를 기록하였다. 그 결과 놀랍게도 대부분이 이탈리아계 미국인인 로세토 마을 사람들은 인접한 지역의 사람들과 거의 동일했다. 주민 중 다수가 흔히 관상동맥 질환의 선행 조건으로 생각하는 과체중 상태였고, 고지방 식단을 취하고 있었으며, 담배를 피웠고, 술을 마셨고, 거의 운동을 하지 않았고, 관상동맥 질환에 나쁜 습관들을 가지고 있었다.

의학적 사회학자들은 더 파고들어 답을 찾아내기로 결심했다. 그 결과 이 연구진은 로세토 마을의 생활이 다른 마을과 다른 놀라운 차별점이 있다는 사실을 발견했다. 연구진은 연구 보고서에서 이렇게 말했다. "로세토 마을 사람들은 구세계의 가치와 관습을 반영하는 생활 습관을 그대로 지속하고 있었다. 즉, 이들의 생활은 앞날을 예측할 수 있고 매우 안정적이라는 특징이 있었다."

연구진에 의하면 로세토 마을에서는 마을 사람들이 서로를 모두 알고 지냈다. 마치 씨족 마을과 같은 성격을 가지고 있었던 것이다. 가족 관계는 매우 가까웠고 서로 도우며 살았으며 이웃 사람들끼리도 서로 도왔다. 연장자를 공경했고 노년층은 살아 있는 동안 권위를 누렸다. 남자와 여자의 역할은 분명히 구분되었고, 남자는 누구도 이의를 제기하지 않는 가족의 가장이었다. 개인의 문제는 가족 안에서 또는 그 지역의 사제의 도움으로 해결되었다. 사회생활은 가족, 마을 행사 그리고 종교적인 축제를 중심으로 돌아갔다. 이런 생활이 1960년대 초반까지 이어졌다. 그러다가 변화가 시작되었다.

타지의 대학으로 공부하러 간 젊은이들이 돌아오지 않았다. 로세토 마을에 처음 정착했던 1세대의 사람들이 세상을 떠나기 시작했다. 출생률은 감소했다. 교회에 나오는 사람들이 줄었다. 다른 종파들 사이의 결혼이 증가했다. 대립적인 관계가 나타났다. 좀 더 많은 부가 유입되기 시작했고, 경쟁이 치열해졌다. 남자들은 컨트리클럽에 참가했고 여자들은 날씬해졌으며 멋지게 차려 입었다. 사람들은 마을 사람들이 운영하던 레스토랑에서 외식을 하는 대신에 패스트푸드 드라이브-인 식당을 찾았다. 옛날의 친근한 씨족 사회의 느낌은 사라졌고, 동시에 심장 발작으로 인한 사망률이 눈에 띌 만큼 증가하기 시작했다. 이제 로세토 마을의 심장 발작률은 인접한 지역과 똑같아져버린 것이다. 무엇이 잘못되었을까?

로세토 마을의 역사를 추적했던 의사들은 옛날 관상동맥 질환으로부터 주민들을 보호했던 것은 바로 강한 가족 관계, 지역 공동체의 일체감 그리고 서로 도움을 주는 사회 조직이었다고 생각한다. 이 결합이 약해지면서 심장 발작에 대한 방어 능력도 약해진 것이다.

예전의 로세토 마을을 다시 만들 수는 없지만 우리는 사랑과 우정이 건강한 삶에 어떤 가치를 갖고 있는 것인지 이제 인정할 수 있게 되었다. 이스라엘 의료진이 오랜 기간에 걸쳐 진행한 연구 결과를 보면 아내가 나를 사랑하고, 믿을 수 있으며, 항상 나를 도와주려 한다고 생각했던 행복한 유부남들의 경우에 심장 발작의 빈도가 매우 낮았다.

사랑을 주고 사랑을 받는 것은 매우 중요한데, 이것은 동물과 함께하는 사람의 관계에까지도 연장 적용된다. 사람과 애완동물 사이의 연관관계를 연구하는 심리학자들은 심장 발작을 겪은 사람이 개를 키우는 경우 애완동물을 키우지 않는 사람보다 심장 발작을 또 겪을 가능성이 더 적다는 것을 발견했다. 생리학자들은 사람과 동물이 서로 사랑으로 영향을 줄 때 유익한 생리적인 반응이 나타난다는 사실을 입증했다. 개를 귀여워하거나 고양이를 껴안으면 혈압이 낮아지고 심장 박동수는 늘어진다.

여기에서 의미하는 바는 분명하다. 부드러운 사랑이 심장 질환을 예방하는 좀 더 전통적인 방법이라는 것이다.

건강한 식단으로 바꿔라

가장 중요한 내용을 가장 마지막으로 남겨두었다. 동맥경화증 발병은 수십 년에 걸쳐 일어난다. 이 병을 유발하는 식단을 버리고, 병을 치료하고 예방할 수 있는 식단으로 대치한다면 지금까지 손상되었던 것이 치유되고 건강도 회복될 것이다. 앞 14장에서 기술한 '자유라디칼을 방지하는 식단'을 다시 읽어보고 이 목적을 이루기를 바란다.

우회로조성술과 혈관성형술

우회로조성술과 혈관성형술의 모든 것

관상동맥 질환 증상인 협심증에 대한 고전적인 설명이 의학 문헌에 처음 나온 이후 200년 동안 의사들은 환자들에게 효과적인 치료를 거의 제공할 수 없었다. 그러다가 겨우 최근에 와서야 효과적인 치료법이 나왔다.

관상동맥은 우리 몸의 펌프인 심장 근육에 혈액과 에너지를 공급한다. 이 펌프는 온몸으로 혈액을 보내기 위해서 분당 70회 정도 수축해야 한다. 이 펌프는 쉬기 위해 멈출 수가 없다. 만약 쉬기 위해 멈춘다면 우리는 몇 분 후 죽고 말 것이다. 혈액의 흐름이 동맥경화성 플라크에 의해서 부분적으로 제한되면 심장이 계속 뛰기는 하지만 다리의 경련과 같은 증상이 생긴다. 이런 유형의 통증을 협심증, 라틴어로 'angina pectoris'라고 부르는데, '가슴 통증'을 뜻한다. 'angina pectoris'를 줄여서 그냥 'angina'라고도 한다.

협심증은 자주 스트레스를 받거나 격심한 활동을 할 때 나타나는데, 이는 스트레스를 받거나 심한 활동을 하면 심장은 더 많은 혈액을 내보내기 위해 더 힘들게 일을 해야 하기 때문이다. 또한 통증은 뚜렷하지 않은데, 단지 압력을 받는 듯한 느낌으로 나타난다. 팔, 목, 등 또는 상복부로 뻗어나가는 증상이 있고 어떤 경우에는 소화불량과 같은 증상처럼 느껴질 수 있다. 협심증은 대개 휴식을 취하면 완화된다. 심하게 막히는 경우에는 심장 근육의 일부가 죽을 수 있는데, 이것이 심장 발작이다. 의학 용어로는 심근경색증이라고 한다.

1940년대 말까지는 니트로글리세린이 이런 유형의 통증에 표준적인 치료제로 사용되었다. 협심증이 나타나기 시작할 때 환자는 하얀색 작은 알약을 혀 밑에 놓고 불쾌하게 조이고 묶이는 느낌과 통증이 가라앉을 때까지 기다린다. 그러나 협심증을 일으키는 상황은 계속 진행되기 때문에 통증은 더 빈번하며, 정도가 심해진다. 그러면 니트로글리세린으로 증상을 완화시키기가 점점 힘들어진다.

심한 증상으로 고통을 받는 사람들은 선택의 여지가 거의 없어서 그런 상태로 사는 (아니면 죽는) 방법을 배우는 수밖에 없다. 격렬한 활동은 끔찍한 고통을 유발하기 때문에 많은 사람은 생활 방식을 단순하게 만들 수밖에 없으며 하던 일과 놀이를 포기하기도 한다.

1950년에 기적처럼 보이는 치료가 주목을 받았다. 외과의사들은 내유동맥을 묶는 결찰 시술법을 개발했는데 외과적으로 외부 흉벽으로 혈액을 보내는 유동맥을 묶는 것이다. 이 동맥은 심장과 가까운 곳에 있는데 외과의사들은 이런 수술을 하면 근처에 있는 다른 동맥들을 통해서(관상동맥을 포함해서) 혈류가 더 많이 흐르도록 만들고 협심증에 의한 통증을 완화시킬 것이라고 기대했다.

결과는 가장 낙관적인 기대를 넘었다. 놀랍게도 90퍼센트까지의 환자들이 통증이 완전히 없어지거나 크게 증상이 개선되었다고 말했다. 그 수술은 기적적인 발전으로 환영을 받았고 많은 의사가 폭넓은 지지를 보냈다. 열광은 계속되었고, 협심증 환자는 줄을 섰다. 외과의사들은 환자 대기 목록이 3개월치가 넘어서는 것을 지켜보았다. 이 수술의 효과는 거의 10년 동안 아무 의심을 받지 않았고 시험도 받지 않았다.

그러나 지금과 마찬가지로 그때도 의학계에는 회의론자들이 있었다. 일부 통찰력 있는 의사들은 그 시술의 과학적 근거에 의심할 여지가 많아 별로 열광하지 않았고 모든 사람들이 그렇게 칭찬할 만큼 가치가 있는 시술법인지 의심의 눈길을 던졌다. 이렇게 의심이 많은 의사들은 오늘날의 더 엄격한 윤리 기준에서는 인정을 받지 못할 수도 있는 연구 프로토콜로 수술의 효과를 입증하기로 계획했다.

그들은 똑같이 협심증으로 고통을 받는 수술 후보자들을 두 그룹으로 나누어서 실험하기로 하였다. 모든 대상 환자들에게 결찰수술을 시술할 것이라고 이야기하였고 동일한 병원 프로토콜을 사용했는데, 단지 하나의 중요한 차이가 있었다. 한 그룹은 결찰수술을 받았지만, 대조 그룹은 수술실로 가서 마취를 받고 가짜 수술을 받았다. 그냥 가슴은 열었다가 닫기만 한 것이었다. 그리고 이들이 깨어났을 때 수술은 성공적이었다고 말해주었다.

외과의사들을 포함한 모든 의학계가 놀랄 정도로 두 그룹은 모두 협심증 통증이 완화되었고 운동 능력이 증가하였다. 그러나 가짜 수술을 받은 사람들은 진짜 수술을 받은 사람들보다 더 성적이 좋았다. 이것으로 의학 연구진은 처음으로 위약 효과가 수술의 영역에도 적용될 수 있다는 것을 증명하였고, 당연히 이 결과가 발표되고 나서 수술 건수는 뚝 떨어졌다.

위약 효과가 시간에 따라 변한다는 것은 이미 충분히 입증되었다. 이와 달리 킬레이션 치료를 받은 환자들은 치료 후 3개월이 지나고 나서야 EDTA 킬레이션 요법에서 누릴 수 있는 모든 효과를 경험하게 된다. 그리고 효과는 그때부터 수개월 또는 수년 동안 더 이상의 치료를 받지 않아도 계속 나타난다. 이런 결과는 지금까지 발표된 어떤 위약 효과와도 아주 다른 것이다. 위약 효과는 바로 나타나서 기껏해야 몇 달 동안 지속된다. 하지만 킬레이션 요법에 따른 최대 회복 효과를 볼 수 있는 때는 바로 위약 효과라면 사라지고 없을 그런 시점이다. 나는 위약 효과가 6개월 동안 지속되었다는 보고서를 본 적이 없다.

그러면 이것이 오늘날의 협심증 치료 방법과 무슨 관계가 있을까?

몇 명의 지도적인 과학자들은 오늘날 미국에서 가장 흔하게 시술되는 중요한 수술 중 하나인 관상동맥우회술이 많은 경우 1950년대의 가짜 수술의 현대판이라고 믿는다. 한 과학자는 말했다. "내 생각에 위약도 (우회로조성술과) 거의 같은 효과가 있는 것 같습니다. 단, 관상동맥우회술에 보통 들어가는 비용 5만 달러까지 들지는 않지요." 미국심장협회에 따르면, 1995년에 146만 건의 혈관 촬영이 진행되었으며, 이 혈관 촬영의 건당 비용은 평균 1만 880달러였다. 이중에서 57만 3,000건이 우회로조성술로 이어졌고, 우회로조성술은 평균 4만 4,820달러의 비용이 들어가며 41만 9,000건은 경피적 경혈관 관상동맥성형술로 이어졌는데, 이 비용은 평균 2만 370달러였다. 1995년에 총 청구액은 500억 달러, 또는 하루에 13,700만 달러였고 시간당으로는 570만 달러였다. 이 얼마나 엄청난 대형 사업인가! 미국에서 심혈관 질환에 들어가는 총 연간 비용은 투약과 장애 비용까지 포함해서 연간 약 2,740억 달러에 이른다.

우회로 시술을 둘러싼 논란에도 이 시술은 협심증에서 통증을 완화시키는 것 이외 결정적으로 다른 효과는 증명된 적이 없었다(아주 특별한 선정 기준에 맞는 약 15퍼센트 정도의 환자를 제외하고). 증상을 완화시키는 다른 치료와 마찬가지로 이 수술에서도 적어도 부분적으로 진짜 위약 효과가 있을 가능성이 있는 것이다.

이 장의 끝에 열거된 과학적 참고 문헌들은 다음과 같은 우회로 조성술에 대한 논의를 위한 근거 자료를 모으는 데 이용되었다.

심장 우회로는 또한 관상동맥의 경련을 일으키고 심장 근육의 수축을 증가시켜 협심증을 일으킬 수 있는 상황에서 신경 임펄스를 방해하여 통증을 감소시키는 종류의 약과 비슷한 작용을 하는 일종의 '외과적 베타 차단제'로서 작용한다. 널리 알려지지 않지만 동맥과 심장 근육에 있는 베타 수용체를 자극하는 신경을 부분적으로 교란하지 않고 수술하는 것은 불가능하다. 협심증에서 통증을 전달하는 신경도 절단된다.

우회로조성술도 약 20년 전에 먼저 나왔던 수술처럼 분에 넘치는 인기를 누리고 있는 것인가?

미국 과학기술평가원이 의회로부터 관상동맥 질환에 대한 수술 사례를 평가하도록 위임을 받고 평가를 진행했다. 과학기술평가원은 그 평가 결과를 보고 별로 감동을 받지 못했다. 미국의 일류

의과대학 출신 학자들을 포함한 대정부 자문들이 의회에 보고한 내용은 다음과 같다.

"50년 이상 긴 세월 동안 외과의사들은 관상동맥 질환을 치료하는 효과적인 수술이 가능하다고 믿었다. 현대의 우회로조성술이 나오기 전에 다섯 가지 수술 방법들이 개발되었고 열광적으로 지지를 받았다. 이 다섯 수술 방법은 모두 가치가 없는 것으로 판명되어 결국 폐기되었지만 처음에는 효과가 있는 것으로 주장되었고 이 효과를 '객관적인' 증거로 주장하는 보고서가 의학 문헌에도 나왔었다."

"관상동맥우회술은 협심증 증상을 완화시키는 데 뛰어난 효과가 있는 것처럼 보이지만…… 그러나 그 효과는 시간이 지나면 줄어든다"라고 말하면서 이 대정부 자문 과학자들은 우리가 잊지 말아야 할 역사적인 교훈이 있다고 충고한다. "다음과 같은 이유로, (우회로조성술이) 위약 효과일 가능성이 있다는 것을 잊지 말아야 할 필요가 있다. 초기 결과는 전에 시행되었던 수술들과 비슷하다. 비수술적인 치료도 또한 좋은 결과를 보여주고 있다. 그리고 증상 완화 정도를 평가하는 방법도 경험에 의존하고 있다."

몬트리올심장병원의 심장학 과장인 뤼시앵 캉포 박사는 협심증 통증이 오랜 시간 동안 완화되는 것은 이른바 '통증을 부정하는 위약 효과'때문이라고 생각하고 있는 심혈관 전문가이다. 캉포 박사는 관상동맥우회술을 받고 3년 후에 혈관 촬영으로 235명의 환자들을 연구한 끝에 이런 결론을 내렸다. 이식편이 다시 막힌 경우에도 환자들은 증상이 개선되었거나 협심증이 없다는 의외의 말을 했다.

미국의사협회의 저널에 나온 한 보고서에서는 우회로조성술을 받았던 환자들 중 75퍼센트에서 협심증에 의한 통증이 완화되었다는 것을 보여주었다. 그 후에 바로 〈뉴잉글랜드 의학 저널〉에 발표된 논문에서는 75퍼센트에 달하는 협심증 환자의 통증이 비수술적 요법으로 완화되었다고 했다. 본질적으로 이 두 편의 매우 권위적인 논문에서는 우회로조성술이 비침습적인 요법보다 나을 것이 없다고 말하고 있다.

하지만 이 수술을 선택하는 많은 환자는 이 수술의 효과를 믿어야 하는 상황이다. 성공적인 결과를 기대하면서 심적으로 투자를 하고, 실재 금전적인 투자도 하기 때문이다. 심지어 겁을 집어먹고 이 수술이 생명을 구할 수 있는 유일한 방법이라고 믿게 된다.

이 수술을 통해 생명이 연장된다는 주장은 아직도 논란에 휩싸여 있다. 관상동맥우회술에 대해 테스트를 해본 하버드대학 공중보건대학에서는 이 수술이 불필요하게 시행되는 경우가 자주 있다는 결론을 내렸다. 이 연구에서는 트레드밀 운동 검사에서 모두 실패했고 관상동맥의 광범위한 부위에 동맥경화증을 가지고 있는 사람들 142명을 대상으로 진행되었다. 이들은 모두 우회로조성술을 받아야 한다는 말을 들었다.

하지만 이 수술 후보자들이 하버드의 전문가들에게 의뢰되었을 때, 하버드 전문가들은 수술대신 약을 쓰고, 식단을 조심하며, 운동을 하라고 처방해주었다. 그러고 나서 짧으면 20개월부터 긴 경우에는 12년까지 관찰을 한 결과, 하버드 연구진은 이들의 사망률이 수술을 받았을 경우와 똑같다는 것을 발견하였다(연구에서 지적한 것처럼 이것도 수술에서 살아남았다고 가정했을 때이다. 참고로 수술 사망률은 2~3퍼센트이다).

심혈관 외과의사들의 주장들과는 대조적으로, 하버드 연구 보고서에 따르면 우회로조성술로 생존 가능성은 거의 개선되지 못했다.

캘리포니아대학에 있는 윌버트 애러나우 박사는 외과적 치료를 받은 동맥경화증 심장 질환 환자들과 의학적인(좁은 의미로 약물요법만을 뜻할 수도 있고, 또는 수술을 제외한 내과적인 모든 치료를 뜻할 수도 있음―옮긴이) 방법으로 치료를 받은 환자들과 비교한 결과, 수술로 생존 기간이 증가하거나 심장 발작의 위험이 낮아진다는 증거를 찾지 못했다. 듀크대학의료원에서 실행된 연구에서도 의학적인 관리법과 비교할 때 관상동맥우회술이 생명을 연장시킨다고 시사하는 근거를 발견하지 못했다.

듀크대학 심장학과에서는 또한 관상동맥 질환을 앓고 있는 환자 1,101명에 대한 분석을 시도했다. 이중 490명은 수술을 받았고 611명은 비수술적인 방법으로 치료를 받았다. 4년 후 수술을 받은 사람들과 의학적인 방법으로 치료를 받은 사람들의 생존율에는 유의한 큰 차이가 없었다. 첫 번째 그룹의 생존율은 82퍼센트였고, 두 번째 그룹은 78퍼센트였다.

폴린 등이 〈뉴잉글랜드 의학 저널〉에 발표한 연구에서는 안정형 협심증을 앓았던 환자 686명을 22년 동안 관찰한 결과가 실려 있다. 이 중에서 322명은 우회로조성술을 받았고 312명은 의학적 치료를 받았다. 위험이 아주 높았던 환자들의 경우에 초기 생존율(10년까지)이 높은 장점이 있었으나, 장기 생존율은 두 치료 그룹이 비슷했다. 22년째 되는 해, 누적된 생존율은 의학적으로 치료를 받은 그룹에서 25퍼센트였지만 우회로조성술을 받았던 환자들은 겨우 20퍼센트였다.

뇌 손상은 우회로조성술시 흔히 나타나는 합병증이다. 〈뉴잉글랜드 의학 저널〉에 발표된 또 다른 논문에서 로치 등은 우회로조성술 후에 나타나는 정신 손상에 대해 이렇게 보고했다. "관상동맥우회술 후에 뇌에 생기는 부작용은 비교적 자주 볼 수 있는 현상이며 또 심각하다. 그런 부작용으로 인해 사망률과 입원 기간이 늘어나고, 보호 시설에 얼마 동안 또는 장기간 수용되어야 하는 일이 발생한다." 우회로조성술을 받고 5년 후 23퍼센트의 환자들은 공간 관계를 지각할 수 있는 능력면에서 정신 기능이 비정상적으로 감퇴하였으며 여기에 추가해 16퍼센트의 환자들은 단어 기억 능력이 지속적으로 감퇴했다. 6퍼센트의 우회로조성술 환자들은 더 심각한 뇌 손상으로 고생했는데, 여기에는 치매, 혼미, 뇌졸중 그리고 간질 발작이 포함된다.

1999년 3월 뉴워크의 〈스타레저〉에서는 뉴저지 주의 우회로조성술의 합병증으로 인한 사망률이 3.37퍼센트였고 일부 병원의 경우 이 수치가 8퍼센트까지 나왔다고 보도했다.

우회로조성술 후의 장기간의 결과들에 대한 중요한 연구로, 관상동맥우회술 연구Coronary Artery Surgery Study, CASS라는 것이 있었는데, 이 연구에서는 780명의 환자들을 12년이 넘는 오랜 기간 동안 관찰하였다.

정부의 자금 지원을 받아 이루어진 10년이란 장기 연구 결과가 발표되었을 때 심혈관 수술을 주장하는 사람들은 고무되지 않았다. 그 연구는 11개 유명한 의료 기관—앨라배마대학, 앨라배마의과대학, 보스턴대학, 마시필드(위스콘신)클리닉, 매사추세츠종합병원, 밀워키군인병원, 뉴욕대학, 세인트루이스대학, 스탠포드대학, 예일대학, 몬트리올심장병원—에서 실행되었다. 먼저 관상동맥 질환을 앓고 있으면서 이 연구에 자원한 780명 환자를 두 그룹으로 분류했다. 반은 우회로조성술을 받았고 나머지 반은 약과 운동량을 처방받고, 담배, 과식 그리고 식단에 너무 많은 지방을 소비하는 것과 같은 위험들을 피하라는 조언으로 구성된 비수술적 치료를 받았다.

여러 해 관찰한 결과 가장 심한 증세를 보였던 환자 15퍼센트는 우회로조성술로 상당한 효과를 보았다. 그러나 외과 수술 합병증 때문에 수술 후 처음 2년 동안에 사망률은 더 높았다.

우회로조성술로부터 작지만 통계적으로 의미가 있는 효과를 얻은 이 15퍼센트의 환자들은 다음과 같은 세 가지 범주로 분류된다. 첫째, 좌주관상동맥계left main coronary artery system가 고도 폐쇄된 경우로, 좌전하행동맥left anterior descending artery이 포함되고 폐쇄된 곳의 주변으로 적당한 측부 순환이 없는 경우, 둘째, 세 개 관상동맥에 모두 고도 폐쇄가 있는 경우로, 적당한 측부 순환이 없는 경우, 셋째, 펌프로서 심장의 작용이 크게 감소된 경우. 이 범주 중에서 하나 또는 여러 개의 조건이 맞는 환자들은 수술을 받은 후 결과적으로 수년간 지속되는 생존율이 약간 증가하는 것을 경험했다. 수술을 받은 그룹의 경우 수술 후 2년차에서 5년차 되던 해까지의 사망률은 수술을 받지 않은 사람들과 비교했을 때 10퍼센트 적었다. 이 같은 우위도 5년차 되는 해부터 10년차 되는 해에는 아예 사라져버렸고, 10년차 이후도 마찬가지였다.

다시 말해 수술을 받은 15퍼센트의 환자의 경우 수술 후 맨 처음 5년 동안은 다른 그룹보다 사망률이 10퍼센트 적었지만 이 수치는 우회로조성술 후 전반적인 사망률의 감소율로 따지면 1.5퍼센트로 볼 수 있다. 수술 합병증으로 바로 죽는 비율은 병원에 따라서 다르지만 2~8퍼센트에 달한다. 따라서 수술 후 맨 처음 2년 동안 사망률은 늘어난다는 사실을 명심해야 한다. 이런 통계를 미리 분명하게 환자들에게 보여준다면 얼마나 많은 사람이 우회로조성술을 받겠다고 동의할지 의심스럽다.

그런데도 일부 환자들, 즉 관상동맥 질환 때문에 삶의 질이 극도로 낮아진 사람들의 경우에는 수술이나 풍선을 사용하는 혈관성형술 후에 상태가 아주 많이 나아지는 것을 경험한다. 나는 이런 사람들을 시술하는 것에는 반대하지 않는다. 나는 환자들 중에서 수술 치료가 필요하다고 생각되는 사람들은 수술을 받도록 의뢰한다. 그러나 환자의 상태가 안정적이고 위험한 속도로 더 나빠지지 않는 상태에서 위험이 더 적고 비용이 훨씬 덜 드는 치료들을 먼저 시도해보지도 않고, 침습적이고, 비용도 많이 들며, 치명적일 수 있는 시술에 즉각적이고 적극적으로 의지하는 것에는 분명히 반대한다.

관상동맥우회술 연구에서 매우 의미 있는 점은 수술 또는 혈관성형술을 받지 않은 환자의 사망률이 1년에 겨우 2퍼센트였다는 사실이다. 이 수준은 심각한 심장 질환을 앓고 있는 환자들로서는 매우 낮은 사망률이며, 이 수치를 보면 수술 또는 침습적인 시술 때문에 유발되는 사망 위험 또는 다른 합병증을 감수하고라도 수술을 받아야 하는지 의심스러워진다.

6년 후 수술 받은 환자 중 92퍼센트와 의학적 치료를 받은 환자 90퍼센트가 여전히 생존해 있었다. 연구진은 매년 시술되는 우회로조성술 수만 건이 실제로는 불필요하게 이루어지고 있다고 결론지었다. 결론은 좋았다. 그러나 우리가 제기해야 할 진짜 문제는 이러한 결과에 대해 과학자들이 자유롭고 용감하게 나서서 세상 사람들에게 널리 알리고 있는가 하는 점이다.

많은 사람은 그렇게 생각하지 않는다. 이 과학자들은 매년 불필요하게 시술된 수술 건수를 평가하는 데 매우 보수적이었고, 안전하게 피해갈 수 있었던 우회로조성술 비율을 발표하는 데 무게를 두지 않았다.

하버드 의과대학의 심장학 교수인 유진 브론월드 박사는 〈뉴잉글랜드 의학 저널〉에서 이 연구에 대해 최신 칼슘 채널 차단제와 개선된 베타 차단제가 나오기 전에 수집된 것이기 때문에 관상동맥우회술 연구 결과가 나왔을 때 이미 그 자료는 쓸모없게 되었다고 지적했다. 그는 "비수술적 요법은 지난 6년 동안 아무 발전 없이 가만히 서 있었던 것이 아니다"라고 말했다. 즉, 비수술적 심혈관 치료에서 최근에 있었던 진전을 배제하는 그 연구 결과는 타당성이 결여되어 있다고 도전한 것이다.

연구자들이 수술을 주장하는 사람들에게 너무 관대했던 것인가? 대부분의 경우 우회로조성술이 다른 치료법보다 나을 것이 없다면 혹시 해악을 끼치는 면은 없는 것인가?

우회로조성술과 혈관성형술이 협심증의 증상들을 완화시킬 수 있고 약으로 완화되지 않는 관상동맥 질환 때문에 삶의 질이 크게 저하된 환자들에게 적당한 시술법이라는 것은 의심의 여지가 없다. 이런 종류의 환자들의 경우에는 침습적인 시술에서 비롯되는 2퍼센트가 넘는 사망의 위험과 25퍼센트의 다른 심각한 합병증까지 감수하고라도 수술에 동의해야 한다.

'일반인을 위한 의학—심장 발작'이라는 미국 정부 팸플릿이 발표되었는데, 여기에서는 우회로조성술이 심장 기능을 개선하는지 아니면 손상시키는지를 알아보기 위한 임상 평가가 이루어져야 한다고 기술하고 있다. 이 책자에 나온 것처럼, "우회로조성술로 심장 박동이 더 잘 뛴다는 증거는 아직 나온 바 없다. 오히려 우회로조성술로 심장 박동 효율이 떨어질 수도 있다는 증거가 있다."

의학계 권위자들은 점점 더 우회로조성술에 대해 비평적이 되어 가고 있다. 워싱턴대학의 의과대학 교수이자 시애틀에 있는 퍼시픽의료원Pacific Medical Center의 심장학 과장인 토머스 프레스톤 교수는 관상동맥 우회로조성술에 대해서 이렇게 기술했다. "현재 상황에서는 우회로조성술이 환자의 건강에 최종적으로 미치는 효과는 거의 부정적인 것으로 보인다. 수술을 해도 환자는 낫지 않았음에도 너무 많이 시술되고 있으며, 지나치게 비싼 비용이 들어서 다른 곳에 투입할 재원까지 다 끌어가고 있다. 10년간의 과학 연구 결과를 볼 때, 아주 특별히 적응증을 가진 경우가 아니면, 우회로조성술은 생명을 구하지 못하거나 심장 발작을 막을 수도 없다. 관상동맥 질환을 앓고 있는 환자들 중에서 비수술적 치료를 받았던 사람의 생존율은 개심술을 받았던 환자와 비슷하다. 그러나 많은 미국 의사들은 아직도 협심증이나 흉통이 나타나면 바로 수술을 처방하고 있다."

또한 미 재향군인행정협동조합 연구가 〈뉴잉글랜드 의학 저널〉에 발표되었는데, 그 연구에는 불안정한 협심증으로 매우 위험한 종류의 동맥경화성 심장 질환을 가지고 있는 환자 486명이 포함되어 있었다. 이들 중 절반은 우회로조성술을 받았고 나머지 절반은 수술을 받지 않고 치료만 받았다. 전반적인 결과는 관상동맥우회술 연구 결과와 유사했다.

하지만 이 두 가지 연구는 모두 칼슘 채널 차단제가 나오기 전에 실행되었다. 베타 차단제만 관상동맥우회술 연구의 환자 절반에 투여되었다. 이 두 종류의 처방약은 심장 발작 빈도를 줄이고,

심장 질환에서 사망률을 감소시키고, 수술하지 않고 협심증을 완화시키는 효과가 있다는 것이 증명된 바 있다. 따라서 우회로조성술과 현재 나오는(EDTA 킬레이션 요법을 포함) 약을 비교하는 연구를 하지 않고, 환자들이 수술을 받지 않는 상황에서 수술받은 환자만큼 잘 사는지, 또는 더 나은지 여부에 대해 결론을 내리는 것을 불가능하다.

〈뉴잉글랜드 의학 저널〉에는 혈관이 막히면 관상동맥은 커진다는 재미있는 연구 결과도 실렸었다. 플라크가 관상동맥의 내부 직경의 50퍼센트까지 커지면, 동맥은 이를 보상하기 위해 거의 동시에 커진다. 따라서 병든 동맥에도 건강한 동맥에서처럼 거의 같은 양의 혈류가 흐를 수 있는 것이다.

플라크가 관상동맥 내부 직경을 50퍼센트 이상 폐쇄하고 힘든 운동을 할 때에만 혈류가 감소하고 증상이 나타난다. 하지만 이러한 상황에서는 인접한 동맥들에서 나온 측부 분지들이 커져서 주된 혈관이 완전히 막히는 경우에도 혈액을 충분히 공급해준다.

동맥경화성 플라크 때문에 75퍼센트가 막히면 이를 보상하는 혈관 확장이 이루어져 50퍼센트만 막힌 건강한 동맥 안에서 흐르는 것과 같은 양의 혈액이 전체적으로 흐를 수 있도록 해준다. 더욱이 동물 실험에서 보면 최대한 신체적 스트레스를 받는 경우에도 정상적인 관상동맥이 50퍼센트 훨씬 넘게 폐쇄되어야 심장 기능이 감소한다는 것을 알 수 있다. 건강한 동맥의 경우에는 보상하거나 측부 분지를 형성할 시간이 없을 때는, 75퍼센트 넘게 폐쇄되어야 심장 기능이 감소한다. 하지만 우회로조성술은 플라크에 의한 폐쇄가 75퍼센트 정도인 경우에도 적극 추천되고 있다. 관상동맥에서 혈류라 적절하게 흐르고 있는데도 말이다.

〈뉴잉글랜드 의학 저널〉에서 한 편집자는 이렇게 말했다. "관상동맥 촬영을 하는 사람들은 심각한 실수를 했습니다. 그 실수란 바로 좁아진 동맥의 내부 공간을 백분율로 표시하는 부적절한 협착 등급 시스템을 채택한 것입니다. 이 등급 시스템은 관상동맥 촬영술로는 도저히 달성할 수 없는 정도의 정밀도로 협착 정도를 표현하고 있습니다." 2차원으로 표현되는 X선 그림자를 사용해서 동맥 내부에 흐르는 3차원적 혈류량을 정확하게 예견하기란 불가능하다. 그 편집자는 이렇게 덧붙였다. 병든 관상동맥이 75퍼센트가 막혀야 최대의 신체적인 활동을 할 때 심장 기능이 감소하고, 75퍼센트 훨씬 넘게 폐쇄되어야만 신체의 활동이 없는 경우에도 기능이 감소한다.

이 보고서에서 내린 결론은 다음과 같다.

"관상동맥 촬영술을 사용하여 동맥경화성 질환을 평가할 때는 큰 플라크가 있는 것을 발견했을 때도 거의 정상적인 내부 공간의 단면적은 보존하는 쪽으로 고려해야 한다." 이러한 권장 내용에 대해 여러 의료기관에서는 종종 무시하고 있는데, 이런 의료기관들은 살아남기 위해서 우회로조성술에 의해서 나오는 재정적인 수입에 의존하고 있는 것 같다. 미국 의사협회는 공식적인 저널에서 미국에서 모든 우회로조성술의 44퍼센트는 적절하지 못한 이유로 시행되고 있다고 발표했다.

동맥 경련은 동맥경화성 플라크가 없는 경우에도 협심증에 의한 통증과 심장 발작을 일으킬 수 있다. 그리고 이런 동맥 경련은 수술하지 않고 적절하게 치료될 수 있다. 가역적인 경련은 또한 동맥촬영을 할 때 주사한 조영제에서 자극을 받고 산소 운반이 감소되는 경우에도 일어날 수 있는데, 그 증상이 플라크에 의한 폐쇄와 거의 비슷하다. 동맥은 허리 주변의 벨트와 같이 근육으로 이루어진 밴드로 둘러싸여 있다. 근육이 경련할 때 수축하면, 벨트로 조일 때와 마찬가지로 혈류가 차단된다.

그러면 심장 기능, 측부 분지, 또는 전체 혈류는 고려하지 않고 동맥촬영 사진에서 동맥의 75퍼센트 가량 폐쇄가 있기 때문에 우회로조성술을 해야 한다고 말하는 것일까? 수술을 권하기 전에 전반적인 심장의 효율과 막힌 부위와 주변을 지나는 혈류를 동위원소 영상으로 측정할 수 있다. 동위원소를 사용하는 비침습적인 심장 영상을 보면 비록 동맥촬영 사진에서는 플라크가 광범위하게 보여도 펌프 작용이 적절히 이루어지고 관상동맥 혈류를 잘 흐르고 있는 상황을 볼 수 있는 경우가 많다. 동위원소 검사를 해보아도 외과의사가 어느 곳을 수술해야 할지 알 수 없기 때문에 이 검사를 안 하는 것이 아니라 이 검사를 해서 혈류가 정상적으로 흐르고 있다고 밝혀지면 수술이 취소될 수도 있기 때문에 동위원소 검사를 잘 하지 않는 것은 아닐까?

동맥촬영은 우회로조성술과 풍선혈관성형술(그리고 이제 때때로 레이저로 증발시키거나 회전익으로 플라크를 제거하는 수술까지 포함)을 위해 사용되는 주요한 마케팅 도구이다. 카테터 검사와 동맥촬영술의 결과를 보면 환자들은 지레 겁을 먹어서 필요하지도 않고 위험하며 비싸기까지 한 수술이나 혈관성형술을 받겠다고 한다. 비수술적인 치료로도 훨씬 더 많은 효과를 내면서 위험은 훨씬 덜하고 비용도 적게 드는 데 말이다. 예비적인 카테터 검사와 동맥촬영술에 의해 비롯되는 피해와 사망의 위험은 비록 작기는 하지만 여전히 유의한 수준이다. 나는 증상이 아주 심각한 경우나 킬레이션 요법을 포함해 여타 비수술적 치료를 시도해보았지만 효과가 없어 결국 수술이나 혈관성형술을 할 때에만 동맥촬영술을 사용해야 한다고 생각한다.

가능하다면 최대한 수술을 늦춰야 하는 또 다른 이유는 바로 우회로조성술을 받은 후에 동맥경화증이 가속화되었다는 발표가 최근에 나왔기 때문이다. 플라크는 수술 후에 우회로가 설치된 동맥에서 더 빠르게 자란다.

동맥에서 고도로 폐쇄된 지점을 넘어 그 위에 우회로를 설치할 때 부분적으로 폐쇄된 곳과 이식된 우회로 사이에 역류와 정체된 흐름의 영역이 형성된다. 원래 폐쇄되었던 곳에서 우회로가 설치된 지점까지 오히려 더 쉽게 혈전이 생기고 완전히 막힐 수 있으며 이렇게 막혀버리면 벽이 더 얇고 약한 정맥 이식편에 전적으로 의지하게 된다. 이 정맥 이식편이 기능을 못하면 환자는 수술 전보다 상태가 더 나빠지게 되는 것이다.

한편 수술대 위에 누워 있는 동안 심장 발작을 겪을 수 있다는 위험도 있다. 여러 가지 보고서에 보면 외과의사와 의료기관에 따라 다르지만 수술 중 심장발작률이 평균 3퍼센트나 되고 높은 위험군에 속하는 환자의 경우에는 심장발작률이 10퍼센트도 넘는다고 한다. 드물기는 하지만 우회로 장치를 떼어냈을 때 심장이 다시 뛰지 않을 수도 있다.

여기에서 또 간과하지 말아야 할 것은 심리적인 외상이다. 수술한다고 했을 때 겁을 먹지 않는 사람은 찾아보기 어려울 것이다. 우회로 환자들은 또한 한 번의 수술로 끝나지 않을 가능성에도 직면한다. 15~30퍼센트의 정맥 이식편이 수술 후 1년 안에 다시 막힌다는 보고가 여러 건 나온 바 있다.

혈관성형술의 재폐쇄율은 더 높다. 풍선을 사용하는 혈관성형술로 열린 관상동맥의 50퍼센트가 1년 이내에 다시 막힌다. 스텐트의 사용으로 효과가 나아질 수는 있지만 이 점에 대해서는 아직 장기간의 추적 연구가 끝나지 않은 상황이다.

사실 가장 큰 손상은 바로 사망이다.

우회로조성술에 따른 위험이 심각하다는 것을 부정하는 사람은 거의 없지만 시술이 시행된 장소, 시술한 사람, 대상 환자 그리고 자료 취합 방법에 따라 사망률에는 큰 차이가 있어서 1퍼센트에서 42퍼센트까지 차이가 난다. 미국 국립심폐혈연구소는 관상동맥우회술 후에 사망의 위험은 가장 좋은 경우가 1~4퍼센트, 가장 나쁜 경우가 10~15퍼센트 사이라고 발표하였다.

보통 수술을 앞둔 환자들에게는 가장 낙관적인 관점의 이야기를 들려준다. 비록 실제 환자의 생존 확률은 나이, 전반적 건강 상태, 병의 정도 그리고 외과의사와 수술 팀의 기술과 경험에 따라 크게 달라질 수 있는데도 말이다.

수술 결정의 근거가 되는 실험 과정도 또한 비평의 대상이다. 새로 나온 진단장치는 빠지지 않고 점검 목록에 추가된다. 의사들은 최첨단 진단법에 사로잡혀서 때로 자기들은 실험이 아니라 환자를 치료하고 있다는 사실을 망각하기도 한다. 관상동맥 촬영, 심전도, 동위원소 검사, 핵 심실조영술nuclear ventriculogram, 탈륨 스캔, 디지털 감산 동맥조영술, 초음파 검사, 트레드밀 스트레스 검사, 심장 초음파 검사, 초고속 CT 스캔, EBCT, PET 스캔이 모두 유용하지만, 튤레인대학 의과대학의 심장학 교수인 조지 버치 박사의 표현대로 지나치게 남용되고 있다.

버치 박사는 이렇게 지적한다. "이렇게 비싼 돈을 들여 검사를 하고 새로운 정보를 취득하고 활용할 수 있게 되었는데도 환자 치료 선택안이 변한 것 같지는 않습니다."

버치 박사는 그런 진단 과정이 오히려 환자가 수술을 받도록 재촉하는 데 얼마나 자주 단순한 핑계로 사용되는지에 대한 언급은 하지 않았다.

앞서 언급한 하버드 연구 보고서에서는 많은 심장 전문가가 스트레스 검사에 지나치게 의존하는 것에 대해 의문을 제기했다. 연구진들은 혈관이 막힌 것을 암시하는 스트레스 검사만을 하고 현재 흔히 하고 있는 것처럼 수술 전 과정으로서 관상동맥 촬영술과 같은 시술들을 할 것인지 결정하는 것은 충분하지 않다고 언급했다.

운동 스트레스 검사는 중요한 결정을 내리는 데 사용할 결정적인 검사가 아닐 뿐 아니라 작은 위험까지 유발한다. 스트레스 검사 17만 건을 연구한 결과 검사받은 환자 만 명당 한 사람이 죽을 수 있고, 둘 또는 셋은 입원해야 할 필요가 있을 수 있다. 응급 치료가 필요한 경우도 가끔씩 발생했다. 사망 위험은 0.01~0.04퍼센트로 매우 낮은 수준이지만 여전히 이 정도면 충분히 무분별한 사용을 피해야 할 수준이다. 더구나 많은 경우에 실험 결과가 분명하지 않거나 오도할 만한 여지가 많은 점을 감안하면 더더욱 그렇다.

거의 30년 동안 관상동맥 촬영술은 혈관 외과의사들이 수술할 필요가 있는지 여부에 대한 증거를 찾기 위해 변함없이 애용해온 믿음직한 진단 도구였다.

원칙적으로 혈관촬영술(또는 동맥촬영술이라고 부른다)은 동맥 안으로 주입된 조영제를 필름으로 볼 수 있도록 만든 것으로, 능숙한 방사선과 의사들은 이 방법을 써서 혈관에서 막힌 위치(백분율로 표현된)와 막힌 정도를 정확하게 찾아낼 수 있다. 그러나 실제로 발생하고 있는 상황은 이와 다르다. 그렇다면 지금까지 환자들은 잘못 판독된 동맥촬영 사진을 근거로 수술을 받았다는 말인가?

샌프란시스코 장로병원의 심폐실험실 실장인 아서 셀처 박사는 한 기자에게 이렇게 말한다.

"나는 항상 혈관촬영술 판독 내용에 대해서 특히 백분율로 표현한 부분이 의심스러웠다. 폐쇄된 부위에 대한 시각적인 인상을 가지고 판독하는 사람이 무엇인가를 계산해놓았다는 것을 의미하기 때문이다." 방사선과 판독에 이의를 제기하는 사람은 거의 없다. 혈관촬영자가 이른바 '시한폭탄 동맥'(좌주관상동맥, 또는 이 동맥의 주된 분지인 좌전하행동맥)이 75퍼센트 막혔다고 판독하면 우회로 조성술 필요성이 확진되었다고 생각된다.

미국 국립심폐혈연구소가 혈관촬영의 신뢰성을 평가할 때까지 심장학자들은 관상동맥 촬영술은 과학보다는 예술이라고 굳게 믿고 있었다.

미국 국립심폐혈연구소 보고는 캘리포니아 주 애너하임에서 벌어진 심장학회 모임에서 발표되었는데 동맥촬영 사진을 잘못 판독하는 일은 흔히 발생하며, 경험 많은 방사선과 의사들도 동일한 동맥촬영 사진을 판독하면서 거의 절반의 경우에 상충되는 의견을 보였다는 연구 결과를 담고 있었다.

미국 국립심폐혈연구소는 세 가지 연구를 진행했다. 이중 한 연구에서는 심장 카테터 시술 후 40일 이내에 사망했던 환자 28명에 대한 사진을 세 명의 혈관 촬영자들이 각각 독립적으로 판독하게 하였다. 좌측 관상동맥의 주된 분지의 폐쇄 정도에 대한 이들의 판독 견해와 실제 부검 결과와 비교하여 보았더니 판독 견해가 맞는 경우보다 틀린 경우가 더 많았다. 이들이 내린 판독 견해 중 82퍼센트는 폐쇄 정도를 상당히 과소평가하거나 과대평가한 것이었다.

이 연구 프로젝트의 두 번째 단계에서는 분명한 병리 소견을 가진 30개의 사진을 최고 의료기관 세 곳에서 일하는 방사선과 의사들에게 돌려서 판독하도록 했다. 그래서 이 세 병원의 판독 견해가 얼마나 서로 일치하는지를 체크해보았다. 그 결과는 매우 실망스러워서 세 병원 중에서 둘 이상 같은 견해를 보인 경우는 겨우 61퍼센트였다.

마지막으로, 세 번째 연구에서는 3개월 후에 이 경험 많은 방사선과 의사들에게 이들이 3개월 전에 보았던 동일한 필름을 다시 판독하도록 부탁했다. 물론 이때 의사에게 이 필름이 3개월 전에 판독했던 동일한 필름이라는 사실을 알리지 않았다. 그 결과 이 방사선과 의사들은 서로 다른 견해를 내놓았을 뿐 아니라, 3개월 전 밝혔던 본인 자신의 의견과도 다른 견해를 내놓은 경우도 있었다. 이렇게 3개월 후 판독 결과가 3개월 전 본인이 판독했던 결과와 달라진 건은 32퍼센트에 달했다.

결국 결론은 혈관조영술은 기껏해야 동맥의 실재 폐쇄 정도의 25퍼센트 범위까지만 정확하게 맞출 수 있다는 것이다.

뉴욕의 세인트루크의료원의 심장학과 과장으로, 이 세 가지 연구에서 한 축을 감독했던 하비 켐프 주니어 박사는 이렇게 선언했다. 혈관조영술에 대한 신뢰를 무자비하게 깨뜨려야 "관상동맥 질환의 진단과 치료에 깊은 의미가 있다." 특히 켐프 박사는 그 판독이 매우 양호한 상황에서 이루어졌음을 지적했다. "우리는 양질의 혈관촬영 사진을 최고의 판독의에게 의뢰했다."

그러면 잘못된 진단을 기초로 환자들에 대한 수술 결정이 이루어지고 있음을 분명하게 보여준 이 연구 결과에 대해 심혈관 분야 전문의들은 어떤 반응을 보였을까? 이들은 전혀 반응을 보이지 않았다. 그리고 아무것도 바뀌지 않았다.

이렇듯 반대의 소견들이 있는데도 관상동맥 촬영술은 여전히 심혈관 질환 진단에서 '귀중한 표준'으로 남아 있으며, 여전히 우회로조성술 적응증 여부를 결정하는 최종적인 지침으로 사용되고 있다. 혈관촬영술은 매일 계속 실행되고 있으며, 일 년에 그 수치가 수십만 건에 이른다.

진단적인 검사로서 약 3,500달러의 비용이 들고(킬레이션 1회 치료비와 비슷) 때로는 입원까지 해야 하는 혈관촬영술을 의뢰하는 것은 본질적으로 잘못된 방향으로 가고 있는 것이다. 이것은 환자가 수술받을 준비를 할 수 있도록 준비시키는 수술이기 때문이다. 이 검사 후 바로 수술 얘기가 나오는 것은 따놓은 당상이다.

폐쇄된 동맥은 누구나 있기 마련이다. 동맥경화성 플라크는 20대 이전에 축적되기 시작하고, 증상이 없고 건강하다고 생각되는 많은 남성이나 여성이 동맥 질환과 관계가 없는 원인으로 인해 사고로 죽은 후에 부검을 해보면 75퍼센트 이상의 동맥 폐쇄 증세가 있었음을 기억해야 한다.

환자들은 진단 시술들 중에서 가장 두려워하는 시술로 혈관촬영술을 자주 꼽는다. 환자들은 진단 시술 중에 의식이 있으며 이어서 이루어지는 '수술보다 더 끔찍하다'라고 말하는 환자들이 점점 늘어나고 있는데 혈관촬영술을 하고 바로 풍선을 사용한 혈관성형술과 스텐트 설치가 이루어지는 일이 많기 때문이다. 팔이나 사타구니에 있는 동맥에 큰 구멍을 내서 긴 카테터를 넣고 다음에 심장까지 올라가기 때문에 결코 유쾌하다고 할 수 없는 수술이다. 카테터를 통해서 환자의 관상동맥 안으로 조영제를 바로 주입한다. 눈으로 보기에 혈관을 통해서 조영제가 흐르는 X선 필름은 막힌 곳의 위치, 형태 그리고 범위를 보여주지만 이미 지적한 것처럼 이런 필름을 판독할 때 오차는 상당히 크며 진단적 가치가 그만큼 제한적이다.

보통 환자의 동의를 받아 혈관촬영술을 할 때 동시에 풍선 혈관성형술과 동맥 안에 합성 그물 스텐트 설치가 통례인데, 환자가 회복되길 기다려 수술 동의를 받기 위해 기다릴 시간적인 여유가 없다. 혈관성형술은 그 자체만으로 우회로조성술과 거의 비슷할 정도로 위험한 시술인데, 시술 중에 합병증이 나타나면 즉시 응급 우회로조성술을 해야 하는 경우도 생긴다. 최근 자료를 보면 심근경색증 후에 안정적인 상태인데도 혈관촬영술과 침습적인 치료를 받은 환자들은 보수적으로 치료를 받았던 심근경색증 환자들과 비교해서 그 사망률이 병원에서 퇴원할 시점 기준으로 71퍼센트 더 높고, 퇴원 후 30일이 지난 시점에 60퍼센트, 44개월 후에는 30퍼센트가 더 높았다.

혈관촬영술과 관계되는 위험에는 다른 것도 있다. 바로 또는 수개월 후에 심장 발작 또는 뇌졸중을 일으키고, 동맥 파열, 감염, 또는 조영제에 대한 알레르기 반응을 일으킬 수 있는 것이다. 플라크는 카테터에 의해서 부서져서 플라크 색전물이라고 부르는 작은 조각들이 되어 하행 혈류로 흘러가서 더 작은 혈관을 막아버릴 수 있다.

결국 혈관촬영술은 위험한 시술이 되는 경우가 많은 것이다. 심장 전문의가 혈관촬영술을 의뢰하면 그건 바로 곧이어 수술을 해야 한다는 뜻일 경우가 너무 많다. 혈관촬영술은 매우 유용하며 나름대로 쓰임새가 있지만, 다음에 있을 수술이나 혈관성형술을 위한 마케팅 도구로 너무 과도하게 이용되고 있다는 것이 내 생각 이다.

연구에서 시사하는 바와 같이 우회로조성술이 비용과 위험률이 높고, 효과도 제한된 시술이라면, 어떻게 그렇게 독보적으로 '올해 의 가장 인기 있는 수술상'을 받을 수 있는 것일까? 왜 거의 100만 명의 미국인들이 매년 5만 달러나 되는 비용이 들고 병을 근본적 으로 고쳐주지도 못하고 더 악화되게 만들 가능성이 큰 수술과 다 른 침습적인 관상동맥 시술들을 받고 있는 것일까?

우회로조성술은 겉보기에 화려한, 인상적인 수술로 언론 매체 를 통한 '과대광고'를 통해 상당한 이익을 보았다. 1970년대 초 반, 이 수술은 새롭게 완성된 심-폐 우회로 기계로 가능해진 정교 한 의학 기술의 정수를 대표했다. 신문·잡지·TV는 언제나 과학을 '드라마'와 같이 포장해서 세상을 들끓게 하려 혈안이 되어 있는 데, 경이로운 의학적 발전으로 환영을 받았던 이 심장 뛰는 시술 을 극적으로 보도하기에 바빴다.

일반 대중은 예상했던 반응을 보였다. 협심증이나 기타 여러 심 장 질환을 앓고 있던 사람들이 심장 외과의사를 찾기 시작했는데, 때로는 원래 가족 주치의와 상담도 않고 바로 심장 전문의를 찾았 다. 의학계는 단순하게 반응했다. 텔레비전 뉴스와 다른 뉴스 매체 에서 의학에 대한 새로운 것을 배우는 사람은 보통 사람만은 아니 었다. 조사에 의하면 의사들조차도 의학적 내용에 대해 기술한 일 반 출판물에 의존하는 사람들이 많다고 한다. 다른 요법과 비교해 더 낫다고 증명된 장점이 없는데도, 심혈관 전문가들조차 이 새

기술을 열광적으로 받아들였다. 어떻게 그럴 수 있었는지…….

하루아침에 우회로조성술은 유행이 되어버렸다. 사회 일각에서는 흉골을 나누는 흉터를 사회적인 신분을 상징하는 것으로 간주했다. 처음 소개되었을 때는 단지 실험적 시술이었던 풍선 혈관성형술과 스텐트가 바로 우회로조성술의 뒤를 이었다. 그 이후 이러한 수술은 매년 100만 명의 미국인들을 위해 선택되는 치료 방법으로 자리를 잡았다.

"아니 아직도 우회로조성술을 받지 않으셨어요?" 탈의실에서 어떤 회사 중역이 동료에게 묻는다. 최근에는 이 질문이 약간 변형되었다고 한다. "우회로 받아본 적 있으세요?"에서 "동맥 몇 개나 우회로 하셨어요?" 몇몇 주요 도시의 경우 심혈관 수술을 받기로 되어 있는 것은 지역의 '명사 클럽'으로 들어가는 관문을 통과한 것이나 마찬가지이다.

일류 시술이라고? 물론 맞는 말이다. 진짜 중요하고 유명한 사람들이 이 수술을 많이 받았기 때문에 매력적인 이미지를 가지고 있다. 과거 국무장관이었던 헨리 키신저 그리고 알렉산더 헤이그, 사우디아라비아의 칼리드 왕, 코미디언인 데니 케이, 심야 토크쇼 사회자 데이비드 레터먼, CNN의 〈래리 킹 라이브〉의 래리 킹 그리고 컨트리 뮤직 정상에 있던 가수인 마티 로빈스. 그래미 상을 두 번이나 받았던 마티 로빈스는 우회로조성술을 두 번 받았다. 처음에는 3중 동맥 우회로조성술을, 그리고 12년 후에는 8시간이 걸리는 4중 동맥 우회로조성술을 받았다. 그리고 두 번째 수술을 받고 일주일 만에 죽었다.

사회 상류층에서는 심지어 최근에는 우회로조성술을 예방적으로 받기 시작했다. 예방적으로 우회로조성술을 받는다는 게 도대체 무슨 말인지 모르겠지만, 49세의 켄터키 주지사인 존 브라운 주니어는 저녁식사 중 가슴 통증이 생겨 킹스도터즈병원으로 서둘러갔다가 24시간 후에 3중 우회로조성술을 받았다. 의사들은 언론에 그 수술이 "예방적"이었다고 말하면서 주지사는 심장 발작을 겪었던 것이 아니라고 강조했는데, 이를 통해 수술이 어떤 사람을 문제로부터 예방할 수 있는 것 같은 근거 없는 인상을 주었다.

위의 사례에서 부유하고 유명한 사람들도 가난한 사람이나 마찬가지로 의학적 조언을 충분히 받지 못한다는 것을 알 수 있다.

관상동맥우회술이 큰 돈벌이가 되지 못했다면 이토록 빠르게 번성하고 근거 없는 인기를 누릴 수 있었을까? 여러 비평가는 이 시술에 거액의 돈이 걸려 있어서 이렇게 통제가 불가능할 정도로 되어버렸다고 생각한다.

수술비는 1만 5,000달러 이상으로, 매년 100만 달러 이상의 돈이 심혈관 외과의사들의 호주머니 속으로 들어간다면서, "우회로조성술을 한 번 할 때마다 외과의사는 스포츠카 한 대를 들고 간다"고 빈정거리며 조소하는 사람도 있었다.

외과의사들만 이익을 얻는 것은 아니다. 관상동맥우회술과 풍선혈관성형술은 이제 대략 매년 500억 달러의 산업으로 성장해 병원, 제약회사, 의료기 제조회사가 떼돈을 벌고 있으며, 관상동맥 수술 팀과 수술 후에 참여하는 관상동맥 팀들의 호주머니도 두둑해졌다.

메릴랜드 보건서비스비용검토위원회의 이사장은 이렇게 말한다. 의료보험회사들이 치료비용의 많은 부분을 감당하면서 "수술을 받는 쪽으로 몰고 가는 바람에 비수술적인 방법들이 간과되는 사례가 많습니다. 환자들이 보험에 들지 않았다면 비용이 덜 드는 치료를 더 많이 받을 겁니다. 다른 사람의 돈으로 수술을 하는 대신 자기 본인 돈으로 해야 한다면 무엇을 해야 할지 훨씬 신중하게 생각해보고 '일차적인' 자기 의견을 좀 더 확실하게 내세울 테니까요."

풍선혈관성형술은 비용이 많이 들고 위험한 우회로조성술에 대한 대안으로 1980년대 초반에 도입되었다. 하지만 우회로조성술 건수는 1984년에 20만 건에서 1995년에 57만 3,000건으로 오히려 증가했고, 혈관성형술은 매년 4만 6,000건에서 41만 9,000건으로 증가하였다. 종종 혈관성형술은 1년도 안 되어 효과를 상실하며, 그러면 곧 혈관성형술을 또 받거나 우회로조성술을 받게 된다. 혈관성형술을 받는 경우에 6퍼센트는 합병증으로 응급수술을 받아야 한다.

1997년에 의학 저널인 〈랜싯 *Lancet*〉에 발표된 연구를 보자. 1,018명의 환자들이 무작위로 두 그룹으로 분류되어 한 그룹은 풍선을 사용하는 경피적 경혈관 관상동맥성형술을 받았고, 다른 그룹은 의학 치료를 받았다. 이후 이 환자들에 대해 2년 7개월 동안 관찰이 이루어졌다. 연구 결과 아주 심한 협심증을 앓고 있던 환자들만이 수술을 통한 통증 완화 효과가 있었다. 그런데 이 효과마저 의학적으로 치료를 받은 그룹과 비교할 때 경피적 경혈관 관상동맥성형술을 하고 난 수개월 뒤에 없어지기 시작했고, 2년 후에는 효과가 없었다(이는 아마 혈관이 다시 막혔기 때문일 것이다). 의학적으로 치료를 받은 환자 중에서 3.3퍼센트는 사망하거나 비치명적 심근경색증상을 보인 반면, 경피적 경혈관 관상동맥성형술 환자군은 6.3퍼센트가 사망하거나 비치명적인 심근경색증상을 보였다. 경피적 경혈관 관상동맥성형술을 받는 시점 당시 한 사람은 사망했고 일곱 사람은 치명적이 아닌 심근경색증이 있었다.

이 환자들을 3년 동안 추적한 연구결과가 의학 저널인 〈미국 심장병학회 저널〉의 2000년 3월호에 발표되었다. 아주 심한 협심증을 앓다가 풍선 혈관성형술을 받았던 그룹에 속한 환자들은 수술 후 3개월과 1년 후에 신체적인 기능, 활력 그리고 일반적인 건강이 상당히 크게 좋아졌지만 3년 후에는 별 효과가 없었다. 이러한 결론은 숨찬 증상, 협심증 등급 그리고 트레드밀 운동 시간을 측정해 나온 것이다.

랭과 힐리스는 〈뉴잉글랜드 의학 저널〉 1998년호 편집자의 글에서 급성 관상동맥 증후군(협심증, 허혈증, 경색증)을 관리하는 침습적이고 공격적인 치료와 보전적이고 비침습적이고 의학적인 관리를 비교하는 것으로 최근에 나온 큰 규모의 전향적이고 무작위 방법에 의한 4편의 연구들을 검토하면서 이렇게 평가했다. "연구 결과를 보면 일상적인 혈관성형술과 혈관을 재구성하는 우회로조성술을 해서 치명적이 아닌 심근경색증 또는 사망의 빈도는 줄어들지 않는다는 것을 볼 수 있었다. 공격적으로 관리되는 환자들의 부작용이 비슷하거나 훨씬 더 큰데도 미국의 의사들은 계속 더 공격적이고 침습적인 방법을 선택하고 있다. 비슷한 질병을 앓는 캐나다 환자들은 3년이 지난 후에 심근경색증과 사망의 빈도가 비슷하지만 혈관성형술과 우회로를 받는 경우는 미국의 절반도 안된다. 왜 관상동맥 혈관촬영술과 혈관재건술(우회로조성술과 혈관성형술)이 명백한 적응증이 없는 경우에도 미국 내 급성관상동맥증후군 환자들에게 자주 시행되는가?"

이렇게 의학계 내외부에서 쏟아져 나오는 비평으로 외과 수술실로 향하는 사람들의 발길을 막을 수 있을까?

"안 될 것 같습니다." 샌프란시스코의 어느 선도적인 심장 전문의가 말했다. "너무 거액의 돈이 걸려 있습니다. 이제는 불후의 산업이 되어버렸습니다."

이런 말을 듣고 아마 외과의사들은 돈을 많이 벌 수 있어 흥분하겠지만 환자들이 그 장단에 놀아날 필요는 없다.

다른 치료법에 대해 공평하게 시험하거나 생각해본 적도 없는데, 우회로조성술 또는 혈관성형술을 받으라고 누군가가 이야기를 해주면 먼저 이런 질문을 해보시기 바란다.

"이것 말고 내가 선택할 수 있는 대안은 없을까?"

여러 가지 사례

나의 동료 중에는 호주 서부의 퍼스 인근 베드포드에서 EDTA 킬레이션 요법을 시술하고 있는 닐 스크럼거 박사가 있다. 환자들이 킬레이션 치료를 받고 나서 스크럼거 박사에게 보낸 세 통의 편지로 부록을 시작하고자 한다. 그와 더불어 기타 사례들을 실어 보았다. 나는 이 편지에서 볼 수 있는 사례들이 킬레이션 의사가 종종 볼 수 있는 그런 종류의 변화를 잘 기술했다고 생각한다. 이런 종류의 체험담은 제삼자가 아무리 달변이라도 비견할 수 없는 어떤 고유의 확신감을 심어준다.

심한 관상동맥 질환을 앓고 있는 57세 여성
킬레이션 치료 후 주치의인 심장전문의 T. 교수에게 보낸 서신

제가 이제 얼마나 좋아졌는지 알려드리려고 이렇게 펜을 들었습니다.

선생님을 마지막으로 뵈었을 때는 심장약과 혈압약을 하루에 12정씩 복용했습니다. 그때 선생님이 이제 더 이상 제가 권할 심장약이 없을 정도로 제가 모든 약을 다 먹고 있는 것을 깨닫고는 난감해하시던 기억이 납니다.

몇 개월 후 폐에 물이 차 극심한 피로감이 밀려왔고 가슴이 답답해지는 것을 느꼈습니다. 무엇보다도 가장 힘들었던 것은 질식감이었습니다. 숨을 못 쉴 것 같은 느낌은 너무 강렬해서 결국은 질식사할 것 같았습니다. 그때 선생님은 심근 부전이 올 수 있고 그러면 손쓸 수가 없으니 그나마 그 약을 복용하면 제 삶의 질이 조금 나아질 것이라고 말씀하셨습니다. 하지만 약을 복용해도 별로 호전되는 느낌이 없어 약을 줄였습니다. 그래도 혈압약, 비타민, 대체 호르몬은 계속 복용했습니다.

4년 전 계단이 없는 집으로 이사하기 위해 집을 팔았습니다. 저는 겨우 57세였지만 아기를 돌봐줄 수도 심지어 손주를 제 손으로 안아줄 수도 없었습니다. 이제 더 이상 이겨낼 수 없다고 생각했습니다. 어느 날 아침, 샤워하고 머리를 감으면서 시체 같은 피로감을 느꼈던 것을 기억합니다.

하루는 친한 친구가 저를 보러 왔다가 킬레이션 요법을 하는 스크림거 박사에 대한 이야기를 해주었습니다. 제 친구가 아는 사람이 그분한테서 킬레이션을 받고 놀라운 효과를 보았다구요.

혈액 검사를 하고, 스크림거 박사와 오랜 상담을 한 후 저는 치료를 시작했습니다. 처음 열 번 치료를 받고 나서도 나아지는 것을 느끼지 못하자 포기하고 싶었지만 병원에서 많은 사람들이 좋아지는 것을 보았습니다. 다른 환자들도 저에게 계속 해보라고 격려해주더군요.

14회 정도 치료를 받고 나니 통증이 훨씬 줄어들었고 걸음 속도도 빨라졌습니다. 가슴이 눌리는 듯한 느낌도 줄어들었습니다. 그리고 두 번을 더 치료받고 나니, 다음과 같이 호전되었습니다.

- 기침이 멈추었습니다.
- 편하게 쇼핑을 다닐 수 있게 되었습니다.
- 하고픈 만큼 빨리 집안 청소를 할 수 있게 되었습니다.
- 혼자서 구멍을 파서 장미 60그루를 심고 흙을 날랐습니다.

그리고 더 놀라운 일이 기다리고 있었습니다. 18홀 골프를 친 것입니다.

교수님, 저는 너무 기뻐서 탈의실 안에 들어가 샤워를 하면서 눈물을 흘렸습니다. 킬레이션을 하기 전에는 1홀도 못돌았는데 이제는 18홀을 돌았습니다.

제 남편도 너무 기뻐했습니다. 사실 그 사람은 제가 다시 걸을 수 있으리라는 희망을 오래전에 버렸었거든요. 물론 저도 마찬가지였구요.

이렇게 좋아진 것이 호르몬 대체 패치 또는 비타민 E 때문이라고 말하지 마십시오. 그건 제가 4년 동안 계속해와서 잘 압니다. 부작용도 없었습니다, 전혀. 저는 많은 사람들에게 이 치료법에 대해 이야기해주었습니다. 그중에는 저처럼 놀라울 정도로 좋아지지 않은 사람도 있지만, 그래도 모두들 많이 좋아졌고 부작용도 없었습니다.

우리처럼 수많은 금속, 살충제, 독소, 화학제품과 함께 살아야
했던 세대는 없었을 겁니다. 선생님처럼 넓게 보시는 의사들의 도
움이 매우 필요한 시대입니다.

선생님과 같이 서핑이라도 함께 가면 (이 킬레이션 요법에 대해
서) 믿으실지 모르겠습니다!

믿어주신다면 어떤 짓이라도 할 용의가 있습니다. 정말 살 것 같
아요. 인생이 이렇게 즐거울 수 있으리라고는 생각도 못했습니다.

도로시 A. 드림

31세 때부터 관상동맥 질환으로 고통을 받아온 환자
환자가 스크림거 박사에게 개인적으로 보낸 서신

존경하는 스크림거 박사님,

저는 1983년 6월에 31세의 나이에 처음으로 협심증이 발병했습
니다. 병원에 입원해 심장 카테터 검사를 받았더니 검사 결과 우
관상동맥이 완전히 막힌 것을 포함하여 모든 관상동맥의 75퍼센
트가 영향을 받았다고 했습니다. 로열퍼스병원의 우회로 외과의
사가 1983년 10월 우관상동맥 내막절제술과 우관상동맥에 역위
복재정맥 이식편 수술을 하였습니다.

그 후 1984년 12월까지 협심증이 없이 지내다가 (1년이 약간 지
나) 다시 협심증이 찾아왔습니다. 그 상태가 1985년 8월 초까지
지속되고 가슴 통증이 오래 계속되어 로열퍼스병원으로 긴급 우
송되었습니다. 심근경색증은 없었지만 협심증의 빈도도 높았고

심각했습니다. 결국 우관상동맥이 다시 완전히 막힌 것을 포함하여 우측 동맥뿐 아니라 좌측 관상동맥에도 새롭게 병이 생긴 것을 알게 되었습니다. 두 번째 수술은 1985년에 복재정맥 이식편을 외측심실회선동맥에, 내유동맥 이식편을 대각·사선 분지에 그리고 좌내유동맥을 좌전하행관상동맥에 이식하는, 다시 말해 3중 우회로조성술이었습니다.

1989년 재발한 협심증은 점점 더 나빠졌습니다. 다시 카테터 검사를 했더니 우관상동맥이 완전히 막혔고 좌관상동맥도 심하게 막혀 있었습니다.

1989년 9월, 로열퍼스병원의 흉부외과의사는 저에게 위대망동맥 이식편을 사용하여 우측과 좌측의 관상동맥들에 넣는 우회로조성술을 받아야 한다고 했습니다. 위의 동맥의 한쪽 끝을 잘라서 고리처럼 우측 관상동맥으로 넣고 다음에 왼쪽으로 가로질러 놓을 예정이었지만 수술 시간과 위대망동맥의 길이 때문에 좌측 관상동맥은 수술에서 제외되었습니다. 수술을 하고 며칠이 지났지만 여전히 가슴 통증이 남아 있었습니다. 이 수술을 통해 우측과 좌측의 관상동맥이 심장 중심까지 아주 형편없이 망가진 것을 알수 있었습니다.

그리고 저는 병원에서 퇴원을 했고 조금 나아지긴 했지만 불행히도 여전히 협심증으로 고통을 받고 있었습니다. 1992년 6월까지 협심증 발작이 반복되었고 혈관촬영검사를 다시 한 결과, 동맥질환이 더 진행된 것을 알 수 있었지만, 더 이상의 우회로조성술은 하지 않기로 결정되었습니다.

그때까지는 격렬한 활동을 하거나 극심한 스트레스를 받으면 협심증이 발생했고 니트로글리세린을 먹거나 휴식을 취하면 조절

되었습니다. 그러나 상태는 더 나빠져서 결국 하루에 니트로글리세린을 25정이나 복용하는 상황이 되었습니다.

1994년에는 다시 심한 협심증 발작을 겪고 병원에 입원하게 되었습니다. 입원하던 밤에도 심한 발작이 찾아와 혈전을 용해하기 위해 스트렙토키나제 주사를 맞아야 했습니다. 심전도 검사에서 심장의 하벽에 경색증이 발견되었습니다. 그러다 검사를 더 했더니 정상으로 회복된 것을 알 수 있었습니다. 운이 좋았던 거죠!

1995년과 1996년에는 최대한의 약물 요법으로, 니트로글리세린을 매일 50정씩 먹고 칼슘 채널 차단제 캡슐도 몇 개씩 복용하고 있었는데도 심한 협심증 발작이 하루에도 45~50회씩 찾아왔습니다. 이런 가슴의 통증들은 끔찍했고 길었습니다. 너무 아파 걸을 수도 없었으며, 돌아다니거나 밖으로 나갈 때마다 협심증에 의한 통증이 찾아왔습니다. 제가 한 번에 이동할 수 있는 거리는 고작 2~3미터 정도였습니다. 누워서 쉬거나 잠을 자는 것도 어려웠고 밤마다 니트로 패치를 사용해야 했습니다. 이렇게 활동이 제한되다 보니 몸무게가 늘었습니다.

1997년 5월에 카테터 검사를 다시 했더니 주요 동맥에 문제가 있다는 것이 발견되었습니다. 그러나 다시 수술하는 것은 상당히 위험하다고 하였습니다.

그때 부모님이 닐 스크림거 박사에게 제 이야기를 하셨다고 합니다. 그리고 박사님은 부모님께 한번 킬레이션 요법을 받아보라고 제안하셨습니다. 그래서 스크림거 박사님으로부터 킬레이션 치료를 받기 시작했고 겨우 세 번 치료가 끝나고 났을 때 심한 가슴 통증에서 해방되었습니다. 니트로글리세린 복용량도 하루 50정에서 18정으로 줄었습니다. 9회 정도 치료를 받은 후에는 6정으로 더 줄었고 가벼운 운동도 할 수 있게 되었습니다. 그 후에도 계속 킬레이션 치료를 받았고 이제는 최소량의 니트로글리세린을 복용하고 있으며, 그나마 때로는 약을 복용하지 않고도 하루를 보낼 수 있게 되었습니다. 믿기 어렵죠. 이제는 매일 산책도 하고 아침마다 60분 정도 운동도 합니다. 그리고 놀랍게도 16킬로그램이나 살이 빠졌습니다.

킬레이션 요법으로 제 삶이 완전히 바뀌었습니다. 일찍 알았었다면 수술을 받지 않았을 수도 있었을 것입니다. 아마 그랬을 겁니다. 처음 킬레이션을 시작하면서 저는 가슴 통증이 조금이라도 줄었으면 그것만으로도 큰 위로가 될 거라고 생각했었습니다. 지금까지의 결과는 제 기대 수준을 훨씬 더 넘는 것이었습니다. 그건 이러한 결과를 보고 매우 놀랐던 의료진들도 마찬가지구요.

로날드 D. 드림

60세 퇴역군인으로 심한 관상동맥 질환을 앓았던 환자

존경하는 스크립거 박사님,

박사님께 이렇게 글을 써서 제가 킬레이션을 받기 전, 받는 도중, 그리고 받은 후에 어떻게 변했는지에 대해 알려드려야 할 것 같습니다. 신규 환자에게 도움이 될 것이라고 생각하신다면 이 편지를 공개해서 돌려보셔도 좋습니다.

저는 퇴역군인으로 60세에 은퇴했습니다. 매년 동네 의사를 찾아가 건강 검진을 했고, 그때마다 건강하다는 소리를 들었습니다.

저는 겨울만 되면 6킬로그램이나 나가는 물통돔이 만조 때에 들어오는 북쪽 지역으로 갔습니다. 큰 놈을 잡는 것은 쉬운 일이 아니었습니다. 그때 왜 가슴에 통증이 반복되는지 의아하게 생각했지만 그냥 소화불량이려니 하고 지나갔습니다. 어느 날 친구와 해변에서 낚시터를 찾아 걷고 있었는데 걷다가 힘들어서 쉬기 위해 앉아야 했습니다. 그 친구에게 증상을 설명했더니 그 친구 말이 협심증인 것 같다더군요.

집에 돌아왔더니 주치의가 입원을 하라고 했습니다. 상태가 너무 나빠서 아무 데도 돌아다니면 안 된다고 했습니다.

검사를 받은 후 다섯 곳에 우회로조성술을 받으면 좋아질 거란 말을 들었습니다. 그래서 집에 돌아와 수술 차례만 기다렸고 그동안 심장약을 하루에 16정씩 복용했습니다. 그러다가 심장 발작이 두 번 찾아왔고 결국 로열퍼스병원에 입원한 후 6시간 동안 수술을 받았습니다. 그리고 3주 후에 퇴원했습니다.

퇴원하고 나서 이틀 후에 다시 심장 발작이 찾아와 병원에 입원하게 되었습니다. 그리고 곧 집에 돌아와 다음 수술을 기다리는 신세가 되었습니다. 첫 번째 수술과 같다면 아마 틀림없이 죽을 거란 생각이 들었습니다.

저는 고작 정문까지 걸어갔다가 다시 의자나 침대로 돌아올 수 있을 정도였습니다. 가족과 친구들은 절 보고 걸어다니는 시체라고 불렀습니다. 몸도 무척 차가워져서, 죽음이 멀지 않았다는 것을 느낄 수 있었습니다. 몇 주 후, 아내가 척추 지압 요법사한테 갔다 돌아오면서 아주 흥분해서 이렇게 말했습니다.

"좋은 소식이에요. 킬레이션이라는 치료가 있는데 그걸 받으면 어쩌면 다음 우회로조성술을 하지 않을 수 있대요."

저는 쏜살같이 스크림거 박사님을 찾아갔습니다. 저를 검사하면서 지금까지 치료했던 환자 중에서 제 몸이 가장 차갑다고 하셨죠. 그리고 20회 정도 치료를 받으면 몸이 따뜻해질 거라고 하셨습니다. 그 말이 정말 맞더군요.

1주에 3일씩 킬레이션을 받으러 병원에 갈 때마다 누이동생이 차로 데려다주었습니다. 저 혼자 걸어서 버스와 기차를 갈아타고 갈 수가 없었으니까요. 6번 치료받고 났더니 누이동생이 제 피부색이 정상으로 되돌아가고 있다고 놀라워하더군요. 9회차 치료가 끝난 후에는 전 더 이상 누이차를 얻어 탈 필요가 없어졌습니다. 두 블록 걸어서 버스를 탈 수 있게 되었으니까요.

20회 치료를 받고 나니 몸이 다시 옛날 같아졌습니다. 그리고 약은 한 알도 먹을 필요가 없게 되었습니다. 가족과 친구들은 제가 너무 좋아 보인다며 놀라워했습니다. 천천히 골프를 다시 시작했고, 채소밭도 돌보고, 집안일도 거들 수 있게 되었습니다.

선생님은 좋은 상태를 계속 유지하려면 1년에 6회의 킬레이션 치료를 받으러오라고 하셨습니다.

모든 것이 순조로웠지만 그 후 얼마 되지 않아 나는 더 이상의 킬레이션 치료를 받을 수 없다는 말을 들었습니다. 호주 정부가 킬레이션에 사용되는 EDTA라는 약이 호주에서 사용하는 것을 더 이상 허용하지 않았던 것이죠.

세상에 이럴 수가! 나는 권력이 할 수 있는 일 중에서 가장 저질스러운 일이었다고 생각합니다. 내가 어머니의 자궁 속에서 보냈던 시절이 짧았던 것처럼, 킬레이션이 없다면 이 세상에서 나의 삶도 역시 짧게 마감해야 할 것이라고 생각했습니다. 그래서 장례 비용을 준비하고 미리 지불해놓겠다는 생각을 했습니다. 장의사를 찾아가 관을 골랐고 그 가격을 물었습니다. "4,500달러입니다." 장의사가 대답했습니다. 나는 "에이, 여보슈. 내가 직접 관을 만들고 말겠소"라고 했습니다(보기 힘든 물건이라 사진도 동봉합니다).

시간은 흘러갔습니다. 어느 날 미처 내 관을 다 짜지도 못했는데, 킬레이션이 다시 시작될 것이라는 뉴스를 들었습니다. 너무 기쁜 소식이었죠!

킬레이션을 받기 시작한 지 11년이 흘렀는데 아직까지 관을 쓸 일이 없었습니다. 그리고 심장병 약도 전혀 먹지 않았고, 그 외 다른 치료도 받을 필요가 없었습니다.

이 편지가 사람들이 우회로를 하기 전에 (또는 후에) 킬레이션 치료를 받도록 결심하는 데 작은 도움이 되길 희망합니다.

그럼 이만 줄이겠습니다.

레지널드 S. 드림

이것으로 지구의 반대편에 있는 우리 친구들로부터 온 보고서는 끝내겠다.

잭(66세) 씨는 세 번의 우회로조성술과 한 번의 혈관성형술이 실패한 후에 나를 찾아와 성공적으로 킬레이션을 받았다. 킬레이션을 하기 전에는 심장 이식을 받는 것이 좋겠다는 말까지 들었다. 그는 41세 때부터 25년 동안 관상동맥 질환으로 고통을 받았다. 1975년 처음 협심증에 의한 가슴 통증이 시작되었고, 혈관촬영술과 두 개 경로에 대한 우회로조성술을 받았다. 첫 수술 후에 7년 동안 증상이 좋아졌고 다시 일을 할 수도 있었다.

그렇지만 1982년 협심증이 다시 나타났고, 그는 두 번째 우회로조성술을 받았지만 성공하지 못했다. 아주 짧은 시간 동안 증상이 완화되었을 뿐이었고, 1987년에는 완전히 불구 상태가 되어버렸다. 1988년 세 번째 우회로조성술을 받았는데, 이번에는 정맥 이식편 대신 내유동맥을 사용했다. 앞서 이루어진 두 번의 우회로조성술에서 정맥을 모두 써버렸기 때문이었다. 세 번째 우회로조성술은 실패였다. 수술을 받은 후에도 전혀 증상이 좋아지지 않았다. 그는 계속 심한 증상으로 고통을 받으며 살았고, 여러 가지 심장약을 다량 복용했지만 완전히 불구 상태가 되어 일도 할 수 없었다.

1989년 풍선을 사용한 혈관성형술을 시도했는데, 수술 후 단 몇 개월 동안만 증상이 겨우 약간 완화되었을 뿐이었다. 1993년 잭은 전격적인 심장 발작, 심근경색을 겪었다. 병원에서는 더 이상 어떤 수술이나 혈관성형술을 시도하지 않았다.

1994년까지 그는 하루에 20정의 니트로글리세린을 복용하였고, 여기에 또한 십여 종류의 심장약을 40정이나 먹었다. 그는 울혈성 심부전의 상태에 있었고 일반적인 약은 더 이상 아무 효과가 없었다. 심장병 외에도 동맥 폐쇄로 인한 파행 증상(걸을 때 다리 통증)도 나타났다.

마지막 수단으로, 잭은 시애틀의 워싱턴대학병원에서 심장 이식을 기다리는 대기자 목록에 이름을 올렸다. 그때 우리는 만나게 되었다. 킬레이션 요법에 대해서 듣게 된 잭이 나를 찾아온 것이다.

1994년에서 2000년 말까지 잭은 킬레이션 치료를 72회 받았고 뛰어난 효과를 보았다. 완전히 낫지는 않았지만 그래도 이제는 가끔씩만 니트로글리세린을 사용하면 될 정도로 호전되었다. 심부전도 역전되어 삶의 질은 10년 전보다 더 좋아졌다. 킬레이션 요법을 시작하고 수개월 내에, 그의 상태는 심장 이식을 기다리는 대기자 목록에서 빠질 정도로 좋아졌다. 그를 담당했던 심장 전문의는 의과대학 교수였는데 잭이 회복하자 매우 놀라는 것 같았고 그에게 계속 킬레이션 요법을 권했다.

잭은 이렇게 말했다. "킬레이션은 나에게 기막힌 도움을 주었다." 이제 그는 협심증 또는 다리 통증 없이 걸을 수 있으며, 최근에는 친척을 만나러 미국을 횡단하는 여행까지 했다. 그는 내년 여름에는 직접 운전해서 알래스카까지 갈 계획이다. 규칙적으로 가게 일도 하고, 낚시도 다니게 되었는데 이러한 일은 모두 킬레이션 치료를 받기 전에는 불가능했던 것이다. 잭은 정기적으로 병원에 와 후속 치료를 받으며 회복된 상태를 계속 유지하고 있다.

밥은 심한 피부경화증으로 고통을 받았던 50세의 임상 심리 치료사이다.

처음 내게 찾아왔을 때, 그는 생명을 위협하는 병들을 치료하며 매일 환자들과 함께 하는 전문가였다. 그는 항상 아주 건강했고, 규칙적으로 운동도 했으며, 건강한 식단을 섭취하고 있었다.

처음 이상한 증상들을 겪었을 때, 그는 별것 아닐 거라도 생각했다. 결국 증상은 계속되었고 점점 더 나빠졌다. 그가 처음 병원을 찾아 상담을 할 때쯤 그의 상태는 많이 진전되어 있었다. 전반적으로 근육이 경직되고, 주먹을 완전히 쥐고 펼 수 없을 정도로 피부가 두껍고 딱딱해졌으며, 피로가 오고, 손과 발이 붓고, 접촉했을 때 압력을 느끼고, 내부의 소화관 경화증으로 삼키기 곤란한 증상까지 나타났다.

병원에 가봐야겠다고 마지막으로 그를 자극한 사건은 그의 병원에 있는 직원 식당에서 일어났다. 밥은 두 명의 외과의사들을 포함하여 병원에 있는 스탭인 의사들과 함께 점심 식사를 하고 있었는데, 갑자기 식도 경련이 나타나기 시작했다. 목구멍에 있는 근육들이 단단해져서 음식을 삼킬 수 없었다. 처음에 그는 숨을 쉴 수도 없을까봐 깜짝 놀랐지만, 바로 숨을 쉴 수 있다는 사실을 깨달았다. 그는 두려움 속에 의식을 잃었고 깨어나니 외과의사들이 기관절개술을 했음을 알았다.

그랬다. 그러고 나서 밥은 의학적 도움을 구했다. 그러나 네 명의 의사에게서 진단을 받았지만 여전히 병의 원인을 찾을 수가 없었다. 네 명의 의사 모두 그의 몸 안에 뭔가가 벌어지고 있다는 사실에는 동의했지만, 아무도 확진을 할 수가 없었다. 결국 그는 일류 의료기관으로 가서 시간이 많이 걸리는 일련의 의학적 시험과 검사를 받았다. 마침내 검사를 마치고 전문의는 전신성 경화증이라고 말했다. 이 병은 일반적으로 가장 치명적이면서도 빠르게 진행하는 병으로 인식되고 있다.

하지만 그는 진단결과에도 낙담하지 않고, 최선의 치료책을 찾아 나섰다. 수많은 의사들과 만나 상담하고 많은 시간을 의학 도서관에서 보낸 후, 그는 실망을 금할 수 없었다. 지금까지 발표된 연구자료에 따르면 그의 병은 원인도 모르고 치료법도 없었다. 현대 의학이 제공할 수 있는 것은 페니실라민과 프레드니손(경구용 코르티손)이 전부였다. 페니실라민은 피부경화증에 거의 효과가 없었고 프레드니손은 종말의 시작이라고 생각한 밥은 대안을 찾아, 조사를 시작했다. 이렇게 해서 그는 나의 클리닉을 찾아왔던 것이다.

킬레이션에 대해서 찾을 수 있는 모든 정보를 다 읽어본 후 밥은 일반적인 다른 치료보다 더 많은 희망을 가질 수 있을 것으로 확신하였다. 내가 처음 그를 보았을 때, 그의 증상은 훨씬 더 나빠진 상태였다. 얼굴, 손, 팔 그리고 다리 피부가 모두 매우 단단하고 번쩍거리는 상태였다. 그는 자기 피부가 '거미줄을 따라 윗옷을 입지 않고 걷고 있는' 것처럼 그리고 그가 움직일 때 거미줄이 잡아당기는 것처럼 느껴진다고 말했다. 그는 몸도 매우 뻣뻣하게 굳은 상태여서 90미터만 걸어도 매우 지치고 숨이 찼다.

나는 밥에게 킬레이션을 해보자고 설득할 필요도 없었다. 그는 킬레이션 치료에 언제라도 뛰어들 준비가 되어 있었다. 처음에는 전혀 변화가 없었다. 하지만 그런데도 그는 계속하기를 원했다. 30회 정도 치료가 끝나자 그는 거미줄 같은 느낌이 줄어들었다고 말했다. 또한 그는 2년 동안 계속되어 왔던 증상들이 조금씩 없어지는 것을 경험했다. 그는 다시 일을 할 수 있게 되었었고, 다른 활동도 모두 가능하게 되었다. 밥은 지난 8년 동안 약 130회의 킬레이션 치료를 받았다. 그는 효과를 유지하기 위해서 매년 20회 정도의 킬레이션을 계속 받을 계획이다.

완전히 손을 펴는 데 약간 장애가 남은 것을 제외하면 밥은 7년 동안 전반적으로 증상 재발 없이 잘 지냈다. 밥은 이렇게 말했다. "선생님이 추천했던 킬레이션 요법과 영양 보충 프로그램이 없었다면, 나는 지금 여기에 있지 못했을 겁니다." 그는 피부경화증에 킬레이션을 사용하는 것을 강력하게 지지하는 지원자가 되었다.

짧든 길든 거의 언제나 증거 사례에는 사람들의 관심이 쏠린다. 많은 사례가 이 책의 본문에 여기 저기 포함되어 있지만, 원하는

만큼 다 실을 수가 없었다. 그래서 나는 마지막으로 호기심을 끄
는 몇 가지 사례를 여기에 간략하게 덧붙였다. 많은 환자들이 본
인의 이야기를 여기 인용할 수 있도록 허락해준 것에 감사한다.

심한 심장병을 앓고 있던 68세 남성

찰스 S. 씨는 목사로, 1989년에 처음 심장병을 겪었다. 그 후 8년
동안 10여 회의 혈관촬영술과 함께 여러 번 풍선을 이용한 혈관성
형술을 받았고 두 번의 우회로조성술을 받았다. 1997년 동맥이 훨
씬 더 심하게 폐쇄되었다는 진단을 받고 더 많은 수술을 권유받은
후 그는 수술 대신 킬레이션 요법을 선택했다. 그 후 증상이 빠르
게 좋아졌다. 더 이상 호흡곤란, 부종, 협심증 그리고 피로 증상이
나타나지 않았다. 증상들은 모두 사라졌고 이제 3년에 걸쳐 55회
의 킬레이션을 끝낸 현재 그는 잔디도 깎고, 손주들과 힘차게 놀
수도 있게 되었다. 이러한 활동은 킬레이션 치료를 받기 전에는
감히 할 수가 없었다. 그리고 이제 더 이상 수술도 필요 없게 되
었다.

다중 동맥 폐쇄를 앓던 65세 남성

퇴역선원인 조지 W. 씨는 61세 때 처음 경동맥 수술을 받았다.
1년 후, 그는 한쪽 눈 시력을 갑자기 잃게 되었고 의사는 뇌졸중
에 대비해야 하며 다시 경동맥 내막절제술을 받아야 한다고 했다.

그는 두 번째 수술을 받고 가까스로 살아났다. 외과의사들이 가끔 말하는 것처럼 정말 '험악한 과정'을 겪었다. 그러나 그때쯤 간헐적인 파행증상까지 찾아왔다. 그는 3미터도 못 걸어 다리에 통증을 느끼는 상태가 되었다. 1998년 3월에 킬레이션 요법을 시작했다. 수개월에 걸쳐 킬레이션 치료를 30회 받은 후에 그는 거의 대부분의 활력을 회복했다. 이제 계속해서 멈추지 않고 활발하게 5킬로미터 이상을 걸을 수 있게 되었다. 이제 그는 활동적인 생활을 즐기고 있으며, 예전의 증상들은 모두 다 사라져버렸다.

65세 심장병 환자(여성)

은퇴한 사무직원인 해리어트 G.는 킬레이션 치료를 하기 전 장애를 유발하는 관상동맥 질환으로 고통을 받았다. 신체적으로 약간만 무리를 해도 협심증으로 인한 흉부 통증이 찾아왔고 고혈압이 있었다. 관상동맥 촬영 결과 관상동맥이 심하게 막혀 있음을 알게 되었다. 그녀는 우회로조성술을 거부하고, 1999년 3월부터 킬레이션 치료(총 33회 치료)를 받기 시작했다. 이제는 협심증 증상이 전혀 없이 활동적인 삶을 누리고 있다. 혈압도 떨어지고, 더 이상 니트로글리세린을 복용할 필요도 없게 되었다. 그녀는 다시 가족을 돌보고 여행도 할 수 있게 되어 기뻐한다.

57세 심장병 환자(남성)

세일즈맨인 아서 D. 씨는 폐쇄성 관상동맥 질환, 뇌로 흐르는 동맥인 경동맥의 폐쇄, 고혈압 그리고 심한 운동시 흉통을 겪고 있었다. 1997년 여름, 그는 심한 심장 발작(심근경색증)을 겪었다. 심장 카테터 검사와 동맥촬영을 하고 나서 의사는 그에게 심장으로 흐르는 세 개의 중요한 혈관이 90~95퍼센트 막혔다고 말하였다. 병원에서는 바로 우회로조성술을 하자고 제안했다. 그러나 아서는 수술을 받아들이기 힘들었고 간호사로부터 킬레이션에 대해서 들은 후 킬레이션을 해보기로 결심했다. 그 후 45회의 킬레이션 치료를 받았고 이제는 모든 증상이 완전히 다 사라졌다. 그는 매일 몇 킬로미터씩 걷는다. 그는 이제 원하는 것은 거의 모든 것을 다 할 수 있고 더 이상 협심증도 없다고 말하고 있다.

60세 관상동맥 질환 환자(여성)

샬럿 A. 씨는 움직일 때마다 흉통이 찾아왔고 관상동맥 질환 때문에 많은 약을 복용하고 있었다. 겨우 한 블록만 걸어도, 항상 심한 흉통이 생겨서 멈춰서야 했다. 그녀는 니트로글리세린을 자주 사용했다. 1999년부터 킬레이션 요법을 시작했고 이제 협심증이 다 사라졌다. 니트로글리세린을 더 이상 사용할 필요도 없이 하루에 6킬로미터를 걸을 수 있게 되었다.

72세 관상동맥 질환 환자(남성)

전력회사에서 관리자로 일하다 은퇴한 해롤드 A. 씨는 1980년 대 초반 심한 심혈관 질환을 앓았고 1981년에 두 번의 심근경색 증을 겪은 후 다섯 개 혈관을 치료하는 우회로조성술을 받았다. 1987년 심장병이 재발했다. 그는 호흡곤란과 조금만 움직여도 힘 이 빠지는 흉통을 겪었다. 더 이상의 수술에 대해 신중한 입장이 었던 아내가 킬레이션을 제안하였다. 1988년에 그는 일련의 킬레 이션 치료를 받기 시작하였다. 그 이후로, 모두 125차례 킬레이션 을 받았고 더 이상 협심증을 겪지 않게 되었다. 13년의 세월이 지 난 지금, 그는 아무런 제약 없는 건강하고 힘찬 삶을 살고 있다.

67세 심장병 환자(남성)

오랫동안 심장병을 앓았던 폴 C. 씨는 킬레이션 후에 완치되었 다. 그는 1977년에 44세의 나이에 처음 심장 발작을 겪었다. 그 후 식단을 개선하고 의사의 충고를 따랐지만, 1979년에 우회로조성술 을 받게 되었다. 1988년 두 번째 우회로조성술을 받았다. 1992년, 관상동맥 심장 카테터 검사와 동맥촬영 결과 동맥이 여러 개 다시 막혔음을 알 수 있었다. 또 수술을 받아야 할 것처럼 보였다. 그때 처음 이 책의 초판을 읽게 되었고, 1993년 1월 킬레이션 치료(총 30회)를 시작하였다. 증상은 곧 좋아졌고 다시 일을 할 수 있게 되 었다. 7년의 세월이 흐른 지금까지 그는 120회의 킬레이션 치료를 받았고 더 이상 심장 증상으로 고통받는 일 없이 활기차게 살아가고 있다.

70세 심각한 심장병 환자(남성)

짐 C. 씨는 1970년대부터 오랜 세월 관상동맥 질환을 겪었다. 1980년 네 개 혈관을 치료하는 우회로조성술을 받았고, 1990년에는 심한 심장 발작이 찾아왔다. 상태는 점점 더 나빠졌고, 1999년 경이 되자 장애가 심해져 자물쇠업자 일을 계속할 수가 없었다. 짐은 심한 호흡곤란을 겪었고 심하게 몸을 움직이면 협심증에 의한 흉통이 찾아왔다. 피로는 계속되고 일을 할 수 없었다. 그는 다시 우회로조성술을 받는 것이 두려워 킬레이션을 시작했다. 30회 치료 후 심전도가 좋아졌을 뿐 아니라 흉통이나 호흡곤란을 느끼지 않고 계단을 올라갈 수 있게 되었다. 모든 증상이 다 해결되었고 그는 "몇 년 만에 느껴보는 건강한 느낌이 너무 좋다"라고 말한다.

이제 13장에서 간단하게만 언급했던 고압산소 요법HBOT으로 효과를 보았던 환자 사례 세 편을 덧붙이겠다. 나는 많은 경우에 이 고압산소 요법이 킬레이션 요법에 매우 좋은 보조 치료제 역할을 한다는 것을 알게 되었다. 뒤에 실은 마지막 세 가지 사례는 뉴욕의 브루클린에 있는 클리닉에서 일상적으로 이 요법을 사용하고 있는 파벨 유치스 의사가 제공한 것이다.

당뇨성 괴사로 절단의 위기에 처했던 48세 남성

레버 T. 씨는 처음 1982년 두 명의 외과의사로부터 왼쪽 다리를 절단하지 않으면 죽게 될 것이라는 말을 들은 후에 내 클리닉을 찾아왔다. 그의 왼쪽 발은 당뇨병에 의한 괴사를 앓고 있는 상황이었으며, 감염은 다리 위로 무릎까지 퍼져 있었다. 발가락 두 개는 검은 색으로 변한 상태였다. 무릎 아래쪽 다리는 봉와직염 또는 연조직염으로 빨갛게 부어 있었다. 그는 계속 심한 통증을 느꼈지만 고집을 부려 절단을 반대하였다.

이 환자의 경우 고압산소 요법과 킬레이션 요법을 함께 실시했다. 고압산소 요법은 항생제가 감염과 싸우는 것을 도와주고, 발에 산소가 부족한 조직이 계속 살아남을 수 있도록 유지해주었으며 또 킬레이션 요법으로 새롭게 혈류가 흐를 때까지 시간적인 여유를 가져다주었다. 감염은 천천히 사라졌고, 새롭게 혈류가 돌면서 발에 혈색이 나타나고 따뜻해졌다. 발가락 두 개는 결국 잃었지만, 다리와 발은 보전했다. 18년의 세월이 흐른 지금 그는 아직도 자기 다리로 걸어다니며 일하고 있다.

경동맥 색전으로 갑자기 한 눈의 시력을 잃었던 64세 남성

허버트 W. 씨는 어느 날 갑자기 오른쪽 눈의 시력을 잃었다. 그의 가족 주치의와 상담을 한 후 안과 전문의에게 검진을 받게 되었다. 그러고 나서 또 다른 안과 의사를 찾아가 검진을 받았다. 두 의사 모두 그에게 눈에 있는 동맥이 막혀 실명을 한 것이라고 했다. 하지만 두 의사 모두 이 환자에게 해줄 수 있는 치료법이 없었다. 3일 후 그는 내 클리닉에 와서 고압산소 요법을 받기 시작했다. 두 번째 고압산소 요법을 받은 후 그의 시력은 어느 정도 구분은 할 수 있을 정도로 좋아졌다. 몇 번 더 고압산소 요법을 받고 나자 형편없던 시력은 점차 좋아졌고 7년이 지난 오늘도 이 상태를 유지하고 있다.

뇌출혈로 뇌가 손상되어 고압산소 요법을 받은 남성

S. B. 씨(60세 남성)는 치료를 받기 5개월 전에 뇌출혈로 인한 심각한 뇌졸중을 겪었다. 그는 한달 동안 혼수상태에 빠져 있었고, 뇌 뒤쪽 혈전을 수술로 제거했다. 그 결과 발음이 분명하지 않았고, 기억력이 손상되었으며, 균형을 잘 잡지 못하고, 걸을 때 지팡이에 의지하게 되었다.

45회로 구성된 고압산소 요법 과정을 마친 후 모든 기능이 정상으로 돌아왔으며 모든 증상도 말끔히 사라졌다.

뇌출혈로 뇌가 손상되어 고압산소 요법을 받은 또 다른 남성

36세 경찰인 J. G. 씨는 고압산소 요법을 받기 전에 4년 이상 뇌출혈을 겪었다. 그는 뇌 왼쪽 부분에서 다량의 혈액을 제거하는 수술을 받았다. 그 후 기억력이 나빠졌으며, 말하는 데 어려움을 겪고 적당한 단어를 잘 찾지 못했다. 오른쪽 마비가 심했고, 지팡이가 있어야 걸을 수 있었다. 이 환자는 모두 125회의 고압산소 요법을 받은 후에 상대방이 알아들을 수 있게 말을 하게 되었으며, 기억력도 훨씬 좋아졌고, 오른쪽의 마비 증상도 상당히 개선되었다. 완전히 좋아지지는 않았지만, 지팡이가 없어도 걸을 수 있었고 아들과 같이 야구도 할 수 있게 되었다.

뇌출혈로 합병증을 앓던 뇌성마비 환자를 고압산소 요법으로 치료한 경우(남성)

58세의 약사인 R. Z. 씨는 평생 뇌성마비로 고통을 받았고, 몸통 오른쪽에 부분적인 마비와 경련성 마비가 있었다. 고압산소 요법을 받기 3년 전, 뇌출혈로 왼쪽 몸에도 마비가 생겨 휠체어가 필요하게 되었다. 그는 더 이상 음식물을 삼킬 수 없게 되었고, 위로 연결된 튜브를 통해 음식을 섭취했다. 말을 할 때 사용하는 근육도 마비되어 소리 내어 말하기도 아주 어려웠다.

고압산소 요법을 220회 받은 후, R. Z. 씨는 음식을 정상적으로 삼키고 먹을 수 있게 되었다. 위장 튜브도 제거했다. 정신 상태도 명료해졌으며 휠체어를 타지 않고 옆에서 약간만 도와주면 걸을 수 있었다. 말하는 능력도 좋아졌고, 경련성 마비도 줄었으며, 옆에서 도와주는 사람이 없어도 스스로를 돌볼 수 있게 되었다.

영양 결핍 식품, 인간이 초래한 문제

이 장에서는 현재 우리에게 공급되고 있는 식품에 무슨 일이 일어나고 있는지에 대한 이야기를 두 가지로 나누어서 기술하고자 한다. 이 두 가지 사례의 경우에 상당 부분 다른 식품이나 영양소에도 적용된다는 것을 기억했으면 한다. 대부분의 경우 애완동물이나 가축이 먹는 식사가 우리 인간이 먹는 식단보다 영양이 더 풍부하다. 인간은 항상 '결산표의 맨 끝줄(순익)'을 중요하게 생각하기 때문에 이런 현상이 나타나게 된 것이다. 가축이 상대적으로 건강하고 잘 성장하지 않으면, 생산자는 전혀 이익을 낼 수 없다. 그래서 일반적으로 말해 건강한 가축은 쏠쏠한 이익과 같다는 등식관계가 성립된다. 우리가 "건강한 사람이 많으면 우리 사회도 건강하고 생산적이 된다"라는 공식으로 실현하지 못하고 있는 것이 우리 삶의 모순이라고 할 수 있다.

저열한 현대 식품, 빵

현대 기술은 옛날 우리의 주식이었던 식품인 빵을 비타민과 무기질 결핍에 기여하는 부러진 갈대로 변형시켜버렸다. 이러한 현상은 잘 살고 먹을거리가 풍부한 선진국에서도 발견할 수 있다. 이 부록 부분에서 빵은 농장에서 소비자에 이르는 공급 경로에서 전체 식품의 품질을 떨어뜨리는 유사한 과정을 대표적으로 나타내는 한 가지 예로 제시된다.

첨단을 달리는 식품 가공 기술, 대량 생산, 대량 마케팅, 긴 유통기간, 최종 산물의 균일성, 균일한 착색, 부드러운 감촉의 장점을 얻으려다 제빵 산업은 광범위한 영양 결핍의 근원이 되어버렸다. 식품 산업체는 자기들이 생산하는 빵이 그 옛날 할머니가 부엌에서 만들어주었던 빵보다 더 간편하고 맛있다고 속이며 시장에 내놓는다. 하지만 이들이 하는 말은 사실이 아니다!

오늘날 대량으로 생산되는 식품은 영양분은 크게 소실된 상태에서 수많은 첨가제가 들어가 화학 제품처럼 변해버렸다. 오늘날 우리가 먹고 사는 가공 식품은 단순히 우리의 선조들이 먹었던 음식들보다 더 정교해지고 더 간편해진 것만은 아니다. 제조 과정에서 광범위한 필수 영양소들이 제거되고 남은 것은 품질이 떨어져 영양적으로 열등한 기본적인 분자 구조뿐이다.

얼마 전까지만 해도 큰 돌들 사이에 곡물을 넣어 갈아 가루로 만들었다. 이렇게 돌로 갈게 되면 원래 곡물에 들어 있던 모든 것이 고스란히 유지된다. 즉, 배아, 섬유질, 녹말 그리고 여러 종류의 비타민과 무기질이 다 남는 것이다. 또 최종 산물에는 자연에서 나오는 필수 비타민, 무기질, 미량 원소가 모두 포함되어 있었다.

돌로 갈은 밀가루는 냉장고에 보관하지 않으면 급속히 변질된다. 밀을 갈고 나면 밀의 배아에서 나온 기름이 우유가 상하는 것과 대략 같은 속도로 냄새와 맛이 변하는 산패가 일어난다. 따라서 모든 것을 포함하고 있는 밀가루와 빵은 서늘한 곳에 보관해야 한다. 냉장고에 보관하면 더 좋다.

고대 그리스의 유명한 의사 히포크라테스는 섬유질이 많은 밀가루(돌로 갈은)가 소화관에 좋은 효과가 있다고 추천한 적이 있다. 오늘날의 경우 섬유질의 4분의 3은 제분하는 과정에서 사라지고 상업적인 밀가루가 생산되고 있다. 그 결과 변비는 현대인이 흔히 앓는 질병이 되었다.

19세기의 산업 혁명 기간 동안 밀가루와 빵을 대량으로 생산하는 작업 기술이 처음 개발되었다. 맷돌은 대량 생산을 하기에 충분히 효과를 내지 못했다. 고속의 금속 롤러 제분기가 발명되어 밀가루를 고속으로 생산할 수 있게 되었다. 그렇게 해서 제분회사는 더 많은 이익을 얻게 되었다.

고속 제분기는 배아와 기울을 적당하게 갈아주지 않고 그냥 제거해버린다. 배아와 기울은 원래 곡물에서 가장 영양가가 높은 부분인데 이렇게 잘려나가 동물의 사료로 팔린다. 그 결과 동물에게 사람보다 더 나은 영양분이 공급되고 있다. 이렇게 가장 큰 이익이 건강한 동물과 병든 사람을 대가로 나온다는 것이 우습다.

빵을 구울 때 빵의 내부 온도는 170도(저자는 이 온도가 섭씨인지 화씨인지 표기하지 않았다. 화씨라면 섭씨로는 77도이다—옮긴이) 이상으로 올라가지 않는다. 따라서 열로 인해 비타민이 크게 파괴되지 않는다. 고속 제빵 공장으로 이 상황도 바뀌어버렸다. 빵은 섭씨 200도에서 구워지는데, 이보다 약간만 높아도 밀가루는 타버리고 변색된다. 그렇게 뜨거운 온도에서는 비타민이 많이 파괴된다.

지난 19세기부터 흰 빵, 비스킷, 흰 밀가루와 설탕으로 만든 케이크가 선진국의 주식으로 자리잡게 되었다. 그 결과 사람은 옛날보다 영양가가 훨씬 떨어진 식사를 하게 되었다. 이러한 영양 결핍은 풍부함 속에 새로운 병을 유발했다. 옛날에는 드물었던 충치가 이제는 널리 퍼진 전염병이 된 것이다. 충치 빈도는 산업화, 정제된 식품 섭취와 상관관계가 있으며 특히 흰 밀가루, 설탕과 관계 있다.

대부분의 경우 빵은 이제 하루에 25만 개까지 생산할 수 있는 큰 공장에서 제조된다. 이렇게 대량으로 생산된 빵은 부드럽고 쫄깃쫄깃하고 활력이 떨어져 있으며 영양분이 부족하다. 이런 상태에서 화학 첨가물을 뒤집어쓴다. 이제 사람들은 이런 빵맛에 길들어버렸다. 사람들은 옛날 진짜 빵맛을 잊었다. 화학적인 보존제를 첨가해 빵을 먼 거리로 운반할 수 있게 되었고, 냉장고에 넣지 않고 오랫동안 보관해도 상하지 않게 되었다. 이번에도 역시 생산물의 손실은 적어지고 이익은 늘어났다.

또 공장에서는 빵을 더 밝고 하얀 색깔로 만들기 위해 소비자의 건강을 희생해가면서까지 클로록스Clorox와 비슷한 화학적인 표백제로 밀가루를 처리한다. 표백 과정을 거치고 나면 독성을 띠는 염소화 탄화수소와 다이옥신이 밀가루에 잔류물로 남는다. 필수 아미노산인 메티오닌은 표백제와 반응, 동물을 신경질적으로 만들고 간질을 유발하는 메티오닌 설폭신을 형성한다.

표백 과정에서 비타민(제빵 과정의 뜨거운 열을 살아남은 비타민들)들이 추가적으로 또 파괴된다. 그래서 독일에서는 1958년부터 제빵 과정에 표백제 사용을 금지했다. 그러나 미국에서는 표백제를 금지하지 않고 있으며 표백된 하얀 빵이 계속 주식 자리를 차지하고 있다. 빵, 롤빵, 케이크, 페이스트리, 스파게티, 누들, 파스타 그리고 아침 시리얼을 만드는 데 지금 사용되는 대부분의 흰 밀가루는 모두 표백된 것이다.

19세기 곡물 제분업자들은 화학 보존제와 냉장고 시설이 없었던 그 시절 매우 정제된 밀가루가 상하지 않고 훨씬 오랫동안 보존된다는 사실을 발견하였다. 오늘날에는 정제된 밀가루에 필수 비타민, 무기질 그리고 기타 미량의 영양소가 부족하다는 것이 분명히 밝혀졌다. 이런 식품은 생명을 지탱하는 데 도움이 되지 않는다. 곤충과 설치류조차도 정제된 식품만으로는 살 수 없다. 사람이라고 이 동물들보다 더 나을까?

하얀 빵만 먹었던 개가 영양 불량으로 2개월만에 죽었다는 결과를 보여주는 실험이 영국의 유명한 의학 저널인 〈랜싯〉에 발표되었다. 통밀을 돌로 갈아서 만든 밀가루로 구운 빵만 먹었던 개들은 아주 건강하게 오래 오래 살았다.

전에는 안전하다고 생각되었던 유사한 화학 약품들이 암을 유발하는 인자라는 보고가 계속 늘어나고 있지만, 슈퍼마켓에서 파는 빵에는 그러한 화학약품이 대량으로 첨가되고 있다. 미국 식약청이 제빵 과정에 들어가도 좋다고 승인한 화학약품은 서른 가지가 넘는다. 에틸화된 모노글리세리드 및 트리글리세리드, 브롬산 칼륨, 요오드화 칼륨, 칼슘 프라프리오네이트, 과산화 벤조일, 제3인산칼슘, 황산 칼슘, 염화 암모늄, 탄산 마그네슘이 여기 포함된다. 유통 기간을 늘리고 균일성과 감촉을 향상하기 위해 이런 화학 약품을 빵에 첨가하는데, 오랜 세월 이 약품을 섭취했을 때 어떠한 누적 독성이 있는지에 대해서 알려진 것이 거의 없는데도 그 사용이 용인되고 있는 것이다. 아직 포장지 성분 표시를 읽어보지 않았다면 한번 읽어보기 바란다. 아마 충격을 받을 것이다.

곡물을 흰 밀가루로 정제하는 과정에서 서른 가지가 넘는 필수 영양소들이 많이 제거된다. 그런 영양소들 중에 겨우 네 가지만이 '강화'라고 하는 과정을 통해 다시 식품에 들어간다. 이 논리를 한번 적용해보자. 어떤 사람이 30달러를 강도에게 빼앗겼는데 이 강도가 희생자에게 집으로 가는 택시 요금으로 쓰라고 4달러를 돌려주었다면, 그 사람은 26달러를 빼앗긴 것이 아니고 4달러만큼 '강화된' 것으로 생각되어야 한다. 여러분이라면 그런 상황에서 기분이 어떨까?

'강화'된 흰 밀가루와 빵을 보면 위와 같이 느껴야 한다. 강화된 것은 고작 비타민 B1, B2, B3 그리고 철에 불과하다. 밀가루에서 떨어져 나간 후 다시 강화되지 못한 영양소는 다음과 같다. 비타민 E 44퍼센트, 판토텐산 52퍼센트, 엽산 65퍼센트, 비오틴 76퍼센트, 비타민 B6 84퍼센트. 그리고 그 외 스무 가지 무기질과 미량원소들로 마그네슘, 칼슘, 아연, 크롬, 망간, 셀레늄, 바나듐 그리고 구리가 절반 이상 떨어져 나간다. 소비자들이 좋은 영양에 대한 원리들을 공부하고 계산 카운터에서 선택한 것을 보여준다면 식품 산업체는 더 영양가 높은 제품을 내놓게 될 것이다.

철은 강화된 흰 밀가루에 다시 추가되는 유일한 무기질인데, 보통 인체에 이미 너무 많이 존재한다. 과도한 철은 널리 동맥경화증, 심장 발작, 뇌졸중, 노망, 관절염, 암 그리고 기타 노화와 관계된 여러 가지 병에 영향을 준다. 밀가루를 철로 강화하는 것은 그런 관행을 시행한 수십 년 동안 사람들에게 독을 공급한 것과 같은 짓이었을 가능성도 있다. 가끔 철이 결핍증을 치료하는 데 필요할 수도 있지만, 보통 사람의 경우 불필요한 철의 보충을 피하려면 이른바 '강화된' 밀가루 제품들을 피하는 것만으로도 충분할 것이다.

속임수가 섞인 마케팅이 널리 퍼져 있다. 요즈음 '전밀빵'으로 시장에 나오는 빵 중에는 정제된 흰 밀가루로 만들고 나서 약간의 갈색 색소를 첨가한 것이 많다. 이런 목적으로 쓰는 색소는 대개 태운 설탕인데, 성분 표시에는 캐러멜이라고 되어 있다. 심지어 가공과정 중에 상실한 기울을 대체하려고 톱밥을 넣고 나서 이것을 성분 표시에는 셀룰로오스라고 표시한 후 '섬유질이 많은' 빵이라고 광고한 회사도 있었다. 기울과 배아 대부분이 고속의 롤러 제분기에서 제거되어버린 열등한 밀가루를 성분 표시에 '전밀'이라고 표시해도 불법으로 걸리지 않는다.

100퍼센트 맷돌로 간 전밀가루로 만든 빵을 대량으로 생산할 때는 속도가 훨씬 더 느리고 비용도 많이 든다. 제조 회사들은 열등한 제품을 양질의 제품인 것처럼 보이도록 하려고 무슨 짓이건 한다. 화학 약품 보존제가 들어가지 않으면 빵은 금방 상해버린다. 신선도가 급격히 빨리 떨어지고 딱딱해지고 곰팡이가 생긴다. 영양이 풍부한 전밀이나 정제되지 않은 빵을 먼 거리로 운반하는 것은 좋은 생각이 아니다. 굳이 운반하려면 냉장 장치가 설치된 트럭을 사용해야 하며 슈퍼마켓에서도 냉장고에 저장했다가 판매해야 한다. 냉장 보관한 경우라도 전밀빵은 화학 처리된 빵보다 더 빠르게 상할 것이다. 그러한 손실은 고스란히 제조회사 비용으로 돌아온다. 그러면 이익이 줄어들 것이다. 따라서 진짜 영양가 있는 빵은 동네 제빵점에서 이루어지는데 여기에서 직접 팔거나 근처에 있는 가게로 매일 배달된다.

정제된 밀가루에는 섬유질이 적기 때문에 장에서 생기는 암의 한 원인이 되기도 한다. 기울이 없으면 음식물이 소화관을 통과하는 시간은 많이 길어진다. 그러면 변비가 생기고 치질, 게실염 그리고 더 위험하게는 대장암과 직장암을 일으킨다.

그러면 해결책은 없을까? 가장 이상적인 것은 포대에 들어 있는 통밀을 사서 집에서 간 다음 잽싸게 빵으로 구워먹는 것이다. 다른 방법은 자연 식품 가게에서 가서 전밀가루를 구입할 때 갈아서 집에서 낮은 온도에서 보관하고, 신속히 사용하는 것이다. 돌로 간 은 밀가루는 얼리면 수개월 동안, 낮은 온도에서 보관하면 일주일 정도(약간 넘게) 보관할 수 있다.

하지만 불행하게도 우리는 이제 집에서 빵을 구울 시간이 없어 가게에서 구입한 제품에 의지해야 한다. 어느 빵이 가장 좋은지 알기 위해서는 성분 표시를 완전히 그리고 꼼꼼하게 읽어보아야 한다. 그 뒤 자연 밀가루 상태의 갈색으로 어떤 색소도 추가되지 않은 그런 제품을 선택해야 한다. 또 성분 표시에 열거된 화학 제품 수가 가장 적은 제품을 고르는 것이 좋다. 전밀빵은 그렇게 많이 부풀지 않고 따라서 밀가루는 더 많고 공기는 더 적다. 좋은 빵 덩어리는 비례적으로 더 무겁고, 눌렀을 때 더 단단하고, 많이 씹어야 한다. 물론 비용이 더 들 것이지만, 지불한 돈에 비하면 더 많은 것을 얻을 것이고, 맛과 향도 훨씬 더 나을 것이다.

돌 대신 저속의 강철 망치를 사용하는 제분기가 자주 사용된다. 이렇게 가공한 밀가루도 성분 표시에 '돌로 갈은' 것이라고 표시 될 수 있다. 이러한 밀가루는 돌로 갈은 밀가루와 똑같고 영양가 도 똑같다. 밀을 높은 열에 노출하지 않고 낟알을 모두 활용하도 록 하는 과정이라면 어떤 과정도 받아들일 만하다.

100퍼센트 돌로 갈은 밀가루로 만든 빵을 찾을 수 없다면, 표백되지 않은 밀가루를 골라야 한다. '글루텐 밀가루'는 부분적으로 정제된 밀가루의 다른 이름일 뿐이지만 표백된 흰 밀가루보다는 낫다. 이른바 '무표백 전밀가루'는 고속의 롤러 제분기에서 가공되고 대부분의 이른바 전밀빵이라고 불리는 빵 가공에 사용되는데, 사실은 비타민, 기울 그리고 배아가 많이 소실된 것이다.

빵이 100퍼센트의 돌로 갈은 전밀만으로 만들어졌다면, 그런 사실은 성분 표시에 언급되어 있기 마련이다. 성분 표시에 그런 언급이 없다면, 돌로 갈아 만든 제품이 아니라고 생각하면 된다. 제빵업자들은 정제된 또는 이른바 글루텐 밀가루를 넣어서 더 가볍고 더 균일한 제품을 만든다. 돌로 갈은 밀가루로 이렇게 만드는 것은 어렵다.

표백되지 않은 밀가루가 표백된 것보다는 낫지만 100퍼센트 돌로 갈은 것이 아니라면 여전히 품질이 떨어진다. 제빵업체들은 정제된 또는 표백되지 않은 밀가루에 대하여 전밀이 얼마만큼의 비율로 들어갔는지 성분 표시에 표시하지 않는다. 이렇게 백분율 표시가 안 된 경우라면, 돌로 갈은 전밀가루는 거의 안 들어갔다고 생각하는 것이 안전하다.

오늘날 식품 가게와 슈퍼마켓을 다 뒤져도 영양가 좋은 빵의 모든 기준에 만족하는 제품은 찾을 수 없을 것이다. 그렇지만, 작은 지역 차원에서 직접 판매하기 위해 또는 자연 식품 가게를 통해 판매하기 위해 품질이 좋은 제품을 만드는 소규모 제빵업체들은 많다. 이럴 때도 성분 표시를 꼼꼼히 읽어야 한다. 건강 식품 가게에서 판다고 무조건 다 양질은 아니기 때문이다.

성분 표시에 '100퍼센트의 돌로 갈은 전밀가루만을' 사용해 구왔다는 빵을 찾아야 한다. 그리고 냉장 보관한다. 이런 제품은 보통 더 무겁고 씹는 느낌이 더 많이 난다는 사실을 명심하라. 눌러 보아라. 손가락이 쉽게 들어간다면 그리고 빵이 다시 튀어나온다면 그런 빵은 영양 덩어리가 아니다. 돈을 더 낼 준비를 하라. 전밀 빵은 많이 부풀지 않아 같은 크기의 정제된 빵과 비교해 더 많은 밀가루가 들어 있다. 더 많은 영양소, 만드는 데 걸리는 더 많은 시간 그리고 더 적은 공기에 대해 돈을 지불하는 것이다. 이런 빵을 구입하면 돈을 낸 것만큼 더 많은 영양분을 얻고 그 외 추가로 많은 것을 얻게 될 것이다.

설탕, 크롬, 무기질 그리고 미량 원소

식사에 들어 있는 금속 원소는(흔히 무기질이라고 한다) 비타민과 마찬가지로 또는 비타민보다 훨씬 더 사람의 건강에 중요하다. 아주 소량 필요한 무기질은 더 정확하게는 미량 원소라고 한다. 뼈에 있는 칼슘과 적혈구에 있는 철 이외에 인간의 건강과 영양에서 식단에 포함된 다양하고 광범위한 무기질의 중요성은 흔히 간과되고 있다. 그렇기 때문에 비타민 결핍증이 꽤 많으며 이러한 현상은 부유한 선진국도 마찬가지여서 필수 영양소인 무기질의 결핍도 또한 흔하다. 모든 미량 원소를 최적량 섭취하는 사람은 거의 없다.

실험실 실험 결과를 보면 우리의 선조들과 비교할 때 거의 모든 미국인들이 영양소로서 무기질과 미량 원소를 (자주 과량으로 존재하는 철이 아닌) 최적량보다 적게 섭취하고 있다는 것을 알 수 있다. 무기질 결핍은 수많은 병을 유발하고 노화를 촉진한다. 독성 원소는 영양소가 결핍되어 있을 때 훨씬 더 큰 독성을 내는데, 이 때문에 문제가 더 복잡해진다. 환경 공해와 현대 식품의 산업 덕분에 납, 수은 그리고 카드뮴과 같은 독성 금속들이 몸 안에서 축적되고 있다.

여기에서는 이제 필수적인 미량 원소 중의 하나인 크롬에 대해 집중적으로 이야기할 터인데 크롬의 경우는 다른 여러 가지 영양소에 발생하고 있는 일을 상징적으로 보여주는 것이다. 이 크롬 이야기는 십여 개 이상의 다른 필수적인 영양소인 무기질들에 대해서도 모두 (약간씩 다른 방식으로) 적용될 수 있다.

대표적인 미국인의 식단(영어로 Standard American Diet, 약어로 '슬픈SAD'이란 용어가 됨)에는 고도로 정제되고 가공된 식품이 많이 포함된다. 이렇게 가공된 식품에는 농장에서 처음 나왔을 때 신선하게 수확된 상태의 식품들과 비교해 공통점을 거의 찾을 수 없다. 절반 이상의 비타민과 무기질이 정제하는 과정에서 사라진다. 최종 제품에는 원래 영양분의 20퍼센트도 안 남은 경우도 있다.

지방이 많은 다이어트도 결핍에 기여한다. 미국인들은 평균적으로 총 칼로리의 45퍼센트가 넘는 양을 지방으로 섭취한다. 지방에는 다른 식품보다 무기질이 훨씬 더 적다.

농토는 사용되고 또 사용되고, 해마다 사용되고, 수십 년 또는 수백 년 동안 필수적인 영양소인 무기질과 미량 원소가 보충되지 않은 채 사용만 된다. 화학 비료와 공기 오염물질 때문에 그나마 토양에 남아 식물에 공급되는 얼마 안 되는 무기질이 더 감소된다. 그 결과 고갈된 토양에서 자란 식물과 그런 토양에서 풀을 뜯어먹고 자란 동물은 수확할 때 이미 영양분이 결핍되어 있는데 나중에 식품을 가공하는 회사에서 또 그나마 흡수된 적은 양을 많은 부분 제거해버린다. 하늘에서 떨어지는 빗물 속에 황의 양이 증가 (화석 연료들로부터 나오는 산성비)하여 식물이 섭취할 셀레늄과 경쟁한다. 연속되는 수확의 고리에서 셀레늄이 고갈되면 남아 있는 적은 양으로는 농도가 높은 황과 경쟁할 수가 없다. 이 때문에 셀레늄 결핍의 문제가 발생하는 것이다.

이렇게 여러 가지 많은 인자들이 쌓여 영양분이 심하게 고갈된 식품이 식품 가게를 통해 소비자들에게 간다.

평균적으로 미국인 65퍼센트가 이상의 칼로리를 설탕, 흰 밀가루, 지방에서 섭취하는데, 그러면 상대적으로 건강에 필수적이며 정제되지 않은 미량 영양소를 다량 함유하고 있는 완전한 형태로 섭취하는 비율은 겨우 3분의 1 밖에 되지 않는 것이다.

크롬, 미량 원소결핍 사례

식물에는 크롬이 필요 없다. 하지만 사람에게는 크롬이 필요하다. 크롬은 단지 사람과 동물들에게만 필수적인 요소이다. 따라서 농사 짓는 사람의 입장에서는 크롬 및 유사한 미량 원소들을 다시 토양에 보충할 이유가 없다. 크롬 같은 성분을 추가하기 위해 돈을 들인다고 수확이 늘어나거나 이익을 더 볼 수 있는 것이 아니기 때문이다. 매년 수확을 할 때마다 농토에 남은 크롬의 양은 점점 줄어들어서 현재 농토에 남아 있는 크롬은 거의 없다. 농산물이 유기농에 퇴비 또는 두엄으로 처리된 토양에서 자라지 않는 한, 사람의 건강에 필요한 크롬 및 유사한 미량 원소들이 거의 포함되어 있지 않다.

사람의 몸 안에 있는 5만 개의 효소는 모두 기능하기 위해서 특별한 금속 원소(무기질 또는 미량 원소)를 필요로 한다. 효소는 세포의 대사에 활력을 주는데, 효소가 없다면 세포 대사가 불가능하다. 필수적인 영양소인 미량 원소에는 망간, 구리, 아연, 코발트, 몰리브덴, 크롬, 셀레늄, 바나듐, 붕소 등의 원소가 포함된다. 독성이 있는 것으로 알려진 비소조차 극미량으로 존재해야 사람이 건강을 유지할 수 있는 요소이다. 영양소인 무기질에는 칼슘, 마그네슘, 나트륨, 칼륨, 철이 포함되는데 이런 영양소는 미량 원소보다 훨씬 많은 양이 필요하다(철은 '강화' 과정에서 많이 첨가되고 나트륨은 소금의 형태로 너무 많은 식품에 들어간다. 이 두 가지의 경우 결핍 문제는 드물고 오히려 과잉이 흔한 문제다).

인체 조직 안에 있는 미량 원소의 양(농도)은 매우 적어서 ppb(parts per billion)로 측정된다. 비록 그렇게 작은 양만 존재하지만, 그래도 이 원소들은 생명에 필요한 핵심 기능을 발휘하며 생명과 건강을 지키는 데 필요하다. 그러나 같은 원소들이 양이 지나치면 독성을 띠고 병을 유발한다. 이러한 영양소는 적당한 양만 적당한 곳에 적당한 형태로 필요한데 이 적당한 형태는 보통 유기적인 복합체이다.

미량 원소 결핍이 당뇨병, 심장 발작, 관절염, 뇌졸중, 노망, 심지어 암을 포함하여 노화와 연관된 수많은 퇴행성 질병과 연계되어 왔다. 이렇게 아주 적은 농도들을 측정하는 데 사용되는 기술을 겨우 최근에서야 개발되었다. 원자 흡수 분광학과 유도 결합 플라스마 방출 분광학을 사용하는 매우 정교한 장비들이 아주 최근에서야 개발된 것이다. 그런 장비를 사용한 영양 연구 결과는 역시 최근에야 발표되었고 의과대학에서 정규적으로 가르치지도 않는다. 환자에게 미량 원소 결핍증이 있는지 검사할 수 있도록 해주는 실험실 시험은 아직 새로운 것이며 이에 대한 해석은 아직 확실하지 않다.

거의 모든 미국인들에게 크롬이 부족하다. 우리 몸에 필요한 크롬의 양은 매우 작아서, 하루에 100만분의 몇 온스인데, 1온스(28그램)를 하루에 소량씩 안전하게 소비하려면 400년이 걸릴 것이다. 그렇게 소량이지만 크롬이 없으면 사람은 살 수 없다. 하지만 너무 많으면 독성이 있다. 수용성 B군 비타민과 같은 경우는 많은 용량을 섭취할 수 있지만 크롬은 그래서는 안 된다. 결핍 현상이 발생하면 이를 보충하는 데 몇 년이 걸린다. 건강한 사람의 경우 정제되지 않고 유기적으로 기른 천연 식품에 있는 적절한 양만, 적절한 화학적인 형태로, 또 알맞은 원자(전하)로 섭취하면 된다.

실험실 동물에게 크롬 함량이 낮은 식단을 먹이면 곧 혈당이 높아지고 당뇨병이 생긴다. 또한 혈중 콜레스테롤이 올라가고 동맥이 딱딱해지게 되는데(동맥경화증으로 불리는 플라크 형성), 동맥경화는 선진국의 주된 사망 원인으로 꼽힌다. 동맥경화증은 심장 발작과 뇌졸중을 유발한다. 크롬 함량이 높은 식단을 먹은(그렇다고 지나치지는 않게, 적당량만) 동물은 실험실의 평범한 식단을 섭취한 동물보다 더 오래 살고, 당뇨병 또는 동맥경화증이 나타나지 않았다.

고도로 산업화된 국가에서 살고 식단에서 지방과 정제된 식품, 흰 밀가루, 설탕 백분율이 높은 사람들은 크롬 결핍증이 꽤 많은 편이다. 현재 미국에서 살고 있는 사람들의 신체조직에서 측정되는 크롬 수치는 덜 개발된 지역에서 사는 사람들의 5분의 1 수준에 지나지 않는다. 자연 상태의 정제되지 않은 식품, 야생 사냥물 그리고 처음으로 경작하는 토양에서 나온 식품을 먹는 사람의 경우 크롬량이 다섯 배나 더 높다. 그리고 이런 사람들은 심장 발작, 뇌졸중 또는 당뇨병으로 사망하는 경우가 거의 없다.

사고로 죽은 사람의 동맥 내 크롬 수치는 심장 발작 또는 뇌졸중으로 죽은 사람보다 훨씬 더 높았다. 동맥경화증 또는 당뇨병으로 죽은 사람을 부검하면 전혀 크롬이 발견되지 않는 경우도 있다.

수백 년 전, 식품 정제와 가공이 널리 퍼지기 전 사망해 미라가 된 시체에 있는 크롬량이 측정되었다. 현대 미국인의 조직에는 식품을 기술로 주무르기 전에 그리고 농토가 고갈되기 전에 살았던 우리 선조들의 조직에서 발견되는 크롬량의 6분의 1 미만 또는 약 15퍼센트만 들어 있다.

크롬은 설탕, 녹말 그리고 기타 탄수화물을 활용하려면 절대적으로 필요한 성분이다. 크롬이 없다면 인슐린은 기능을 할 수 없고 탄수화물들은 에너지를 위한 연료로 세포 안에 들어갈 수 없다. 설탕과 녹말이 섭취되면, 크롬이 간에서 혈류로 방출되어 췌장에서 나오는 인슐린이 기능을 하도록 해준다. 이 와중에 혈액 속에 있는 일부 크롬은 소변을 통해 손실된다. 정제된 설탕과 흰 밀가루를 섭취하면 손실된 크롬을 대체할 만큼 충분한 크롬을 확보할 수 없다. 비옥한 토양에서 자란 통째 식품에는 충분한 크롬이 포함되어 있어 탄수화물 식사를 한 후 소변으로 잃는 양을 보충해준다. 그러면 균형이 유지되고 몸에 저장된 것이 보존된다. 설탕이 든 음료수와 함께 정제되고 상업적으로 가공된 식품으로 구성된 식단을 계속 유지하면 살아 있는 동안 천천히 점진적으로 크롬을 잃게 되는데, 그러면 결국 당뇨병, 저혈당증, 동맥경화증, 사망을 앞당기는 데 도움이 된다.

10세 미국 아이의 조직 안에 들어 있는 크롬의 농도는 태어날 때의 양에 비해 20퍼센트도 안된다. 주요 원인은 200년 전에는 한 사람 당 1년에 4.5킬로그램도 안 되었던 정제 설탕 소비량이 1994년에는 55킬로그램까지 증가했기 때문이다. 평균적인 미국인은 이제 매년 설탕을 자신의 몸무게만큼 먹어치운다. 그 결과 살아 있는 동안 계속 크롬이 소실되며 혈중 콜레스테롤이 증가한다. 크롬이 없으면 췌장은 더 많은 양의 인슐린을 생산해서 연료로서 사용될 혈당(포도당)이 세포 안으로 들어가게 한다. 당뇨병이 발생하지 않는 경우라도 인슐린이 올라가면 비만, 고혈압 그리고 심장병으로 이어지기 쉽다.

크롬이 풍부한 식품을 더 많이 포함하도록 식단을 개선할 때, 환자의 인슐린 농도는 떨어지고 당뇨병 증상도 감소한다. 어떤 식품에 크롬이 많을까? 글쎄, 자연은 지혜로워서 비옥하고 퇴비 또는 두엄으로 처리된 토양에서 자란 설탕, 녹말, 곡물의 낟알에 적당한 크롬을 포함시키는 것이 적당하다고 생각했던 것 같다. 우리가 식품을 가공하는 과정에서 크롬을 제거하고 농토를 고갈시키는 때에만 크롬 부족 현상이 나타난다.

사탕수수에는 정제된 하얀 설탕과 비교해 칼로리당 크롬 함량이 4배나 많다. 설탕이 정제되는 동안 크롬은 당밀로 깎여버리는데 사람들은 이 당밀은 좀처럼 섭취하지 않는다. 이 당밀은 부산물로서 동물 사료가 되는 경우가 많다. 꿀에는 설탕보다 칼로리당 크롬량이 다섯 배 많다. 흰 밀가루에는 자연 상태의 전밀에서 발견되는 크롬량의 4분의 1 또는 25퍼센트밖에 들어 있지 않다. 당밀에는 정제된 설탕보다 23배나 크롬이 많고, 포도 주스에는 40배 많으며, 오렌지 주스에는 34배 많다. 그리고 단풍당밀 시럽에는 5배가 많다. 현미에는 백미보다 크롬이 4배 많다.

이른바 갈색 설탕에는 하얀 설탕만큼 크롬의 제거되어 있다. 앞에서도 지적한 것처럼 대부분 갈색 설탕은 정제된 하얀 설탕에 소량의 당밀을 넣어서 색을 진하게 만든다. 이른바 가공하지 않았다는 원당도 마찬가지이다. 성분 표시에 캐러멜이라고 되어 있는 태운 설탕은 정제된 하얀 빵을 만들 때 종종 들어가는데, 빵을 사는 사람은 이런 종류의 빵에는 영양이 더 많을 것이란 잘못된 생각을 하게 된다. 자란 상태에 가깝게, 비옥하고 퇴비 또는 두엄으로 처리된 토양에서 수확된 대로, 정제하거나 가공하지 않은 상태로 식품을 먹으면 현재의 식단에서 크게 부족한 여러 가지 많은 미량 원소를 섭취할 수 있을 것이다. 크롬과 더불어.

상업 비료에는 질소, 칼륨, 인이 함유되어 있으며, 가끔 석회에 있는 칼슘이 포함되어 있는 경우도 있다. 하지만 토양에 크롬과 같은 미량 원소를 보충해주는 경우는 거의 없다.

자연 상태에서 자란 식품을 그대로 먹고 사는 사람들은 동맥경화증, 당뇨병, 심장 발작, 노망, 뇌졸중, 암 또는 관절염을 모르고 산다. 이런 문화권에 사는 사람들은 나이를 먹으면 노망이 드는 것이 아니라 더 현명해지며 가장 나이가 많은 사람은 현명하고 지도적인 사람으로 대접을 받는다.

아마 이런 생각이 들 것이다. '그냥 크롬을 매일 복용해서 부족한 양을 채우면 되지 않나?'라고. 물론 그런 방법도 도움이 될 수 있다. 또 여러 가지 미량 원소와 함께 적절한 상태로 섭취한다면 추천할 만하다. 그러나 우리가 식단에서 필요한 크롬은 자동차의 빛나는 범퍼에서 볼 수 있는 그 크롬이 아니다. 그리고 품질이 떨어지는 영양 보충제들에서 발견되는 크롬조차 사먹지 못하는 사람도 있다. 그리고 잘못된 형태로 섭취하거나 과도한 양을 섭취하면 크롬은 독성을 띨 수 있다.

식품에서 볼 수 있는 자연 상태의 영양소들을 모두 인위적인 방법으로 섭취하기는 어렵다. 건강한 식단에는 비타민과 무기질 정으로 보충될 수 없는 아직 발견되지 않은 많은 물질들이 포함되어 있다.

인체 안에 존재하는 크롬의 활성형은 포도당 내성 인자glucose tolerance factor, GTF라고 불리는 복합 유기 물질이다. 포도당 내성 인자는 원자가 전자가 +3인 하나의 크롬 원자, 화학적으로 결합된 두 분자의 비타민 B-3(나이아신) 그리고 몇 개의 아미노산들을 가지고 있는 큰 분자이다. 포도당 내성 인자는 원형 그래도 섭취하는 식품에서 얻을 수 있고 적절한 인슐린 대사에 필요하다. 크롬이 존재할 때 우리 몸 안에서 스스로 적당한 포도당 내성 인자를 만들어 내지만 대부분의 사람들의 경우 충분한 양을 만들 수 없다. 따라서 식품을 통해 포도당 내성 인자를 추가적으로 확보해야 한다.

포도당 내성 인자는 호르몬의 성질들을 가진다. 설탕 또는 녹말이 몸 안으로 들어가면 이에 대한 반응으로 간과 같은 특별한 조직에서 방출되어 아주 적은 양이 혈류로 들어간다. 따라서 이 포도당 내성 인자는 호르몬의 정의에 딱 들어맞아 마치 인슐린 또는 아드레날린과 같다.

특히 나이 많은 사람들의 경우 몸 안에서 충분한 포도당 내성 인자를 만들 수 없기 때문에 식품을 통해 섭취해야 하는데, 이러한 면은 비타민의 정의에 들어맞는다. 포도당 내성 인자는 필수적인 미량 원소인 크롬을 포함한다. 비타민 B-12는 미량 원소인 코발트를 포함한다. 보조인자로서 무기질을 가지고 있는 비타민들은 드물지 않다. 따라서 비타민, 무기질 그리고 호르몬 사이의 구별은 희미해질 수 있다.

임상적인 연구에서 높은 포도당 내성 인자 활성을 가지는 것으로 증명된 영양 보충제가 크롬메이트ChromeMate라는 상표명으로 특허를 받았다. 크롬 피콜리네이트Chromium picolinate와 크롬 폴리니코티네이트Chromium polynicotinate도 어느 정도 포도당 내성 인자 활성을 제공해준다. 포도당 내성 인자의 정확한 화학적인 구조는 아직도 확실히 알려지지 않고 있다.

다중 영양 결핍을 피하기 위해서는 좀 더 자연에 가까운 식단으로 돌아가야 하는데, 그것은 바로 우리 선조들이 먹던 식단에 가까워져야 한다는 뜻이다. 최적의 영양소 섭취를 위해서는 날마다 광범위한 영양 보충제를 복용할 필요가 있다(15장에서 기술).

유기적으로 퇴비 또는 두엄으로 처리된 토양에서 자라는 자연 식품에는 적절한 건강을 위해 필요한 모든 영양소가 들어 있다. 우리가 식품들을 분류, 가공, 정제하고, 이러저리 주무를 때에만 선진국형 퇴행성 질병들이 유행하는 것이다.

정교한 연구 결과, 거의 모든 미국 사람들의 경우 크롬뿐 아니라 칼슘, 마그네슘, 망간, 아연, 구리, 붕소, 바나듐, 몰리브덴, 셀레늄 그리고 많은 여러 원소가 부족하거나 부적절한 양만 섭취한다는 것을 알 수 있다.

해결책은 무엇일까? 실천할 수만 있다면, 캔디, 케이크, 파이, 아이스크림, 소다 팝(탄산음료), 쿨-에이드Kool-Aid, 젤리, 잼 그리고 이른바 '과일 음료들'과 같은 설탕 식품 또는 설탕을 포함한 식품을 피해야 한다. 흰 빵, 정제된 면류, 스파게티 그리고 비스킷과 같은 흰 밀가루 제품도 피하라. 가능하다면 언제나 100퍼센트 돌로 갈은, 전밀가루를 활용하여 음식을 요리하거나 사라. 백미 대신 현미를 먹어라. 정제 설탕 대신, 꿀 또는 당밀을 적당히 사용하라. 설탕을 치지 않은 천연 과일 주스를 적당히 마셔라. 하지만 이보다 훨씬 좋은 방법은 과일에서 자연 상태의 설탕을 얻는 것이다. 통조림에 담긴 과일의 경우 설탕물시럽에 담가놓은 것이 아니라 물이나 과일 자체 주스에 담아놓은 것을 사용한다. 약간의 꿀이 들어간 것을 괜찮다. 식단에 지방과 기름 비율을 적절히 조절하라. 튀긴 음식이나 기름진 음식은 피하라.

동맥이 딱딱해지는 것을 원하지 않는다면, 심장 발작, 뇌졸중, 당뇨, 관절염, 저혈당에 걸리고 싶지 않다면 또는 나이가 많은 경우 노망에 걸리고 싶지 않다면 가장 먼저 해야 할 일은 적절한 음식을 섭취하는 것이다.

건강한 미래를 위한 선택

2006년, 신문에서 사람들에게 웃음을 주던 개그맨 김형곤 씨가 사망했다는 기사를 보았다. 그의 사인에 대해서 다양한 의견들이 쏟아지고 있지만 대체적으로 심근경색 또는 심장마비 등이 거론되고 있다. 그의 돌연사는 그 뿌리에서 혈액순환의 문제와 깊은 관련을 맺고 있다. 이렇게 혈액순환에 문제가 생겨서 발생하는 심·뇌혈관 질환은 암에 이어 우리나라 사망 원인 2순위를 기록했다. 특히 돌연사의 70퍼센트 이상이 심혈관 질환으로 사망하는 것으로 알려져 있다. 이러한 돌연사를 방지하기 위해서는 물론 비만이나 당뇨병에 걸리지 않도록 좋은 생활 습관을 가지는 것이 가장 좋은 방법이다.

그러나 이미 혈관 질환에 걸린 사람들도 적지 않다. 심한 경우에는 눈이 멀거나 다리나 팔을 절단해야 하는 경우도 있다. 이런 극단적인 경우에 취할 수 있는 방법으로 엄청난 비용이 드는 우회로조성술이나 혈관성형술을 흔히 선택하곤 한다. 그렇다면 비용을 좀 더 적게 들이면서도 탁월한 효과를 볼 수 있는 대안적인 치료법은 없는 것일까?

이 책을 옮긴 목적은 의학 선진국인 미국 주류의학계에서도 아직까지 많은 사람이 제대로 알고 있지 못한 탁월한 치료법을 소개하기 위한 것이다. 킬레이션은 독성이 있는 납과 카드뮴과 같은 금속과, 영양 요소이지만 비정상적인 곳에 있는 철과 같은 금속 이온들을 인체에서 제거하여 대사의 기능과 혈류를 향상하는 의학적인 치료 방법이다. 수술을 하지 않고 고통 없이 편한 방법으로 간단하게 주사를 놓아서 시술할 수 있는 이 요법은 실제로 효과를 본 환자들의 입소문을 통해서, 시술의 결과를 직접 목도하고 있는 전문의들을 통해 점점 대안적인 치료법으로 인정받고 있다.

또한 이 책은 혈관 질환을 겪고 있는 환자들에게 기적을 불러일으키고 있는 킬레이션뿐 아니라 건강을 유지할 수 있는 올바른 생활습관 등에 대해서도 친절하게 다루고 있어서 예방과 치료라는 두 가지 토끼를 훌륭하게 잡고 있다. 아직까지 일반인들에게 널리 알려져 있지 않은 새로운 치료법을 소개하다 보니 어쩔 수 없이 낯선 화학용어나 의학용어가 등장하기는 하지만 혈관 질환을 가진 환자들은 물론이고 건강에 관심을 가진 일반인들에게도 큰 도움이 되리라 믿는다. 작은 한 권의 책이지만 담고 있는 내용은 결코 가볍지 않다. 여러분의 일독을 권한다.

박강휘

EDTA 에틸렌디아민사아세트산. 거의 모든 금속이온과 안정한 수용성 킬레이트를 만든다. 1935년 특허받은 EDTA는 킬레이팅제로 독일에서 개발되었다. 2차 세계대전이 끝나고 킬레이션 요법이 의학 분야에 도입되어 효과적이고 부작용이 적은 EDTA가 킬레이팅제로 각광받기 시작하면서 납중독에 걸린 환자들을 치료하는 데 EDTA 킬레이션 요법이 사용되었다. 그러다 EDTA 킬레이션 요법이 납중독뿐 아니라 심장병, 동맥경화증 등의 치료에 사용된 것이다. 최초로 EDTA 킬레이션 요법을 사용한 노먼 클라크 박사는 1950년대 초, EDTA가 칼슘과 결합하는 물질이기 때문에, 칼슘이 동맥경화판에 쌓이는 물질이기 때문에, 동맥경화증으로부터 비롯되는 동맥이 막히는 현상을 반대 방향으로 진행되도록 만들 수 있으리라는 가설을 세웠고, 그 가설은 결국 들어맞은 셈이 되었다. EDTA는 여러 종류의 금속에 작용하여 세포가 정상적인 기능을 회복할 수 있도록 만들어주는 효과가 있다.

킬레이션 킬레이션은 독성이 있는 납과 카드뮴과 같은 금속과, 영양 요소이지만 비정상적인 곳에 있는 철과 같은 금속 이온들을 인체에서 제거하여 대사의 기능과 혈류를 향상하는 의학적인 치료 방법이다. 킬레이션으로 필수적인 요소들을 인체 내에서 제거하지 않고 좀 더 기능적인 곳으로 재분배할 수 있다. 작은 굵기의 바늘이나 휘어질 수 있는 테프론 카테터를 사용해 합성된 아미노산인 EDTA를 정맥 내에 주입한다. '킬레이트chelate'라는 동사는 게 또는 가재의 집게발이라는 뜻을 가진 그리스어 명사인 'Chele'라는 단어에서 유래되었다. 따라서 킬레이션은 자연적인 과정으로 집게처럼 금속 원소들을 킬레이팅제로 잡는 것이다. 이러한 킬레이션을 통한 치료는 환자에게 혈류를 증가시키고, 간 기능 개선, 혈액 내 콜레스테롤 수치 개선, 혈압 강하, 시력 개선, 협심증에 의한 통증 완화, 알츠하이머병·관절염·파킨슨병 증상 완화, 암 발생률 감소 등의 효과가 있다고 한다.

자유라디칼 산소 원자들 중에 한 원자의 외부 궤도에 홀수의 전자를 가지고 있는 산소 분자인데 때로는 '반응성 산소종' 또는 간단하게 '산소라디칼'이라 부른다. 흔히 활성산소로 불린다. 분자(그리고 원자)는 보통 짝수의 전자를 가지고 있다. 자유라디칼은 구조 내에 짝이 없는 전자를 가지고 있다는 점에서 정상적인 분자, 이온 또는 분자 복합물과 다르다. 짝을 이룬 전자들 중에 하나가 분리되면 불균형 상태가 되고, 이런 불균형으로 분자(또는 원자)가 불안정해지며, 격렬한 반응성과 매우 파괴적인 성질을 갖게 된다. 그래서 폭발적인 세포 파괴 능력으로 주변에 있는 물질을 공격하여 자유라디칼 반응을 촉발시킨다. 간섭받아서는 안 될 분자들과 화학적으로 결합하고 반응하는 것이다. 불균형 상태에 있는 산소 분자는 우리 몸을 '녹슬게' 한다. 자유라디칼은 몸 안에서 자연적으로 발생하는 필연적인 화학 반응들의 결과 계속 생성되는데, 이러한 자유라디칼은 그냥 두면 닥치는 대로 세포를 파괴하여 노화를 가속시킨다. 자유라디칼을 빠르고 효율적으로 청소하고 중화하는 항산화 방어 시스템이 있어 우리의 노화는 천천히 일어나는 것이다. 저자는 자유라디칼을 막기 위해 식단을 조절하고, 운동해야 하며, 금연·금주를 해야 하고, 항산화제로 구성된 영양 보충제를 꾸준히 섭취해야 한다고 주장한다.

우회로조성술 우회로조성술은 말 그대로, 막힌 혈관을 '우회'하여 인접한 정상 혈관을 끌어다가 뇌, 심장 등에 정상적으로 혈액을 공급해주는 수술을 말한다. 이 책의 저자는 우회로조성술이 단기적 처방이지 좀 더 근원적인 처방이 아니라는 점을 들어 최대한 우회로조성술을 하지 않는 게 좋다는 의견을 펴고 있다.

Anderson HV, Cannon CP, Stopne PH, et al. "One Year Results of the Thrombolysis in Myocardial Infarction (TIMI) IIIB Clinical Trial: A Randomized Comparison of Tissue-Type Plasminogen Activator versus Placebo and Early Invasive versus Early Conservative Strategies in Unstable Angina and Non-Q Wave Myocardial Infarction." *J Am Coll Cardiol* 26 (1995): 1643-50.

Boden WE, O'Rourke RA, Crawford MH, et al. "Outcomes in Patients with Acute Non-Q Myocardial Infarction Randomly Assigned to an Invasive as Compared with a Conservative Management Strategy." *N Engl J Med* 338 (1998): 1785-92.

Cashin LW, Sanmarco ME, Nessirn SA, Blankenhorn DH, et al. "Accelerated Progression of Atherosclerosis in Coronary Vessels with Minimal Lesions that Are Bypassed." *N Engl J Med* 13, no. 311 (1984): 824-28.

CASS (coronary artery surgery study) Principal Investigators and Their Associates. "A Randomized Trial of Coronary Artery Bypass Surgery." Circulation 68, no. 5 (1983): 951-60.

CASS (coronary artery surgery study) Principal Investigators and Their Associates. "Myocardial Infarction and Mortality in the Coronary Artery Surgery Study Randomized Trial." *N Engl J Med* 310, no. 12 (1984): 750-58.

"Coronary Angioplasty versus Medical Therapy for Angina: The Second Randomized Intervention Treatment of Angina (RITA-2) Trial." *Lancet* 16, no. 350 (9076)(August 1997): 461-68.

Glagov S, Weisenberg E, Zarins CK, et al. "Compensatory Enlargement of Human Atherosclerotic Coronary Arteries." *N Engl J Med* 316, no. 22 (1987): 1371-75.

Henderson RA, Pocock SJ, Sharp SJ, Nanchahal K, Sculpher MJ, Buxton MJ, Hampton JR, et al. "Long-Term Results of RITA-1 Trial: Clinical and Cost Comparisons of Coronary Angioplasty and Coronary-Artery Bypass Grafting. Randomized Intervention Treatment of Angina." *Lancet* 352 (9138) (October 31, 1998): 1419-25.

Lange R, Hillis DL. "Use and Overuse of Angiography and Revascularization for Acute Coronary Syndromes." *N Engl J Med* 338, no. 25 (1998): 1838-39.

Luchi RJ, Scott SM, Deupree RH, et al. "Comparison of Medical and Surgical Treatment for Unstable Angina Pectoris." *N Engl J Med* 316, no. 16 (1987): 977-84.

Peduzzi PA, Kamina A, Detre K. "Twenty-Two Year Follow-Up in the VA Cooperative Study of Coronary Artery Bypass Surgery for Angina." *Am J Cardiol* 81, no. 12 (June 15, 1998): 1393-99.

Paulin S. "Assessing the Severity of Coronary Lesions with Angiography." *N Engl J Med* 316, no. 22 (1987): 1405-7.

Popcock SJ, Henderson RA, Clayton T, et al. "Quality of Life after Coronary Angioplasty or Continued Medical Treatment for Angina: Three-Year Follow-Up in the RITA-2 Trial-Randomized Intervention Treatment of Angina." *J Am Coll Cardiol* 35, no. 4 (March 15, 2000): 907-14.

Preston TA. "Marketing an Operation: Coronary Artery Bypass Surgery." *J Holistic Med* 7, no. 1 (1985): 8-15.

Roach GW, Kanchuger M, Mangano CM, et al. "Adverse Cerebral Outcomes after Coronary Bypass Surgery: Multicenter Study of Perioperative Ischemia Research Group and the Ischemia Research and Education Foundation Investigators." *N Engl J Med* 335, no. 25 (December 19, 1996): 1857-63.

Steinberg D, Parthasarthy S, Carew TE, et al. "Beyond Cholesterol: Modifications of Low-Density Lipoprotein that Increase Its Atherogenicity." *N Engl J Med* 320, no. 14 (1989): 915-24.

SWIFT (Should We Intervene Following Thrombolysis?) Trial Study Group. "SWIFT Trial of Delayed Elective Intervention versus Conservative Treatment after Thrombolysis with Anistreplase in Acute Myocardial Infarction." *BMJ* 302 (1991): 555-60.

Terrin ML, Williams DO, Kleinman NS, et al. "Two- and Three-Year Results of the Thrombolysis in Myocardial Infarction (TIMI) Phase II Clinical Trial." *J Am Coll Cardiol* 22 (1993):1763-72.

TIMI Study Group. "Comparison of Invasive and Conservative Strategies after Treatment with Intravenous Tissue Plasminogen Activator in Acute Myocardial Infarction: Results of the Thrombolysis in Myocardial Infarction (TIMI) Phase II Trial." *N Engl J Med* 320 (1989): 618-27.

U.S. Congress, Office of Technology Assessment. Assessing the Efficacy and Safety of Medical Technologies [publication no. 052-003-00593-0] (Washington, D.C.: U.S. Government Printing Office, 1978.)

Whitaker J. *Health and Healing*, no. 8, 9 (September 1998).

Williams DO, Braunwald E, Thompson B, Sharaf BL, et al. "Results of Percutaneous Transluminal Coronary Angioplasty in Unstable Angina and Non-Q-Wave Myocardial Infarction: Observations from the TIMI IIIB Trial." *Circulation* 94 (1996): 2749-55.

Winslow CM, Kosecoff JB, Chassin M, et al. "The Appropriateness of Performing Coronary Artery Bypass Surgery." *JAMA* 260 (1988): 505-9.

BAL 29

DMSA 116

HDL 콜레스테롤 90~91, 288

LDL 콜레스테롤 99, 265

MWD 176~178

ㄱ

가이듀섹, D. 칼턴 122

경피적 경혈관 관상동맥성형술
   (PTCA) 18, 238, 303, 325

고압산소 요법(HBOT) 120, 147,
   228~231, 347~350

고혈압 35, 98, 216, 232~235, 250

골다공증 107, 110, 192

과산화된 지방(지질) 68, 91

과학기술평가원(OTA) 146~147, 181,
   303

관상동맥우회술(CABG) 39, 302,

304~306, 324

관상동맥우회술연구(CASS) 309, 311

관절염 23, 26, 35, 57, 65, 74, 82,
   105,109, 116, 119, 131, 356

구리 97, 102, 115, 262~263, 268,
   291, 356

ㄴ

나트륨 87, 190, 194, 266, 363

납 29~30, 62, 64~65, 97, 104,
   106, 123, 126, 128~129, 274,
   280~281, 361, 372, 374

납중독 30, 42, 57, 128, 144, 373

노망 25, 35, 57, 65, 74, 109, 118,
   120~121, 125, 128, 230, 356,
   363, 367, 370

노인 의료보험(메디케어) 143~150

뇌졸중 13, 19, 23, 25, 35, 57, 60,

65, 120, 122, 147, 207, 211,
230~231, 233, 250, 321, 343,
349, 356, 363~365, 367, 370
니트로글리세린 20, 33, 173, 208,
233, 300, 333~335

ㄷ

다발성 경화증 120
다중불포화된 지방 257~258
달걀 245, 249, 253, 254, 257, 269,
276
당뇨병 23, 25, 33, 41, 109, 114~116,
171, 210, 216~217, 363, 365,
367
당뇨병 합병증 23
돌연사 92, 285, 371
동맥경화성 플라크 13, 18, 25, 281,
293, 299, 312~313, 320
동맥경화증 23, 25, 31~35, 38, 43,
47, 56~57, 61, 74~75, 80~85,
88~93, 96, 98~101, 105,
107, 109~110, 117, 119, 139,
144, 147~149, 155, 170, 172,
174, 183, 197, 219, 225, 230,
241~242, 249, 255~256, 269,
271, 279, 293, 297, 305, 306,
315, 364~365, 373
디기탈리스 98, 196~197, 236
디기탈리스 중독 96, 144, 155

ㄹ

루돌프, C. J. 33, 171
류코트리엔 102
리스터, 조지프 59~60

ㅁ

마가린 81, 88, 248, 258~259, 262
마그네슘 63, 86~87, 100~101,
122, 124, 213, 217, 262, 289,
355~356, 363, 369,
망간 24, 65, 115, 262~263, 356, 363,
369,
맥도나, E. W. 33~34, 171
모셔, 로버트 31
미국 의학진보학회(ACAM) 156,
282~283
미생물 병원설 57, 60

ㅂ

박동기 240~241
박출계수 158
버터 249, 254, 257~259, 272, 276
베타 차단제 20, 234~235, 303,
310~311
베타 카로틴 24, 243, 275, 289
보조효소 Q-10 290
비요르크스텐, 요한 127, 132~133
비타민 A 261, 272, 289
비타민 B 복합체 275

비타민 B1 262, 356

비타민 B-12 213, 289, 368

비타민 B2 262

비타민 B3 262, 381

비타민 C 24, 72~73, 213, 243, 263, 272, 275, 289~290

비타민 D 88, 102, 124, 255, 289

비타민 E 24, 72, 233, 255, 262

ㅅ

산소 23~24, 31, 48, 63, 67~68, 70~72, 84, 87~88, 99, 101, 118, 235, 252, 256, 258, 274, 290

산소라디칼 89, 93, 255, 259

색전증 49, 84, 196, 292, 240

세포의 노화 69

셀레늄 24, 262~263, 291, 356, 362~363

소퍼, 알프레드 33

수은 97, 116, 361

초과산화물디스뮤타아제(SOD) 72, 229, 263

스탈, 존 175

스텐트 18~19, 21, 144, 146, 239, 320~321

스트레스 61, 93, 98, 108, 128, 225, 227, 234, 238, 243, 292~293, 300, 312, 316~317

시어스, 배리 250

식단 17, 51, 60, 77, 87, 89~91, 108, 122~123, 208, 235, 245, 247, 248, 251, 253~257, 264~266, 272~273, 275, 277, 291, 293, 295, 297, 305, 308, 340, 346, 351, 360~361, 364~370

심근경색증 84~86, 210, 288, 299, 304, 325, 330

심부전 23

심장 발작 57, 61, 65, 81, 83, 84, 92, 155, 201, 209, 213, 227, 235~236, 239, 248, 288~289, 296, 304, 317, 319, 325

심장 이식 243, 245

심장마비 19

ㅇ

아연 24, 64, 69, 101, 115~116, 262~263, 291, 356, 363, 369

알루미늄 97, 104, 119, 122~129, 270~271

알츠하이머병 26, 109, 120~123, 126~127, 231, 271, 374

암 11, 25, 57, 60, 66, 74, 93, 96, 107, 116, 123, 129~131, 138, 170, 172, 202, 207, 211~212, 235, 258, 268, 279, 281, 283~284, 291, 355, 356, 358, 363, 371

애킨스, 로버트 251

약 남용 108

에틸렌디아민사아세트산(EDTA) 21,
29, 190, 373

엽산 213

영양 강화 과정 261~262

영양 보충제 200, 209, 236, 243,
245, 248, 256~257, 268, 277,
288~289, 368~369, 375

오니시 식단 250

오니시, 딘 244~245, 250, 254

올스제워, 에프레인 174

올윈, 존 10, 117~118

우회로조성술 17~21, 78, 140~141,
145~147, 155, 157, 159~160,
162, 173, 176, 186, 198, 225,
226~227, 229, 238~239, 242,
244, 246, 302~308, 310~314,
316, 321~327, 333~347, 375

운동 33 ,45, 51, 61, 81~82, 85,
91~92, 108, 171, 185, 200, 209,
222, 233, 243, 244, 284~287,
295, 301, 305, 312, 317, 326,
335, 340

운동 부족 108

워킹 285~286

위약 효과 109~110, 125, 157,
160~161, 170, 207, 302~304

음주 108, 209, 222, 243

이중맹검법 160~161

ㅈ

자유라디칼 24~25, 31, 57, 60~64,
68~75, 86, 93~94, 98~99,
101~107, 119, 127, 131~133,
243, 252~255, 262~269,
274~277, 280~281, 286,
288~289, 291, 297, 374

자유라디칼 병리학 23, 57

자유라디칼 병리현상 25

자유라디칼 질병 25

자유라디칼 촉매 105, 127, 268

장수 식단 253, 275, 277

저지방식 244~245

저콜레스테롤 식단 235

정제된 음식(백밀가루, 백설탕, 백미)
88, 252, 265, 267~268

제멜바이스, 이그나즈 59~60

죽종 75, 87, 93, 99

지질의 과산화 75, 104, 131, 253, 257,
270, 291

ㅊ

차이나 증후군 74

채펠, 테리 177

철 69, 97, 101, 115~116, 127, 267,
295

체라스킨, E. 34, 173

ㅋ

카드뮴 64, 97, 126, 279
카스도프, H. 리처드 11, 33~34,
　125~126, 158, 171~172
카터, 제임스 12, 174
칼슘 20, 28, 31, 42, 63, 65, 81,
　86~87, 93~95, 100~107,
　122~125, 153~155, 190,
　192, 194~195, 271, 235, 264,
　273~274, 310~311, 334,
　355~356, 360, 363, 369, 373
칼슘 길항제 20
칼슘 채널 차단제 310~311
코발트 69, 101, 115, 262
콜레스테롤 61, 65, 88~91, 93, 100,
　102, 107, 269, 288, 293, 364,
　366, 374
크로이츠펠트-야콥병 120
크롬 69, 101, 116, 267
클라크, 노먼 31, 33, 187
킬레이션 17, 19~26, 28, 30, 33,
　35~36, 40~42, 44~46, 48, 51,
　53~53, 57, 62~63, 68, 74~76,
　78~79, 81~82, 94~96, 98,
　108~110, 111~115, 117, 119,
　121, 123, 125, 127, 129~131,
　133, 135, 137, 139, 140~142,
　144, 146~151, 154, 156, 159,
　161~167, 169, 171~177,

180~184, 186~190, 193~204,
　207~208, 210~214, 216,
　219~224, 229, 231, 233, 237,
　246, 306
킬레이션 슈퍼마켓 224
《킬레이션 요법》 33
킬레이팅 효과 29
킬레이팅제 28~30, 65, 96~97, 119,
　127, 132, 190, 213, 313~375

ㅌ

테프론 카테터 21, 62
트랜스지방산 258
트롬복산 75, 105~106

ㅍ

파스퇴르, 루이 60, 139
파킨슨 중후군 118, 119, 122
파킨슨병 25, 66, 119~120, 271, 374
패트릭 주니어, 토머스 285
포화 지방 257, 269
푸아죄유의 법칙 66
풍선혈관성형술 238~239, 314, 325
프로스타글란딘 102, 105~106
프로스타사이클린 68, 75, 86, 105
프리티킨 프로그램 26, 244
프리티킨, 네이선 245
플라크 13, 18~19, 25, 39, 66~67, 84,
　91, 95~97, 99~100, 105~107,

120, 155, 158, 197~198, 212,
258, 281~282, 293, 299,
312~315, 320, 321, 364
피부경화증 23, 340~342

ㅎ
하먼, 데님 60
하이델베르크 실험 183
항산화 방어 시스템 72~73
항산화 효과 24, 257
항산화제 72~73, 88~89, 91, 108,
222, 245, 252~253, 256,
259~261, 265, 279, 282, 292
항응고제 213, 232~233
헌팅턴병 120
혈관성형술 13, 15, 17, 20~21,
146, 186, 220, 238~240, 246,
314~315, 321~322, 324~327,
338~339
협심증 18, 20, 23, 33, 42, 65, 77, 82,
84~86, 184~185, 190, 208,
232~234, 236, 246, 299~306,
310~313, 325~326, 332~334,
336, 338~340, 343~347
호모시스테인 61
화학적 뚫어뻥 이론 65
황반변성 23, 112~113
흡연 25, 108, 180, 209, 219, 222,
225, 243, 280~284